Standard Human N ce

スタンダード人間栄養学

APPLIED Nutrition Science

# 応用栄養学

第3版

渡邉 早苗
山田 哲雄
吉野 陽子
旭 久美子
⋯⋯⋯⋯[編集]

朝倉書店

## 編集者

| | | |
|---|---|---|
| 渡邉　早苗 | 女子栄養大学名誉教授 |
| 山田　哲雄 | 関東学院大学栄養学部教授 |
| 吉野　陽子 | 相模女子大学栄養科学部教授 |
| 旭　久美子 | 広島国際大学健康科学部教授 |

## 執筆者（執筆箇所）

| | | |
|---|---|---|
| 旭　久美子 | 広島国際大学健康科学部教授（1.1，1.2節） |
| 増野　弥生 | 桐生大学医療保健学部教授（1.3節） |
| 渡邉　早苗 | 女子栄養大学名誉教授（2.1，2.2，2.3節） |
| 松本　洋子 | 北海道文教大学人間科学部講師（2.4，2.5，2.6節） |
| 府川　則子 | 女子栄養大学栄養学部准教授（第3章） |
| 井ノ上　恭子 | 大阪成蹊短期大学栄養学科講師（4.1節） |
| 加藤　理津子 | 東京家政学院大学人間栄養学部准教授（4.2節） |
| 伊藤　早苗 | 琉球大学医学部准教授（第5章） |
| 平岡　真実 | 淑徳大学看護栄養学部准教授（第6章） |
| 守田　真里子 | 尚絅大学生活科学部教授（第7章） |
| 上杉　宰世 | 大妻女子大学家政学部准教授（第8章） |
| 増田　尚 | 愛知学泉大学家政学部教授（9.1，9.2節） |
| 於保　祐子 | 実践女子大学生活科学部教授（9.3，12.2節） |
| 吉野　陽子 | 相模女子大学栄養科学部教授（第10章） |
| 山田　哲雄 | 関東学院大学栄養学部教授（第11章） |
| 築舘　香澄 | 川村学園女子大学生活創造学部准教授（12.1節） |
| 近藤　浩代 | 名古屋女子大学健康科学部准教授（第13章） |

# 序

　ヒトの一生は，受胎から出生，離乳，入学，生産年齢を経て成熟到達となり，また受胎となるライフサイクルと，成熟到達後，加齢現象から死に至る消滅の過程があるが，それぞれのライフステージにおいて健康に過ごすことで充実した人生となり，その間に得られたさまざまな経験を次世代へ伝えることで，社会全体の発展が期待される．

　ライフサイクルの期間と加齢現象の期間をいかに健康に過ごすかは，日常の生活が大いにかかわっていることはいうまでもなく，なかでも食生活は人々の関心が高く，今日ではこれらに関する知識やスキルの多種多様な情報が氾濫している．これらの情報のなかから科学的根拠をふまえた正しい情報を提供し，実践に役だてる指導をするのが，管理栄養士・栄養士の使命である．管理栄養士・栄養士の専門性は，個々の人々の身体状況や栄養状態（栄養アセスメント）を把握し，的確な栄養ケア・マネジメント（栄養管理）を行うことである．

　本書は，2010年9月に初版本を発行以来，修正を加えながら時代の要請に応じてきたが，「管理栄養士国家試験ガイドライン」（2019年3月），「管理栄養士モデルコアカリキュラム」（2019年1月），「2019年における日本食品標準成分表2015年版（七訂）のデータ更新」（2019年12月）と，管理栄養士・栄養士教育にとっての資料が刷新され，これらを早急に本書に反映させるため第3版を刊行することとした．

　第3版は，第Ⅰ部で応用栄養学の基本となる栄養ケア・マネジメントの基礎を学び，次に人の栄養必要量（食事摂取基準）を知ることから学習を始め，人の成長・発達と加齢（老化）の概説を学んで理解する．第Ⅱ部では，人のライフステージ別に妊娠期から老年期までの身体特性と栄養特性を学び，各ステージの健康の保持増進，疾病予防，栄養アセスメントと栄養ケア・マネジメントのスキルを学習する．第Ⅲ部では，人の生活環境の要因となっている，運動，ストレス，生体リズムや特殊な環境（温度，気圧，音など）における栄養ケア・マネジメントについて学び，全体を通してさまざまなケースに対応できるよう専門家に必要な応用栄養学の知識を網羅している．

　管理栄養士・栄養士教育のコアカリキュラムや管理栄養士の国家試験ガイドラインに完全準拠することや過去問題を掲載することで，受験対策にも便宜を図っている．図表および親しみやすいイラストを多用し，側注を充実させ，わかりやすさを重視して編集した．本書がより多くの人々に使用されることを願いつつ，ご批判，ご教示をいただきながら，今後さらに使いやすい教材にしたいと願っている．

　2021年3月

編集者一同

# 目　次

（イラスト作成：神﨑　史）

# I

# 栄養ケア・マネジメントの基礎

　日本人の平均寿命は毎年伸び続け今日では，男性 81.41 歳，女性 87.45 歳（厚生労働省，令和元年簡易生命表）で過去最高となっている．一方，健康寿命は男性 72.14 歳，女性 74.79 歳（厚生労働省，平成 30 年度報告）で，10 年程度短い．このことは，70 歳代からの多くの人々が，元気で自立した生活を営んでいるのではなく，さまざまな支援を受けながら人生を送っていることを意味し，今後もこれらの要介護者や療養者が増加すると予測されている．

　近年，社会経済の発展とともに，食を取り巻く環境は変貌し，さまざまな食品や料理が豊富に出回り，人々は多種多様な食のサービスを選択できるようになった．個々人のライフスタイルも個別化，多様化して健康に対する関心は高まっている．

　なかでも，食生活に関する支援（栄養ケア・マネジメント）は，QOL の向上につながり，管理栄養士・栄養士の専門性を発揮できる重要な支援である．

　そのためここでは，栄養ケア・マネジメントの基礎としての知識やスキルを身に付けるために栄養管理プロセス（NCP；nutrition care process）を理解し，実際に栄養状態の評価・判定や栄養介入ができるようになるための基礎的知識を学ぶ．

# 1 栄養ケア・マネジメント

　高齢者や要介護者・障害者の栄養ケア・マネジメントでは，摂食・嚥下機能や認知機能が低下しても，最期まで自分の口から食べる楽しみを得られるよう多職種協働による支援の充実が求められている．

　2005（平成17）年の介護保険制度改正では，介護保険施設における基本食事サービス費の廃止に伴い栄養ケア・マネジメント（NCM；nutrition care and management）が導入され，報酬上の評価（栄養マネジメント加算）が設けられた．これにより管理栄養士がNCM業務を行う専門職として位置づけられた．

　管理栄養士が中心となって栄養ケア・マネジメントを実施した場合には，栄養マネジメント加算（介護保険施設入所者），さらに医師の指示により管理栄養士が在宅での栄養指導を行った場合には，居宅療養管理指導料（介護報酬），在宅患者訪問栄養食事指導料（診療報酬）が適応される．

## 1.1 ······ 栄養ケア・マネジメントの概念

　保健・医療・福祉サービスの一環として，個々人に最適な栄養ケアを行うためのシステムで，対象者の栄養状態を判定し，改善すべき栄養上の問題（健康増進を含めて）を解決する手法で，医療分野のみならず介護分野では，障害者や高齢者（居宅や入所施設の）のサルコペニア，フレイル予防に向けた栄養状態改善とQOLの向上に重要である．

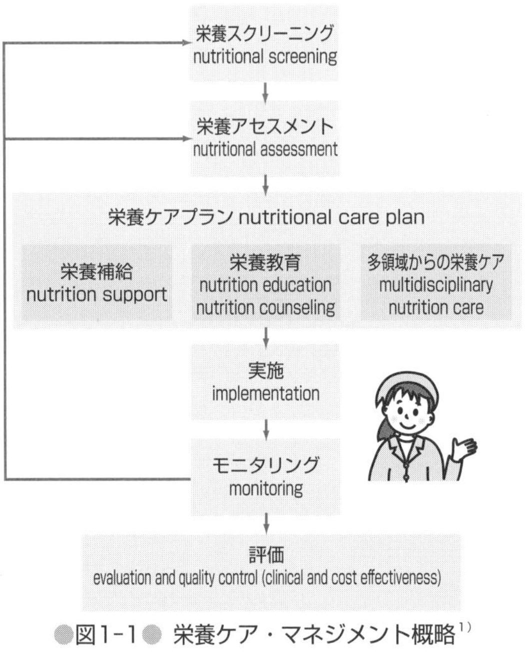

### 1）栄養ケア・マネジメントの定義

　栄養アセスメントに基づいて，適切なエネルギーおよび栄養素の必要量を算定し，適切な栄養補給法と栄養教育の計画を立て，保健・医療・福祉などの多領域の専門職からの情報を共有しながら実施し，その成果をモニタリング・評価し，フィードバックすることで，対象者のQOLの向上につなげる．

### 2）栄養ケア・マネジメントの過程

　栄養ケア・マネジメントの過程は，栄養スクリーニング→栄養アセスメント→栄養ケアプラン→実施→モニタリング→評価の一連の作業である（図1-1）．

●図1-1● 栄養ケア・マネジメント概略[1]

栄養ケア・マネジメントでは，迅速に低栄養のリスクをもつ者や入所施設などで対象者が多人数の場合に，簡易的な栄養スクリーニングで，対象者を一定基準でふるい分け，低栄養のリスクをもつ者に素早く介入することが大切である．簡易スクリーニングにおける一定基準とは体重減少率やBMIの測定，食事摂取量や褥瘡の有無などで，比較的簡単に低栄養のリスク判定ができる（表1-1）．その他にも，高齢者のための栄養チェックリスト（DETERMINE）や簡易栄養状態評価表（MNA-SF）などがある（表1-2，表1-3）．

**DETERMINE**
栄養不良のリスクを有する高齢者を判定するための簡便な評価法．

**MNA-SF; Mini Nutritional Assessment-Short Form**
65歳以上の高齢者の栄養状態を簡単に評価するためのツール．6項目について問診し合計点数で評価する．

●表1-1● 簡易スクリーニングにおける一定基準

| 指標 | 低リスク | 中リスク | 高リスク |
|---|---|---|---|
| 体重減少率 | 変化なしまたは減少率3％未満 | 3～5％未満減少/月<br>3～7.5％未満減少/3カ月<br>3～10％未満減少/6カ月 | 5％以上減少/月<br>7.5％以上減少/3カ月<br>10％以上減少/6カ月 |
| BMI | 18.5～29.9 | 18.5未満 | |
| 食事摂取量 | 良好（76％以上） | 不良（75％以下） | |
| 褥瘡 | なし | なし | あり |

体重減少率＝{（通常体重(kg)－現体重(kg)）}÷通常体重×100（％）

●表1-2● 高齢者のための栄養チェックリスト（DETERMINE）

| | 【質問項目】 | 【評点】はい |
|---|---|---|
| D isease | ・病気または体調不良によって，食べ物の種類や量が変わった． | 2 |
| E ating Poorly | ・1日に多くても2食しか食事していない． | 3 |
| | ・果物や野菜，乳製品をほとんど食べていない． | 2 |
| | ・ビールやウイスキー類，ワインをほぼ毎日3杯以上飲んでいる． | 2 |
| T ooth Loss | ・歯や口に，食事か困難になるような問題を抱えている． | 2 |
| E conomic hardship | ・節約するために，食事を減らしている． | 4 |
| R educed Social Contact | ・ほとんど一人で食事している． | 1 |
| M ultiple Medications | ・1日に3種類以上の薬を飲んでいる． | 1 |
| I nvoluntary Weight Loss/Gain | ・この6カ月に5kgくらいの体重変動があった． | 2 |
| N eed Assistance in Self Care | ・体が不自由なために自分で買い物，調理，食事ができないことがある． | 1 |
| E lder Years > Age 80 | ・あなたは80歳以上ですか？ | 1 |

| 合計点 | 0～2 | 良好！ | 3～5 | すこし危険 | 5以上 | 危険!! |
|---|---|---|---|---|---|---|

●表1-3● 簡易栄養状態評価表（MNA-SF）

| | 【スクリーニング】 | 【評点】 |
|---|---|---|
| A | 過去3カ月間で食欲不振，消化器系の問題，咀嚼・嚥下困難等で食事量が減少しましたか？ | 0＝著しい食事量の減少<br>1＝中程度の食事量の減少<br>2＝食事量の減少なし |
| B | 過去3か月で体重の減少がありましたか？ | 0＝3kg以上の減少<br>1＝わからない<br>2＝1～3kgの減少<br>3＝体重減少なし |
| C | 自力で歩けますか？ | 0＝寝たきりまたは車椅子を常時使用<br>1＝ベッドや車椅子を離れられるが，外出はできない<br>2＝自由に歩いて外出できる |
| D | 過去3カ月間で精神的ストレスや急性疾患を経験しましたか？ | 0＝はい<br>2＝いいえ |
| E | 神経・精神的問題の有無 | 0＝強度認知症またはうつ状態<br>1＝中程度認知症<br>2＝精神的問題なし |
| F | BMI：体重(kg)÷身長(m)² | 0＝BMIが19未満<br>1＝BMIが19以上21未満<br>2＝BMIが21以上23未満<br>3＝BMIが23以上 |

スクリーニング値小計（最大14ポイント）

12～14ポイント：栄養状態良好，8～11ポイント：低栄養のおそれあり，0～7ポイント：低栄養

※数値を加算し，11ポイント以下の場合，アセスメントに進み総合評価値を算出して低栄養状態指標スコアを得る．

## 1.2 ····· 栄養アセスメント（栄養状態の評価）

栄養アセスメントは，主観的な判断ではなく，客観的なデータを中心に判断する栄養状態の評価方法である．栄養アセスメントを行い，判定後に栄養・食事療法が開始される．用いられるパラメーター（指標）は，対象者にとって非侵襲的な方法がより好まれる．

●表1-4● 主観的包括的栄養評価（SGA；subjective global assessment）

1. Rough Screening　　明らかに栄養不良なしと判断した場合，2. Detailed Screening 以下は不要
・明らかに栄養不良なし　　　・栄養不良の可能性あり
2. Detailed Screening
a) 病　歴
　　1. 体重の変化
　　　通常の体重（　　）kg，現在の体重（　　）kg. 増加・減少（　　）kg いつから（　　　　）
　　2. 食物摂取量の変化（通常との比較）
　　　変化（無 有）いつから（　　　）
　　　現在食べられるもの（食べられない，水分のみ，流動食，おかゆ，並食）
　　3. 消化器症状
　　　症状（無 有）嘔気 いつから（　　　），嘔吐 いつから（　　　），下痢 いつから（　　　）
　　4. 機　能　性
　　　機能障害（無 有）いつから（　　　）
　　　労　働（せいぜい身の回りのこと，家事程度，肉体労働）
　　　歩　行（1人，援助：杖，歩行器，いざり歩き）
　　　寝たきり いつから（　　　）
　　　排　尿（トイレ，オムツ），　　　　　　排便（トイレ，オムツ）
　　5. 疾患および疾患と栄養必要量との関係
　　　基礎疾患（　　　　　　　　），既往歴（　　　　　　　　）内服・治療薬（　　　　　　　）.
　　　熱（　　）℃，呼吸（整 頻），脈（整 頻）
　　　代謝動態；ストレス（無，軽度，中等度，高度）
b) 身体状態
　　　体　型 肥満，普通，瘦痩（軽度 重度）
　　　浮　腫（無 有）部位（　　　　　　　），褥　瘡（無 有）部位（　　　　　　　）
　　　脱　水（無 有）
3. Judgment
　　A；栄養状態良好………栄養学的に問題ありません.
　　B；軽度の栄養不良……現在のところNST 対象症例ではありません. 但し，今後摂取カロリーの
　　　　　　　　　　　　　減少や感染，手術などの侵襲が加わったり，臓器障害等合併する場合には，
　　　　　　　　　　　　　C〜D への移行が考えられますので，注意が必要です.
　　C；中程度の栄養不良…NST 対象症例です. 経過・病態に応じて栄養療法導入が必要です.
　　　　　　　　　　　　　D に移行するリスクあり要注意です.
　　D；高度の栄養不良……NST 対象症例です. 直ちに栄養療法が必要で，NST によるアセスメント
　　　　　　　　　　　　　が必要です.

## 1）栄養アセスメントの意義と目的

　栄養アセスメントは，幅広くきめ細かく健康状態・栄養状態の総合的な評価・判定ができることが必要で，その意義は，栄養ケアプラン立案の根拠とすることである．

　目的は，対象者の正確な栄養状態を把握し，栄養ケアプランの立案および栄養ケアの実施，さらにモニタリング・判定・再評価・フィードバックの資料とし，対象者のQOL の向上につなげることである．

　栄養アセスメントには，主観的包括的栄養評価（SGA；subjective global assessment）（表1-4）と客観的栄養評価（ODA；objective date assessment）（表1-5）がある．SGA は，問診・病歴・身体所見などをみるので栄養スクリーニングに使われ，ODA は，身体計測・血液や尿の生化学的検査・臨床診査・食事調査などから栄養状態を判定するので栄養アセスメントに用いられる．

●表1-5● 客観的栄養評価（ODA；objective date assessment）

| 身体計測 | 身長・体重・体格・体組成・体重減少率など |
| --- | --- |
| 血液尿の生化学的検査 | たんぱく栄養状態・糖検査・脂質検査・腎機能検査・電解質検査・免疫機能検査など |
| 臨床診査 | 皮膚の状態・脱水・便秘・下痢・食欲・褥瘡の有無など |
| 食事調査 | 食事摂取量・食習慣など |

## 2）栄養アセスメントの方法

栄養アセスメントの方法を機能別に分類すると，静的アセスメント，動的アセスメント，予後アセスメントに分けられる．

①**静的アセスメント**：ある一時期の栄養状態を評価するもので，パラメーター（指標）は，身体計測，免疫能，半減期の長い血清アルブミンなどが用いられる．

②**動的アセスメント**：短期間（1〜2週間程度）に経静脈栄養や経腸栄養を積極的に投与した場合の栄養状態を評価するもので，経時的にパラメーターを測定する．パラメーターは，半減期の短い急速代謝回転たんぱく質（RTP；rapid turnover protein），エネルギー代謝動態，窒素出納（ちっそすいとう），握力などが用いられる．

③**予後アセスメント**：術前の栄養状態が術後の予後に反映し，合併症などのリスク軽減につながることから，1980年にバズビー（Buzby）らが提唱した予後判定指数（PNI；prognostic nutritional index）の数式でリスクを判定する（表1-6）．

●表1-6● 予後判定アセスメントの指数

Buzbyらの予後判定指数（PNI：prognostic nutritional index）

$$PNI（\%）=158-（16.6×Alb）-（0.78×TSF）-（0.22×TFN）-（5.8×DH）$$

Alb：血清アルブミン（serum albumin）（g/dL）
TSF：上腕三頭筋皮下脂肪厚（triceps skinfold thickness）（mm）
TFN：血清トランスフェリン（serum transferrin）（mg/dL）
DH：PPD皮内反応（delayed skin hypersensitivity）（PPD, mumps, SK-SD, Candida）

PNI≧50%：高リスク，40%≦PNI＜50%：中等度，PNI＜40%：低リスク

居宅や施設入居者の栄養状態を判定し，リスクを早期に発見して栄養介入を行うには，アセスメントのパラメーターの項目を5つに分けて，詳細に観察・記録し，総合して栄養評価することである．これらをもとに，問題点を整理し，優先して解決すべき課題を抽出して栄養ケアプランの立案に役立てる．

5つの項目は，A.身体計測データ，B.臨床検査データ，C.栄養に焦点をあてた身体所見，D.栄養・食事摂取に関する情報，E.対象者の環境（生活背景・職業・経済状態・食物の入手などの情報）である（表1-7）．

①身体計測

◆身長

成長期では，栄養状態が悪くても身長は伸びるが，高齢者では，ホルモンバランスの崩れや食生活の偏りで，骨量や骨密度の減少，関節の変形などで身長が低下する．

・立位測定；背筋を伸ばして身長計に沿って直立し，顎を引き気味にして計測する．
・仰臥位（ぎょうが）測定；乳児や寝たきりの場合に用いる．
・側臥位測定；猫背・麻痺（まひ）・拘縮（こうしゅく）がある場合，三点計測法や五点計測法を用いる．
　＊三点計測法；頭頂から首の付け根，首の付け根から腸骨稜上縁，腸骨から足底の計測値を合算する
　＊五点計測法；頭頂から首の付け根，肩から腸骨，腸骨から大転子骨，大転子骨から膝中央，膝中央からかかとの各計測値を合算する

| 栄養パラメーター | | | 栄養アセスメント |
|---|---|---|---|
| A：身体計測<br>(Anthropometric method) | 身長・体重 | ・BMI<br>(体重 kg÷身長 m÷身長 m) | 18.5 未満（低体重），25 以上（肥満傾向），30 以上（肥満），高齢者は 20 未満（低体重） |
| | | ・標準（理想）体重比（%IBW）<br>(現在体重÷標準体重×100) | 70％以下は高度の栄養不良 |
| | | ・健常時体重比（%UBW）<br>(現在体重－普段の体重×100) | 5%以上の減少で高度の栄養不良 |
| | 皮下脂肪厚 | 上腕三頭筋皮下脂肪厚（TSF）mm | 基準値*1の<br>80〜90%（軽度栄養障害）<br>60〜80%（中等度栄養障害）<br>60%以下（高度栄養障害） |
| | 筋囲 | 上腕周囲長（AC）cm | |
| | | 上腕筋囲（AMC）<br>(AC－3.14×TSF÷10) | |
| | | 下腿周囲長（CC）cm | 31 未満でフレイル |
| | 体脂肪率*2 | 単位% | 男 25 以上，女 30 以上で肥満 |
| | 筋力測定*3 | 握力（上腕筋力）kg | 男 26 未満，女 18 未満で筋力低下 |
| B：臨床検査<br>(Biochemical method) | 栄養状態 | ・血清アルブミン | 3.5 g/dL 以下は低栄養リスクあり |
| | | ・トランスサイレチン<br>（プレアルブミン） | 基準値（22〜40 mg/dL）以下は低栄養リスクあり |
| | | ・トランスフェリン | 基準値*4以下は低栄養リスクあり |
| | | ・尿中 3-メチルヒスチジン | 基準値*5以上では筋肉崩壊の可能性 |
| | | ・クレアチニン身長係数*6 | 60%以下では高度の栄養障害 |
| C：臨床診査<br>(Clinical signs/symptoms) | 問診 | ・既往歴，現病歴，自覚症状，食欲，生活習慣，家族構成，職業など | 医学的情報，社会的情報，生活背景などを聞き取り評価する |
| | 身体所見 | ・外観，摂食嚥下機能，認知機能など | 低栄養，貧血，認知障害などを評価 |
| | 触診 | ・浮腫，乾燥，心音，低体温など | 低栄養を評価する |
| D：食事調査<br>(Dietary method) | 栄養摂取量 | ・喫食率調査<br>・24 時間思い出し法<br>・食事記録法 ・食品摂取頻度調査 | 摂取栄養素量を算出し，日本人の食事摂取基準と比較して過不足や食事バランスを評価する |
| | 食習慣 | ・食事時間や回数<br>・嗜好調査 | 欠食，外食，嗜好，味付けを評価する |
| E：環境<br>(Environment) | 食物入手 | ・購入場所・地域 | 買い物，調理，食知識などから問題点を抽出する |
| | 調理担当者 | ・本人，家族，介助者 | |

*1　TSF 基準値（男 11.36±5.42/女 16.07±7.2），AC 基準値（男 27.23±2.98/女 25.28±3.0），AMC 基準値（男 23.67±2.76/女 20.25±2.5）；日本人の新身体計測基準値（JARD2001）による.
*2　体脂肪率基準値（男 15〜20/女 20〜25 以下）
*3　平均値（成人・男 46±7/女 28±5，高齢者・男 35±6/女 27±4；平成 27 年度体力・運動能力調査結果の概要及び報告書（スポーツ庁）より抜粋
*4　基準値（男 190〜300/女 200〜340 mg/dL）
*5　健常者の排泄量 50 mg/日
*6　標準クレアチニン係数（20〜39 歳は男 22/女 19，40〜59 歳は男 21/女 17，60 歳以上は男 17/ 女14）

・膝高からの推算；かかとから頸骨点までの長さ cm（KN）を測り以下の式で推定する.

$$*男　64.19 － (0.04×年齢) ＋ (2.02×KN) ＝推定身長 cm$$

$$*女　84.88 － (0.24×年齢) ＋ (1.83×KN) ＝推定身長 cm$$

・指極間測定による推定値；腕を鎖骨の高さで左右に広げたときの両中指先端間の直線距離（指極）を測る.　指極 cm ＝身長 cm

◆体重

摂取エネルギー量と消費エネルギー量のバランスを反映する．乳幼児ではカウプ指数や成長曲線（乳児発育パーセンタイル曲線・幼児発育パーセンタイル曲線，図 5-1・図 6-1 参照），学童期ではローレル指数，成人では BMI を用いて，痩せや肥満を評価する.

$$*カウプ指数；(体重 kg÷身長 cm^2)×10^4$$

$$*ローレル指数；(体重 kg÷身長 cm^3)×10^7$$

$$*BMI；体重 kg÷(身長 m×身長 m)$$

◆体格

体重減少が体脂肪の減少か筋肉量の減少かを知り，適正な体格を維持し，生活習慣病やフレイルなどの予防をする．

•腹囲測定；床から平行にへその高さで測定する．メタボリックシンドロームの判定の1つとなる．

•指輪っかテスト（下腿周囲長）；BMIと相関する．隙間ができる場合はサルコペニアになる可能性が高い．

②日常動作

◆身体活動

高齢者では，慢性疾患やコミュニケーション障害，認知症，うつ病，老年性症候群などから日常動作が低下している場合がある．

•日常生活動作（ADL；activities of daily living）；排泄，炊事，配膳能力，立位保持時間を評価する．

> \*バーセルインデックス（Barthel index）；移乗，移動，階段昇降，食事，入浴，トイレ動作，排便・排尿，更衣，整容の8項目を点数化する
> \*カッツインデックス（Katz index）；入浴，更衣，トイレ，移動，排泄，食事の6領域を点数化する．

•手段的日常生活行為（IADL；instrumental activities of daily living）；食事の準備，服薬・金銭管理，交通機関を使っての外出など，より複雑な行動の評価．

•機能的自立度評価法（FIM；functional independence measure）；13の運動項目と5つの認知項目で評価する．

◆認知機能

認知機能の評価には，長谷川式スケールや精神状態短時間検査-日本版（MMSE-J；mini mental state examination）がある．

### 3）現状把握と課題の抽出

身体計測，臨床検査，臨床診査，食事調査で現状を把握し，それぞれの情報を総合して栄養状態の問題点を整理する．まず，優先して解決すべき課題を抽出し，根拠となる栄養アセスメント情報に注目する．さらに，課題の要因を特定することで，栄養ケアプランの立案・作成を容易にすることができる．

優先して解決すべき課題の抽出は，①栄養・食事療法が必要な慢性疾患の有無を確認する　②低栄養，栄養摂取不足　水分摂取不足を問題視する　③意図しない体重減少がみられる場合は，エネルギー代謝の亢進を考え，リハビリ量，服薬の影響，不随意運動などを推測する　④摂食嚥下機能の問題点を明らかにするなどである．

根拠となるアセスメント情報に注目するとは，臨床データの数値や臨床診査の情報，日常動作などから得られる対象者の状況とエビデンスをマッチさせることである．

課題の要因の特定とは，栄養診断をすることで，栄養が関係する問題を明確に表現するための用語を使って記録する（PES報告；problem related to etiology as evidenced by signs and symptoms）ことである．栄養診断は，①栄養素等摂取量（NI；nutrition　intake）②臨床栄養（NC；nutrition clinical）③栄養に関連した

行動と生活環境（NB；nutrition behavioral/environmental）④その他の栄養（NO；nutrition other）の4つの領域に分類された栄養診断コードが用いられる.

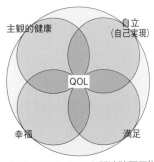

●図1-2● QOLと関連諸要因[1]

図中：主観的健康　自立（自己実現）　QOL　幸福　満足

### 4）目標の決定

栄養ケア・マネジメントの目標はQOL（図1-2）の向上であるから，抽出された課題に対しケアプランを作成するのに目標決定をする．「いつまでに，どのように改善するか」を明確にすることでより具体的な目標となる．目標決定にあたっては，以下の事項に留意することが必要である.

#### （1）目標達成時期を明確にする

抽出された課題に沿って，達成目標と達成時期の具体化が必要である（表1-8）．短期・中期目標および長期目標評価期間の間隔は，対象者の特性および対象者の抱える課題により異なることに留意する.

**短期目標（1〜3カ月程度）：** 現状で即実行可能であり，短期間で達成可能な目標を設定する．短期目標は達成が容易な現実的なものとする．達成感・満足感を得ることでプログラム継続への意識づけとなる.

**中期目標（6カ月程度）：** 最終目標（ゴール）に到達するためのプロセスとして，短期目標を積み重ね栄養状態の改善および食行動・食習慣の変容と安定化を目指していく．評価者が達成状況を誉め評価することで，さらに意欲が喚起される.

●表1-8● 栄養ケアの目標（例）

・低栄養状態の改善
・栄養障害の改善
・過栄養および特定の栄養素の偏重状態の改善
・標準的な成長の維持
・身体機能の改善
・生活習慣病の予防
・合併症の予防
・望ましい食習慣・食行動の獲得
・QOLの向上

**長期目標（1〜2年程度）：** 栄養ケアの最終ゴールである．最終到達目標をクリアすることで健康上の問題が解決され，QOLの向上につながり主観的健康感も高まる．栄養ケアプログラムの最終到達目標を，対象者に具体的イメージとしてもたせることも重要である.

#### （2）具体的な目標を決定する

①体重や摂取量，歩行歩数など対象者が数値化し評価できるもの（例：ご飯は茶碗1杯にする，夕食に野菜を1皿食べるなど）．特に，対象者と相談して数値目標を設定し，本人が経過を記録し，確認することでセルフコントロール意識も高まる.

②血液検査データや摂取栄養素量など評価者による数値評価が可能なもの（例：次回検査時の空腹時血糖を140 mg/dL以下を目標にするなど）.

#### （3）最優先事項および優先順位を検討する

緊急性の高い健康上の課題が最優先される．経口摂取可能か，経静脈もしくは経管栄養での管理が適するかの判断が求められる場合もある．管理栄養士（栄養士）のみで判断せず，カンファレンスなどを通じ関連職種が連携して目標設定することで，解決方法および優先順位がより明らかになる.

栄養ケア・マネジメントの過程においては，さまざまな事柄が記録され，帳票類に文章化されている（表1-9）．なかでも栄養ケア計画は，対象者との面談を通して，本人のニーズを把握し，家族や他職種（医師，看護師，薬剤師，福祉関係者など）からの情報を得て，栄養アセスメントの結果をもとに，課題を抽出し文章化する．課題の抽出のプロセスにおいて解決すべき課題の要因が特定されていれば，その要因へのアプローチが栄養ケア計画となる．栄養ケア計画書は，ケアカンファレンスなどを通じて関連職種間で合意され，対象者に説明し同意を得る．次に，栄養ケア計画が実施され，モニタリング（観察・監視）することで，栄養ケア計画が対象者に適していたかが評価される．適さない計画であれば修正してフィードバックする．これらは，PDCA サイクル（p.19，図 2-3 参照）に則った手法で行われる．

●表1-9● 栄養ケア・マネジメントの関係書類

| 帳票名 | 内　容　等 |
|---|---|
| 栄養スクリーニング | 入所後遅くとも1週間以内に関連職種と共同して，低栄養状態のリスクを把握する．低栄養状態のリスクにかかわらず，3か月ごとに実施する． |
| 栄養アセスメント | 栄養スクリーニングを踏まえ，入所者ごとに解決すべき課題を把握する． |
| 栄養ケア計画 | 個別の栄養アセスメントに基づいて，入所者の栄養補給，栄養食事相談，課題解決のための関連職種の分担等について作成する．<br>入所者又は家族に説明し，同意を得る．変更の際も同意を得ること．（計画に基づいて，栄養食事相談を実施する．） |
| 栄養ケア提供経過記録 | 栄養ケア提供の主な経過を記録する． |
| 栄養ケアモニタリング | 栄養ケア計画に基づいて，低栄養状態の低リスク者は，3か月ごと，低栄養状態の高リスク者及び栄養補給法の移行の必要性がある者の場合には，2週間ごと等適宜行う．ただし，低栄養素状態の低リスク者も含め，体重は1か月ごとに測定する．（関連職種は，長期目標の達成度，体重等の栄養状態の改善，栄養補給量等の改善事項を含めた，栄養ケア計画の変更の必要性を判断する．） |

出典：厚生労働省HPより

●表1-10● 栄養ケア計画書（施設）（様式例）[2]

| 氏名： | | | 殿 | 入所(院)日：　年　月　日<br>初回作成日：　年　月　日 |
|---|---|---|---|---|
| 作成者： | | | | 作成（変更）日：　年　月　日 |
| 利用者及び家族の意向 | | | | 説明と同意日<br>　年　月　日 |
| 解決すべき課題（ニーズ） | 低栄養状態のリスク（ 低 ・ 中 ・ 高 ） | | | サイン |
| 長期目標と期間 | | | | 続柄 |

| 短期目標と期間 | 栄養ケアの具体的内容 | 担当者 | 頻度 | 期間 |
|---|---|---|---|---|
| ①栄養補給・食事 | | | | |
| ②栄養食事相談 | | | | |
| ③多職種による課題の解決など | | | | |
| 特記事項 | | | | |

栄養ケア提供経過記録

| 月 日 | サービス提供項目 |
|---|---|
| | |
| | |
| | |
| | |

### 1）栄養ケア計画の作成と実施

栄養ケア計画は，①栄養補給・食事（食事の提供，補給方法）　②栄養食事相談　③多領域による課題の解決　という3つの側面から目標と期間を記す．栄養ケア計画を作成するには，必要に応じて各専門職がアセスメントした内容をまとめ，ケア内容をだれが（専門職），いつ・どれくらい（頻度）実施するなども記載する（表 1-10）．

### ①栄養補給・食事

栄養補給量や栄養補給法，栄養補給の具体的内容を記す．疾患がある場合は主治医の治療方針に沿って栄養補給量を決定するが，食事摂取基準などを参考にして，適正なエネルギーおよび栄養素の補給量を算出する．通常の食事のみでは必要栄養量が不足する場合には，栄養補助食品などを用いて補給する．少量で高エネルギー・高たんぱく質食品，ビタミンやミネラルが添加された食品や形態も液状タイプ，ゼリータイプなどがあり，味，フレーバーも多様で消化・吸収しやすい．

対象者の咀嚼・嚥下能力に応じた食事形態，嗜好，禁忌などを考慮しながら，栄養補給方法を検討する．咀嚼・嚥下機能の低下がある場合，粘性・凝集性を考慮した嚥下食を提供する．摂食・嚥下リハビリテーション学会が示している「嚥下調整食分類 2013」などの指標を参照する．

栄養補給法には経口栄養法以外には経腸栄養法，経静脈栄養法があり，各経腸栄養剤・食品，経静脈栄養剤を知っておく必要がある．

### ②栄養食事相談

栄養食事相談の目的は，対象者が必要な知識を習得し理解することにより，自らの態度を変容させ，それを習慣化させることにある．栄養状態は食行動の結果であるといえる．対象者の食行動をより望ましい方向へ向かわせるためのカウンセリングや，健康自己管理能力を育てるための教育内容および実施方法を具体的に策定する．

対象者が疾患を有する場合は，疾病治療，重症化予防，再発予防を目的とした栄養食事相談の計画を，病院の医師や管理栄養士と情報交換を行いながら立案する．

### ③多領域による栄養ケアの課題

栄養状態には，対象者の身体的・精神的問題，経済的・社会的問題も関与している．そのため，管理栄養士・栄養士のみならず，医師，歯科医師，看護師，薬剤師，臨床検査技師，介護福祉士，理学療法士，作業療法士，言語聴覚士，ソーシャルワーカーなど多領域の専門家が連携を保ちながら栄養ケア計画に参画する必要がある．医療機関や高齢者福祉施設などでは栄養サポートチーム（NST：nutrition support team）をつくり，チーム医療として取り組んでいる．栄養サポートチーム（NST）は職種を超えて栄養をサポートする集団であり，対象者の栄養状態の評価や適切な栄養管理法の提案を行い，対象者の回復や社会復帰を促進する（表 1-11）．

栄養ケア計画の実施においては，計画に従って多職種が連携して行い，それぞれの専門家が分担領域の栄養ケアプランを実施する．栄養ケア計画では目的と期限を明確にすることが必要である．

**表1-11　他職種協働の栄養ケアプログラム推進に向けての留意事項**

- 他の専門職の業務を理解し，専門性を尊重する
- 組織で用いられる専門用語，共通言語をマスターする
- 客観的に物事をとらえる（主観に流されないこと）
- 情報共有ツールの報告書は組織の記録方法（POMRなど）に即して簡潔にわかりやすく記載する
- 日常のコミュニケーションを大切にする
- 管理栄養士（栄養士）としてのスキルアップを図り専門性を高める

計画担当介護支援専門員
（サービス担当者会議の招集，司会・進行管理）
利用者・家族
（希望する生活のあり方やサービス利用の意向）
施設ケアプランの作成
（利用者・家族の意向の確認，長期・短期目標の決定）
担当医師
（医学的管理に関する情報提供と意見）
サービス担当者（ケアチーム）
（それぞれの専門サービスの実施上の課題と解決方法，今後の方針の確認）

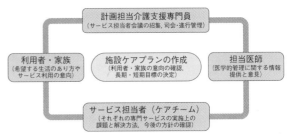

図1-3　サービス担当者会議（ケアカンファレンス）

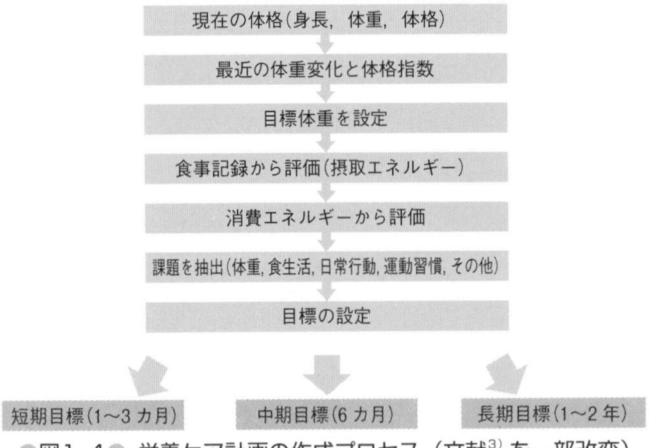

現在の体格（身長，体重，体格）
最近の体重変化と体格指数
目標体重を設定
食事記録から評価（摂取エネルギー）
消費エネルギーから評価
課題を抽出（体重，食生活，日常行動，運動習慣，その他）
目標の設定
短期目標（1〜3 カ月）
中期目標（6 カ月）
長期目標（1〜2 年）

図1-4　栄養ケア計画の作成プロセス（文献[3]を一部改変）

　栄養ケア計画の作成プロセスは，身体計測，体格の評価から始まり，栄養的な
リスクのスクリーニング，課題抽出，目標設定を行う．ケアマネジャーを中心とし
たサービス担当者会議（図1-3）によりケア計画は対象者の同意を得て承認される．
　目標設定は，短期，中期，長期で達成できる目標を設定する．「いつまでに」「ど
のように改善するか」を明確にすることでより具体的な目標となる（図1-4）．

### 2）モニタリング・評価・フィードバック

　モニタリングとは進捗状況や改善目標の達成状況を把握して，目標・計画の不適
正，対象者の問題点を評価する過程である．モニタリングでは，適正なプログラム
の変更や関係者との連携と協力により軌道修正を行い，対象者に最適な方法で目標
を達成していく．モニタリングと評価の関係は，モニタリング（監視）に基づいて
プログラムを続けた結果について，成果（効果）が得られたかをチェックすること
が評価とされる（図1-5）．モニタリングの評価には，評価時期に適した目標をモ
ニタリングし，修正を加えながら最終目標に向かう．

#### （1）経過評価

　経過評価は，実施過程の評価のためのモニタリングである．計画されたプログラ
ムがうまく進行しているかどうかをプログラム実施中にみるもので，具体的には，
計画内容の周知状況，進行状況，人的資源・物的資源や予算の活用状況，対象者の
反応などを評価し，プログラムの継続の可能性や，修正の必要性について検討する
ことである．プログラム実施の初期に行われるため，実施において障害となる問題
抽出に重要な評価である．

#### （2）影響評価（短期目標の評価）

　影響評価のモニタリングは，対象者の知識，技術，意識，態度，行動などを把握することである．対象者に影響を与える周囲の理解度や支援，社会的資源の利用頻度，環境要因の改善なども把握し，評価する．短期の目標に対しての評価である．

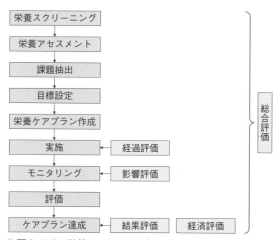

●図1-5● 栄養ケア・マネジメントにおける評価の種類

#### （3）結果評価（中期・長期目標の評価）

　結果評価では栄養ケア計画
の実施による栄養状態の改善状況を評価する．行動変容，栄養状態の改善などプロ
グラムにより設定した目標が達成されたかどうかを評価する．中期・長期の目標に
対しての評価である．

#### （4）経済評価（費用効果）

　経済評価では，実施に要した費用と効果を分析する．改善に要した費用・検査や
調査の回数・入院治療日数など，効果的に費用を使ったかを分析する．

## (5) 総合評価

総合評価では，実施内容が対象者にとって適切であったかどうかを総合的に評価する．例えば，身体計測・臨床検査・食事摂取状況や QOL の向上などを総合的に評価する．最終的にこのプログラムによって，対象者がどの程度望ましい方向に改善できたかを評価する．

栄養ケア計画を実施していく中で，プログラムに無理が生じた場合，速やかに対処することが望まれる．問題が見いだされた場合には，直ちに栄養ケアを改善する（フィードバック）．評価した結果についても，内容や方法などについてフィードバックを行い，次の計画へ生かすことが重要である．

評価結果のフィードバックの手順は，①栄養アセスメント・計画・実施へのフィードバック　②栄養ケア・プログラムの見直し　③栄養ケア・プログラムの標準化　④栄養ケア・マネジメントの記録　である．

### 3) 栄養ケア・マネジメントの評価

栄養ケア・マネジメントの情報はチーム内で正しく共有されることが重要である．そのためには，報告・指示書，計画表を正確に記入することが求められる．

栄養ケア介入後の経過観察により，課題の改善状況，栄養補給方法および補給量の不適正などのケア実施上の問題点を把握する．臨床場面では，問題志向型システム（POS；problem oriented system）の考え方に基づき，初期計画から経過記録のプロセスを，問題志向型診療記録（POMR；problem oriented medical record）として記録している（表1-12）．

POS とは，疾病治療または栄養ケア・マネジメントにあたり障害となる対象者の抱える問題（身体的，心理的，経済的など）を対象者の立場に立って考察し解決する方法である．このシステムに基づく診療記録を POMR という．医師のみでなく，看護師，管理栄養士などケアにかかわるスタッフが共通の記録を用いることで情報の共有化ができる．栄養ケア・プログラムの推進のためには常にデータの整理をしておくことが必要である．栄養管理状況の記録法には SOAP 形式による記録が一般的である．

●表1-12● 栄養ケアにおける POMR

| 基礎データ（情報収集） | 現病歴，既往歴，食生活状況，身体所見，臨床検査成績，生活習慣，社会的背景，家庭環境など |
|---|---|
| 問題リスト | 基礎データに基づき問題点を整理する． |
| 初期計画 | 問題解決に向け栄養ケア目標を設定し，ケア計画を記載する．<br>・診断計画（栄養評価に必要な情報収集に向けての計画）<br>・治療計画（栄養管理目標など，栄養治療のための計画）<br>・教育計画（栄養指導，教育の計画） |
| 経過記録 | 計画立案後，継続的にケアを実施し定期的にモニタリングと評価を行い，その過程を記録する．<br>問題リストごとに，S，O，A，P の項目に整理して記録する．<br>S：主観的情報（subjective data）<br>　食習慣，嗜好，心理状態，生活環境など患者が訴えた情報<br>O：客観的情報（objective data）<br>　診療録の情報，栄養摂取量，身体計測など医療者側の情報<br>A：評価（assessment）<br>　S，O より導き出された問題点を抽出，栄養ケア目標に対する評価および考察<br>P：計画（plan）<br>　A の結果に基づき，診断計画，治療計画，教育計画を具体的に示す |

S（Subjective data）：主観的情報，対象者から直接聞き取った主観的な情報で，食べ物の嗜好，食欲の有無，摂食状況，症状，食習慣などを記す．

O（Objective data）：客観的情報，臨床データ・身長・体重，指示栄養量，栄養基準量，摂取栄養量，疾患名，検査値，治療法などを記す．

A（Assessment）：SとOの情報をアセスメントした内容で，栄養診断の根拠（PES報告）を記載する．PES報告とは，Sの情報（訴え）を根拠として，Oの情報（状態）から栄養状態を評価（アセスメント）したと簡潔かつ明瞭に記することである．

目標栄養量，摂取栄養量の現状からの過不足状況，課題とする内容などを記す．さらに，栄養診断コードを付記して問題点を明確にすると栄養介入がしやすくなる．

P（Plan）：栄養介入計画で，栄養・食事療法の計画．問題点改善のための短期計画，中期・長期計画および最終目標，具体的な栄養教育・栄養投与法などを記す．

モニタリング計画（Mx；monitoring plan），栄養治療計画（Rx；therapeutic plan），栄養教育計画（Ex；educational plan）に分けて記載する．

これらの記載方法は，栄養ケア・マネジメントにおいて，多職種が協働して取り組む場合に情報を共有するための重要な手段となる．栄養ケア計画の事例を表1-13に示す．

●表1-13● 栄養ケア計画書の例（低栄養リスク者の場合）

◆対象者プロフィール　　　氏名：○○　○○（男）・独居　　S15年5月2日生まれ（80歳）

◆スクリーニング：身長175 cm，体重50 kg（BMI=17.3）　作成年月日：R2年6月1日
　　　　　　　　Alb.3.3 mg/dL，DETERMINE=9　　　　記入者：△△　△△

◆アセスメント：食事量（小食・欠食，）推定摂取量1,200 kcal/日，たんぱく質40 g/日程度

◆課題：独居にて食事を簡単に済ます．調理法を知らない．1日中家で過ごす（TV観賞）．

◆栄養診断：NI-5.3 たんぱく質・エネルギー摂取不足，NC-3.1 低体重，NB-2.1 身体活動不足
◆PES報告：S（経口摂取不足を根拠）にE（低体重を原因）としてP（低栄養状態のリスクがある）

◆栄養ケアプラン

短期目標：3食きちんと食べる　　中期目標：1 kg/月の増加　　　長期目標：BMI24を目途

◆栄養ケア計画

Mx：毎日の体重測定，食事チェック，輪っかテスト，臨床検査データ

Rx：エネルギー1,600 kcal，たんぱく質60 gを確保する．水分摂取の確認．

Ex：一汁三菜の食事（主食・主菜・副菜・（汁））とする．1日に肉または魚を主菜とする食事を1回．毎日卵を1個食べる（調理法を知る）．デイサービスの利用．運動習慣を付ける．

◆具体的内容

①栄養補給・食事：咀嚼・嚥下の問題がないかチェックし，嗜好を聞きながら食事量の理解を得る．

②栄養食事相談：1日に必要な食品（料理），簡単な卵料理，水分の摂取方法についてのアドバイス

③多職種による栄養ケアの課題：福祉関係専門職による前向きな姿勢（生きがいや趣味）への誘導

# 2 日本人の食事摂取基準（2020年版）

日本人に必要な栄養素量設定の試みは，大正15（1926）年ごろ**栄養学者**によって始まり，昭和44（1969）年には国（厚生省）による栄養所要量として発表されるようになった．その後は，厚生労働省から**ガイドライン**の一種である食事摂取基準として5年ごとに改定され，現在の「日本人の食事摂取基準（2020年版）」は，令和2（2020）年度から令和6（2024）年度まで使用される．

「日本人の食事摂取基準（2020年版）」は，健康な個人および集団を対象として，国民の健康の保持・増進，生活習慣病の予防のために参照するエネルギーおよび栄養素の摂取量の基準を示すものである．サブタイトルには，〜誰もがより長く元気に活躍できる社会を目指し，高齢者のフレイル予防のほか，若いうちからの生活習慣病予防に対応〜と記され，健康の保持・増進，生活習慣病の発症予防および重症化予防に加えて，高齢者の低栄養予防やフレイル予防も視野に入れて策定された．

## 2.1 食事摂取基準の策定方針

社会生活を営むために必要な機能の維持および向上を図ることや各種疾患ガイドラインとも調和を図っていくことが基本的方向として掲げられている（図2-1）．また，科学的根拠に基づく策定を行うことを基本とし，現時点で根拠は十分でないが重要な課題については，今後，実践や研究を推進していくことで根拠の集積を図る必要があることから，研究課題の整理も行うとされている．

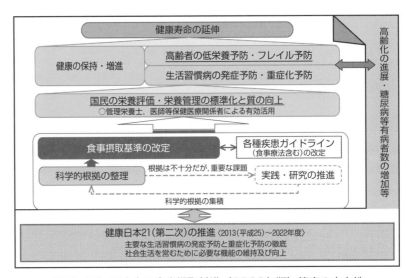

●図2-1● 日本人の食事摂取基準（2020年版）策定の方向性

●表2-1● 健康増進法に基づき定める食事摂取基準

| 1.国民が健康の保持増進を図るうえで摂取すること が望ましい | ・熱量 |
|---|---|
| 2.欠乏が国民の健康の保持増進に影響を与えている 厚生労働省令で定める栄養素 | ・たんぱく質・$n$-6系及び$n$-3系脂肪酸・炭水化物・ 食物繊維・脂溶性ビタミン4種，水溶性ビタミン 9種，ミネラル12種（Naを除く） |
| 3.過剰な摂取が国民の健康の保持増進に影響を与え ている厚生労働省令で定める栄養素 | ・脂質・飽和脂肪酸・コレステロール・糖類（単糖 類又は二糖類であって，糖アルコールでないもの に限る.）・ナトリウム |

## 1）対象とする個人および集団の範囲

　食事摂取基準の対象は，健康な個人および健康な者を中心に構成されている集団
で，生活習慣病やフレイルに関する危険因子を有していてもおおむね自立した日常
生活を営んでいる者およびこのような者を中心に構成されている集団である．具体
的には，歩行や家事などの自立活動を行っている者で，体格が標準より著しくはず
れていない者である．疾患を有していたり，ハイリスクを有する個人や集団が治療
を目的にする場合は，食事摂取基準の基本的な考え方を理解したうえで，治療ガイ
ドラインなどの栄養管理指針を用いることになる．

## 2）策定するエネルギーおよび栄養素

　食事摂取基準は，健康増進法に基づき厚生労働大臣が定めるものとされ，エネル
ギー（熱量）および栄養素の摂取量の基準が策定されている（表2-1）.

## 3）指標の目的と種類

　エネルギーの指標；エネルギー摂取
の過不足の回避を目的とする指標．エ
ネルギーの摂取量と消費量のバランス
の維持を示す指標として BMI が採用
され，18歳以上で目標とする BMI の
範囲が示されている（表2-2）．観察
疫学研究において報告された総死亡率
が最も低かった BMI をもとに，疾患

●表2-2● 目標とするBMIの範囲（18歳以上）
＊男女共通. あくまでも参考として使用すべきである.

| 年齢（歳） | 目標とするBMI（kg/m²） |
|---|---|
| 18～49 | 18.5～24.9 |
| 50～64 | 20.0～24.9 |
| 65～74 | 21.5～24.9 |
| 75以上 | 21.5～24.9 |

別の発症率と BMI の関連，死因と BMI との関連，喫煙や疾患の合併による BMI
や死亡リスクへの影響，日本人の BMI の実態に配慮し，総合的に判断し目標とす
る範囲を設定している．

　栄養素の指標；3つの目的からなる5つの指標で構成されている（表2-3）．また,
各指標を理解するために，習慣的な摂取量と摂取不足または過剰摂取に由来する健
康障害のリスクすなわち健康障害が生じる確率との関係を概念的に示した（図
2-2）.

　①推定平均必要量（EAR：estimated average requirement）：50％の人が

BMI

kg/m²で示される体
格指数. 体重（kg）
を身長（m）の2乗
で除した数値で, 22
が標準値.

●表2-3● 栄養素の指標の目的と種類

| 目　　的 | 指　　標 |
|---|---|
| 摂取不足の回避 | 推定平均必要量（EAR）・推奨量（RDA）<br>＊これらを推定できない場合は目安量（AI） |
| 過剰摂取による健康障害の回避 | 耐容上限量（UL） |
| 生活習慣病発症予防 | 目標量（DG） |

＊十分な科学的根拠がある栄養素については，上記の指標とは別に，生活習慣病の重症化予防およびフレイル予防を目的とした量を設定

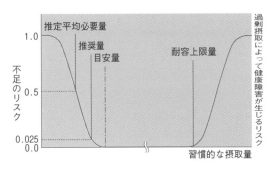

縦軸は，個人の場合は不足または過剰によって健康障害が生じる確率を，集団の場合は不足状態にある者または過剰によって健康障害を生じる者の割合を示す.

不足の確率が推定平均必要量では0.5（50％）あり，推奨量では0.02〜0.03（中間値として0.025）（2〜3％または2.5％）あることを示す. 耐容上限量以上を摂取した場合には過剰摂取による健康障害が生じる潜在的なリスクが存在することを示す. そして，推奨量と耐容上限量との間の摂取量では，不足のリスク，過剰摂取による健康障害が生じるリスクがともに0に近いことを示す. 目安量については，推定平均必要量ならびに推奨量と一定の関係をもたない. しかし，推奨量と目安量を同時に算定することが可能であれば，目安量は推奨量よりも大きい（図では右方）と考えられるため，参考として付記した. 目標量は，ほかの概念と方法によって決められるため，ここには図示できない.

●図2-2● 食事摂取基準の各指標を理解するための概念図

必要量を満たす（同時に50％に人が満たさない）と推定される量.

②**推奨量（RDA：recommended dietary allowance）**：推定平均必要量を補助する目的で設定. ほとんどの人（97〜98％）が充足している量.

推奨量＝推定平均必要量×(1＋2×変動係数)＝推定平均必要量×推奨量算定係数

③**目安量（AI：adequate intake）**：十分な科学的根拠が得られず，推定平均必要量と推奨量が設定できない場合に設定する. 疫学的研究によって得られた栄養状態を維持するのに十分な量であり，目安量以上を摂取している場合は不足のリスクはほとんどないと考えられる量.

④**耐容上限量（UL：tolerable upper intake level）**：これを超えて摂取すると，過剰摂取によって生じる潜在的な健康障害のリスクが高まると考えられる量. 特殊な集団を対象としたもの，動物実験や *in vitro* の実験により得られた少ない報告によって策定. 理論的には，「健康障害が発現しないことが知られている習慣的な摂取量」の最大値（健康障害非発現量，no observed adverse effect level：NOAEL）と「健康障害が発現したことが知られている習慣的な摂取量」の最小値（最低健康障害発現量，lowest observed adverse effect level：LOAEL）との間の量.

⑤**目標量（DG：tentative dietary goal for preventing life-style related diseases）**：「生活習慣病の発症予防のために現在の日本人が当面の目標とすべき摂取量」として設定する. 疫学的研究に実験栄養学的研究を加味し，国民健康・栄養調査成績などの中央値を参考にして設定された量. 生活習慣病の重症化予防およびフレイル予防を目的として摂取量の基準を設定する必要のある栄養素については，発症予防を目的とした量（目標量）とは区別して示す.

## 2.2 ······ 策定した食事摂取基準

1歳以上について基準を策定した栄養素と指標は表2-4に示す.

●表2-4● 策定した栄養素と設定した指標（1歳以上）[1]

| 栄養素 | | 推定平均必要量（EAR） | 推奨量（RDA） | 目安量（AI） | 耐容上限量（UL） | 目標量（DG） |
|---|---|---|---|---|---|---|
| たんぱく質[2] | | ○[b] | ○[b] | — | — | ○[3] |
| 脂質 | 脂質 | — | — | — | — | ○[3] |
| | 飽和脂肪酸[4] | — | — | — | — | ○[3] |
| | n-6系脂肪酸 | — | — | ○ | — | — |
| | n-3系脂肪酸 | — | — | ○ | — | — |
| | コレステロール | — | — | — | — | — |
| 炭水化物 | 炭水化物 | — | — | — | — | ○[3] |
| | 食物繊維 | — | — | — | — | ○ |
| | 糖類 | — | — | — | — | — |
| エネルギー産生栄養素バランス[2,3] | | — | — | — | — | ○[3] |
| ビタミン | 脂溶性 ビタミンA | ○ | ○ | — | ○ | — |
| | ビタミンD[2] | — | — | ○ | ○ | — |
| | ビタミンE | — | — | ○ | ○ | — |
| | ビタミンK | — | — | ○ | — | — |
| | 水溶性 ビタミンB₁ | ○[c] | ○[c] | — | — | — |
| | ビタミンB₂ | ○[c] | ○[c] | — | — | — |
| | ナイアシン | ○[a] | ○[a] | — | ○ | — |
| | ビタミンB₆ | ○[x] | ○[x] | — | ○ | — |
| | ビタミンB₁₂ | ○[a] | ○[a] | — | — | — |
| | 葉酸 | ○ | ○ | — | ○[6] | — |
| | パントテン酸 | — | — | ○ | — | — |
| | ビオチン | — | — | ○ | — | — |
| | ビタミンC | ○[c] | ○[c] | — | — | — |
| ミネラル | 多量 ナトリウム[5] | ○[a] | ○[a] | — | — | ○ |
| | カリウム | — | — | ○ | — | ○ |
| | カルシウム | ○[b] | ○[b] | — | ○ | — |
| | マグネシウム | ○[b] | ○[b] | — | ○[6] | — |
| | リン | — | — | ○ | ○ | — |
| | 微量 鉄 | ○[x] | ○[x] | — | ○ | — |
| | 亜鉛 | ○[b] | ○[b] | — | ○ | — |
| | 銅 | ○[b] | ○[b] | — | ○ | — |
| | マンガン | — | — | ○ | ○ | — |
| | ヨウ素 | ○[a] | ○[a] | — | ○ | — |
| | セレン | ○[a] | ○[a] | — | ○ | — |
| | クロム | — | — | ○ | ○[6] | — |
| | モリブデン | ○[b] | ○[b] | — | ○ | — |

1 一部の年齢区分についてだけ設定した場合も含む.
2 フレイル予防を図る上での留意事項を表の脚注として記載.
3 総エネルギー摂取量に占めるべき割合（％エネルギー）).
4 脂質異常症の重症化予防を目的としたコレステロールの量と，トランス脂肪酸の摂取に関する参考情報を表の脚注として記載.
5 重症化予防を目的とした量を表の脚注として記載.
6 通常の食品以外からの摂取について定めた.
a 集団内の半数の人に不足または欠乏の症状が現れ得る摂取量をもって推定平均必要量とした栄養素.
b 集団内の半数の人で体内量が維持される摂取量をもって推定平均必要量とした栄養素.
c 集団内の半数の人で体内量が飽和している摂取量をもって推定平均必要量とした栄養素.
x 上記以外の方法で推定平均必要量が定められた栄養素.

## 1）年 齢 区 分

　乳児期では，特に成長に必要となるエネルギーおよびたんぱく質については，3

17

区分（0～5，6～8，9～11 カ月）であるが，ほかの栄養素については2区分（0～5，6～11 カ月）である．小児（1～17歳）は7区分（1～2，3～5，6～7，8～9，10～11，12～14，15～17歳），成人は3区分（18～29，30～49，50～64歳），高齢者は2区分（65～74，75歳以上）である．

### 2）参照体位

性および年齢に応じ，日本人として平均的な体位をもった人を想定し，健全な発育ならびに健康の保持・増進，生活習慣病の予防を考えるうえでの身長・体重を参照体位として示した（表2-5）．

●表2-5● 参照体位（参照身長，参照体重）

| 性別 | 男性 | | 女性 | |
|---|---|---|---|---|
| 年齢等 | 参照身長（cm） | 参照体重（kg） | 参照身長（cm） | 参照体重（kg） |
| 0-5（月） | 61.5 | 6.3 | 60.1 | 5.9 |
| 6-11（月） | 71.6 | 8.8 | 70.2 | 8.1 |
| 6-8（月） | 69.8 | 8.4 | 68.3 | 7.8 |
| 9-11（月） | 73.2 | 9.1 | 71.9 | 8.4 |
| 1-2（歳） | 85.8 | 11.5 | 84.6 | 11.0 |
| 3-5（歳） | 103.6 | 16.5 | 103.2 | 16.1 |
| 6-7（歳） | 119.5 | 22.2 | 118.3 | 21.9 |
| 8-9（歳） | 130.4 | 28.0 | 130.4 | 27.4 |
| 10-11（歳） | 142.0 | 35.6 | 144.0 | 36.3 |
| 12-14（歳） | 160.5 | 49.0 | 155.1 | 47.5 |
| 15-17（歳） | 170.1 | 59.7 | 157.7 | 51.9 |
| 18-29（歳） | 171.3 | 63.2 | 158.0 | 50.0 |
| 30-49（歳） | 170.7 | 68.5 | 158.0 | 53.1 |
| 50-64（歳） | 166.6 | 65.3 | 153.5 | 53.0 |
| 64-74（歳） | 165.2 | 65.0 | 152.0 | 52,1 |
| 75歳以上 | 160.8 | 59.6 | 148.0 | 48.8 |

### 3）策定の留意事項

①摂取源： 食事として経口摂取される通常の食品に含まれるエネルギーと栄養素を対象とする．耐容上限量については健康食品やサプリメント由来のエネルギーと栄養素を含むものとする．

②摂取期間： 習慣的な摂取量の基準を与えるもので，「1日当たり」を単位として表現した．短期間（例えば1日間）の食事の基準ではない．

## 2.3 ······ 食事摂取基準の活用

健康な個人または集団を対象として，健康の保持・増進，生活習慣病の発症予防および重症化予防のための食事改善に，食事摂取基準を活用する場合は，PDCAサイクル（図2-3）に基づく活用を基本とする．

まず，食事摂取状況のアセスメントにより，エネルギー・栄養素の摂取量が適切かどうかを評価する．食事評価に基づき，食事改善計画の立案，食事改善を実施し，それらの検証を行う．検証を行う際には，食事評価を行う．検証結果を踏まえ，計画や実施の内容を改善する．

### 1）食事摂取状況のアセスメントの方法と留意点

エネルギーおよび各栄養素の摂取状況を評価するためには，食事調査によって得られる摂取量と食事摂取基準の各指標で示されている値を比較することによって行うことができる．ただし，エネルギー摂取量の過不足の評価には，BMIまたは体重変化量を用いる．

食事調査からエネルギーおよび各栄養素の摂取量を推定する際には，食品成分表を用いて栄養価計算を行う．そのため，食品成分表の栄養素量と実際にその摂取量を推定しようとする食品の中に含まれる栄養素量は必ずしも同じではなく，そうした誤差の存在を理解したうえで対応しなければならない．

エネルギーや栄養素の摂取量が適切かどうかの評価は，生活環境や生活習慣などを踏まえ，対象者の状況に応じて臨床症状や臨床検査値も含め，総合的に評価する必要がある．

### 2）個人の食事改善を目的とした活用

食事調査を行い，食事摂取基準を活用して個人の摂取量から摂取不足や過剰摂取の可能性などを推定する．その結果に基づいて，食事摂取基準を活用し，摂取不足や過剰摂取を防ぎ，生活習慣病の発症予防のための適切なエネルギーや栄養素の摂取量について目標とする値を提案し，食事改善の計画，実施につなげる．

また，目標とするBMIや栄養素摂取量に近づけるためには，料理・食物の量やバランス，身体活動量の増加に関する具体的な情報の提供，効果的なツールの開発など，個人の食事改善を実現するための栄養教育の企画や実施，検証も併せて行うこととなる．

### 3）集団の食事改善を目的とした活用

食事摂取基準を適用し，食事摂取状況のアセスメントを行い，集団の摂取量の分布から，摂取不足や過剰摂取の可能性がある人の割合などを推定する．その結果に基づいて，食事摂取基準を適用し，摂取不足や過剰摂取を防ぎ，生活習慣病の予防のための適切なエネルギーや栄養素の摂取量について目標とする値を提案し，食事改善の計画，実施につなげる．

また，目標とするBMIや栄養素摂取量に近づけるためには，そのための食行動・食生活や身体活動に関する改善目標の設定やそのモニタリング，改善のための効果的な各種事業の企画・実施など，公衆栄養計画の企画や実施，検証も併せて行うこととなる．

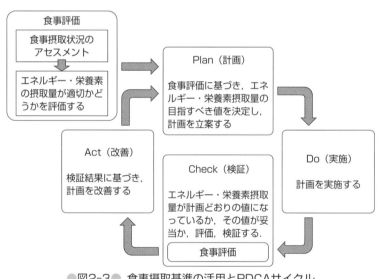

●図2-3● 食事摂取基準の活用とPDCAサイクル

推定エネルギー必要量は，エネルギー消費量が直接測定できる二重標識水法から測定された総エネルギー消費量にエネルギー蓄積量（表2-6）および付加量を加え求められている．

**推定エネルギー必要量の算出式**

**【妊婦，授乳婦を除く成人（18歳以上）】**

**推定エネルギー必要量（kcal/日）＝基礎代謝量（kcal/日）×身体活動レベル**

**【成長期である小児（1〜17歳）】**

**推定エネルギー必要量（kcal/日）＝基礎代謝量（kcal/日）×身体活動レベル＋エネルギー蓄積量**

**【妊婦，授乳婦】**

**推定エネルギー必要量（kcal/日）＝妊娠前の推定エネルギー必要量（kcal/日）＋付加量**

### 1）体格指数（BMI）

体格指数（BMI）は，健康の保持・増進と生活習慣病の予防に望ましいとされる，BMIの目標の範囲を指標（表2-2）とし，生活習慣病の発症予防や高齢者のフレイルの発症予防などを総合的に判断し設定している．

### 2）基礎代謝量

基礎代謝量は，早朝空腹時に快適な室内や室温で安静仰臥位・覚醒状態のエネルギーを測定し，各年齢層の基礎代謝基準値（kcal/kg体重/日）の平均値として求られている（表2-7）．

基礎代謝量の求め方は，

**基礎代謝量（kcal/日）＝基礎代謝基準値（kcal/kg体重/日）×参照体重（kg）**

しかし，肥満者やるい痩者では，基礎代謝量を用いて評価すると推定誤差が生じることがある．肥満者では，基礎代謝量を過大評価すると真のエネルギー必要量より大きくなり，るい痩者では，基礎代謝量を過小評価すると真のエネルギー必要量より小さくなることから，肥満者やるい痩者については，注意が必要とされている．

**二重標識水法**
エネルギー代謝を間接的に測定する方法で，二重標識水を投与し，体内での標識の希釈速度からエネルギー代謝量を求める．炭水化物と脂肪が体内で燃焼した場合，生成する水と二酸化炭素の比率が異なることを利用する方法．

**基礎代謝量（BMR：basal metabolic rate）**
覚醒状態（目が覚めている）で必要な最小限のエネルギー量で，早朝空腹時に快適な室内（室温など）において安静仰臥位，覚醒状態で測定する．直接測定でなく性，年齢，身長，体重を用いて推定する方法もある．

**仰臥位**
あおむけに寝ている状態．

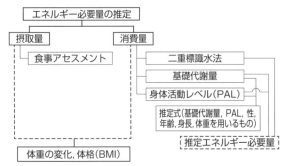

●図2-4● エネルギー必要量の推定法と体重変化，体格（BMI），推定エネルギー必要量との関連

### 3）身体活動レベル

身体活動レベルは，中等度の身体活動をもとに，1日当たりの活動強度をⅠ（低い），Ⅱ（ふつう），Ⅲ（高い）の3つに区分されている（表2-8）．

身体活動レベルの求め方は，

**身体活動レベル＝エネルギー消費量÷基礎代謝量**

●表2-6● エネルギー蓄積量（成長に伴う組織増加分のエネルギー）

| 性別 | 男児 | | | | 女児 | | | |
|---|---|---|---|---|---|---|---|---|
| | (A) | (B) | 組織増加分 | | (A) | (B) | 組織増加分 | |
| 年齢等 | 参照体重 (kg) | 体重増加量 (kg/年) | (C) エネルギー密度 (kcal/g) | (D) エネルギー蓄積量 (kcal/日) | 参照体重 (kg) | 体重増加量 (kg/年) | (C) エネルギー密度 (kcal/g) | (D) エネルギー蓄積量 (kcal/日) |
| 0〜5（月） | 6.3 | 9.4 | 4.4 | 115 | 5.9 | 8.4 | 5.0 | 115 |
| 6〜8（月） | 8.4 | 4.2 | 1.5 | 15 | 7.8 | 3.7 | 1.8 | 20 |
| 9〜11（月） | 9.1 | 2.5 | 2.7 | 20 | 8.4 | 2.4 | 2.3 | 15 |
| 1〜2（歳） | 11.5 | 2.1 | 3.5 | 20 | 11.0 | 2.2 | 2.4 | 15 |
| 3〜5（歳） | 16.5 | 2.1 | 1.5 | 10 | 16.1 | 2.2 | 2.0 | 10 |
| 6〜7（歳） | 22.2 | 2.6 | 2.1 | 15 | 21.9 | 2.5 | 2.8 | 20 |
| 8〜9（歳） | 28.0 | 3.4 | 2.5 | 25 | 27.4 | 3.6 | 3.2 | 30 |
| 10〜11（歳） | 35.6 | 4.6 | 3.0 | 40 | 36.3 | 4.5 | 2.6 | 30 |
| 12〜14（歳） | 49.0 | 4.5 | 1.5 | 20 | 47.5 | 3.0 | 3.0 | 25 |
| 15〜17（歳） | 59.7 | 2.0 | 1.9 | 10 | 51.9 | 0.6 | 4.7 | 10 |

体重増加量（B）は参照体重（A）から計算した.
組織増加分のエネルギー密度（C）は，アメリカ・カナダの食事摂取基準より計算.
組織増加分のエネルギー蓄積量（D）は，組織増加量（B）と組織増加分のエネルギー密度（C）の積として求めた.

●表2-7● 参照体重における基礎代謝量

| 性別 | 男性 | | | 女性 | | |
|---|---|---|---|---|---|---|
| 年齢（歳） | 基礎代謝基準値 (kcal/kg体重/日) | 参照体重 (kg) | 基礎代謝量 (kcal/日) | 基礎代謝基準値 (kcal/kg体重/日) | 参照体重 (kg) | 基礎代謝量 (kcal/日) |
| 1〜2 | 61.0 | 11.5 | 700 | 59.7 | 11.0 | 660 |
| 3〜5 | 54.8 | 16.5 | 900 | 52.2 | 16.1 | 840 |
| 6〜7 | 44.3 | 22.2 | 980 | 41.9 | 21.9 | 920 |
| 8〜9 | 40.8 | 28.0 | 1,140 | 38.3 | 27.4 | 1,050 |
| 10〜11 | 37.4 | 35.6 | 1,330 | 34.8 | 36.3 | 1,260 |
| 12〜14 | 31.0 | 49.0 | 1,520 | 29.6 | 47.5 | 1,410 |
| 15〜17 | 27.0 | 59.7 | 1,610 | 25.3 | 51.9 | 1,310 |
| 18〜29 | 23.7 | 64.5 | 1,530 | 22.1 | 50.3 | 1,110 |
| 30〜49 | 22.5 | 68.1 | 1,530 | 21.9 | 53.0 | 1,160 |
| 50〜64 | 21.8 | 68.0 | 1,480 | 20.7 | 53.8 | 1,110 |
| 65〜74 | 21.6 | 65.0 | 1,400 | 20.7 | 52.1 | 1,080 |
| 75 以上 | 21.5 | 59.6 | 1,280 | 20.7 | 48.8 | 1,010 |

●表2-8● 身体活動レベル別に見た活動内容と活動時間の代表例

| | 低い（I） | ふつう（II） | 高い（III） |
|---|---|---|---|
| 身体活動レベル[1] | 1.50 (1.40〜1.60) | 1.75 (1.60〜1.90) | 2.00 (1.90〜2.20) |
| 日常生活の内容[2] | 生活の大部分が座位で，静的な活動が中心の場合 | 座位中心の仕事だが，職場内での移動や立位での作業・接客等，通勤・買い物での歩行，家事，軽いスポーツ，のいずれかを含む場合 | 移動や立位の多い仕事への従事者，あるいは，スポーツ等余暇における活発な運動習慣をもっている場合 |
| 中程度の強度（3.0〜5.9メッツ）の身体活動の1日当たりの合計時間（時間/日）[3] | 1.65 | 2.06 | 2.53 |
| 仕事での1日当たりの合計歩行時間（時間/日）[3] | 0.25 | 0.54 | 1.00 |

[1] 代表値.（ ）内はおよその範囲.
[2] Black, et al.[6]，Ishikawa-Takata, et al.[7] を参考に，身体活動レベル（PAL）に及ぼす仕事時間中の労作の影響が大きいことを考慮して作成.
[3] Ishikawa-Takata, et al.[8] による.

### 1）たんぱく質の食事摂取基準

たんぱく質は，乳児に目安量を，1歳以上のすべての年齢区分に推定平均必要量，推奨量および目標量を設定している．

たんぱく質の策定方法

推定平均必要量（g/日）＝維持必要量*（g/kg 体重/日）×参照体重（kg）（＋新生組織蓄積量）**

推奨量（g/日）＝推定平均必要量×推奨量算定係数

目安量（g/日）＝（母乳中たんぱく質濃度×哺乳量）＋食事（離乳食）からのたんぱく質摂取量

*維持必要量＝良質な動物性たんぱく質の維持必要量 / 日常食混合たんぱく質の利用効率

**新生組織蓄積量（小児および妊娠期）＝たんぱく質蓄積量 / 蓄積効率

たんぱく質の必要量は，窒素出納法による良質な動物性たんぱく質の維持必要量（0.66 g/kg 体重/日）の値が1歳以上のすべての性・年齢区分に対して用いられている．推定平均必要量の算出には，この良質な動物性たんぱく質の維持必要量（0.66 g/kg 体重/日）と日常食混合たんぱく質の利用効率（表2-9）から維持必要量（g/kg 体重/日）を求め，さらに，参照体重を用いて算定される．推奨量の算出は，推定平均必要量に推奨量算定係数1.25 を用いて算定される．

耐容上限量については，明確な根拠となる報告が十分に見つからないため，設定されなかった．

目標量は，目標量の下限を13～15% エネルギーとし，目標量の上限を20% エネルギーとして設定している．

それぞれの身体活動レベルにおける目標量を g/日の単位で示された（表2-9）.

なお，特定の疾患の管理を目的としてたんぱく質摂取量の制限や多量摂取が必要な場合は目標量ではなく，それらを優先すべきである．

> **窒素出納**
> 出納とは取り込みと排出の量的な状態をいう．生体の窒素化合物はほとんどがたんぱく質であるので，窒素出納を測定することによってたんぱく質の増減を概算することができる．

●表2-9● 日常食混合たんぱく質の利用効率

| 年齢区分（歳） | 利用効率（%）（男女共通） |
|---|---|
| 1～9 | 70 |
| 10～11 | 75 |
| 12～14 | 80 |
| 15～17 | 85 |
| 18 以上 | 90 |

●表2-10● 身体活動レベル別に見たたんぱく質の目標量（g/日）（非妊婦，非授乳婦）

| 性 | 男性 | | | 女性 | | |
|---|---|---|---|---|---|---|
| 身体活動レベル | Ⅰ | Ⅱ | Ⅲ | Ⅰ | Ⅱ | Ⅲ |
| 1～2（歳） | — | 31～48 | — | — | 29～45 | — |
| 3～5（歳） | — | 42～65 | — | — | 39～60 | — |
| 6～7（歳） | 44～68 | 49～75 | 55～85 | 41～63 | 46～70 | 52～80 |
| 8～9（歳） | 52～80 | 60～93 | 67～103 | 47～73 | 55～85 | 62～95 |
| 10～11（歳） | 63～98 | 72～110 | 80～123 | 60～93 | 68～105 | 76～118 |
| 12～14（歳） | 75～115 | 85～130 | 94～145 | 68～105 | 78～120 | 86～133 |
| 15～17（歳） | 81～125 | 91～140 | 102～158 | 67～103 | 75～115 | 83～128 |
| 18～29（歳） | 75～115 | 86～133 | 99～153 | 57～88 | 65～100 | 75～115 |
| 30～49（歳） | 75～115 | 88～135 | 99～153 | 57～88 | 67～103 | 76～118 |
| 50～64（歳） | 77～110 | 91～130 | 103～148 | 58～83 | 68～98 | 79～113 |
| 65～74（歳） | 77～103 | 90～120 | 103～138 | 58～78 | 69～93 | 79～105 |
| 75 以上（歳） | 68～90 | 79～105 | — | 53～70 | 62～83 | — |

注）特定疾患の管理目標としてたんぱく質摂取量の制限や多量摂取が必要な場合は目標量でなくそちらを優先する．

## 2） 脂質の食事摂取基準

### ①脂質（脂肪エネルギー比率）

目標量は，日本人の脂質および脂肪酸摂取量（脂肪酸摂取比率）を考慮し，目標量の下限を必須脂肪酸の目安量を下回らない値として20％エネルギーを示し，目標量の上限を飽和脂肪酸の目標量の上限を超えない値として30％エネルギーとしている．

### ②飽和脂肪酸

飽和脂肪酸は，高LDLコレステロール血症のおもな危険因子の1つであり，循環器疾患（冠動脈疾患を含む）の危険因子でもあることから，生活習慣病の発症予防から3歳以上で目標量の上限を設定している．

### ③ n-6系脂肪酸・n-3系脂肪酸

n-6系脂肪酸およびn-3系脂肪酸は，1歳以上の目安量が国民健康・栄養調査の中央値に基づき設定されている．乳児の目安量については，0〜5カ月の乳児は，母乳中のn-6系脂肪酸およびn-3系脂肪酸濃度と基準哺乳量（0.78 L/日）から求められ，6〜11カ月児は，0〜5カ月児の目安量と1〜2歳児の国民健康・栄養調査の中央値（男女平均）から平均値を求め，算出している．

● **n-6系脂肪酸**
一般に炭素－炭素二重結合がω-6位（脂肪酸のメチル末端から6番目の結合の意味）にある不飽和脂肪酸．例）リノール酸，アラキドン酸．

● **n-3系脂肪酸**
一般に炭素－炭素二重結合がω-3位（脂肪酸のメチル末端から3番目の結合の意味）にある不飽和脂肪酸．例）α-リノレン酸，ドコサヘキサエン酸（DHA），（エ）イコサペンタエン酸（EPA，IPA）．

## 3） 炭水化物・食物繊維の食事摂取基準

●表2-11● 食物繊維の目標量を算定するための参照値（g/日）

| 性別 | 男　性 | | 女　性 | |
|---|---|---|---|---|
| 年　齢 | 摂取量（中央値） | 計算値** | 摂取量（中央値） | 計算値** |
| 1〜2（歳） | 6.62 | — | 6.63 | — |
| 3〜5（歳） | 8.12* | 7.33 | 8.66* | 7.20 |
| 6〜7（歳） | 10.44* | 9.16 | 11.03* | 9.07 |
| 8〜9（歳） | 11.47* | 10.90 | 12.02* | 10.73 |
| 10〜11（歳） | 12.87 | 13.06* | 12.24 | 13.25* |
| 12〜14（歳） | 14.55 | 16.59* | 12.56 | 16.21* |
| 15〜17（歳） | 13.11 | 19.24* | 10.21 | 17.32* |
| 18〜29（歳） | 11.27 | 20.39* | 10.65 | 16.92* |
| 30〜49（歳） | 12.16 | 21.24* | 11.57 | 17.60* |
| 50〜64（歳） | 14.00 | 21.21* | 13.87 | 17.79* |
| 65〜74（歳） | 15.76 | 20.51* | 15.86 | 17.37* |
| 75以上（歳） | 15.61 | 19.22* | 14.35 | 16.54* |

平成28年国民健康・栄養調査
*目標量の算定に用いた値
**$18.9 (\text{g/日}) \times [\text{性・年齢ごと参照値}(\text{kg}) \div 58.3 (\text{kg})]^{0.75}$

### ①炭水化物

炭水化物は，エネルギー源として重要な役割を担っていることから，食物繊維とアルコールを含む合計量として，たんぱく質および脂質の残余とし，1歳以上で目標量が設定されている．

炭水化物の目標量は，たんぱく質％エネルギーと脂質％エネルギーに対応しているが，合計100％エネルギーにはならないことを注意し用いる必要がある．

### ②食物繊維

食物繊維は，摂取量不足が生活習慣病の発症率または死亡率に関連していることから，理想的な食物繊維の目標量として成人24 g/日（14 g/1,000 kcal）以上と国民健康・栄養調査の中央値をもとに性別および年齢区分ごとの目標量を外挿で算出し，3歳以上で目標量下限が算定されている（表2-11）．なお食物繊維が産生するエネルギー量は0〜2 kcal/gと考えられている．

### ③アルコール

アルコール（エタノール）は，人体にとって必須の栄養素ではないため，食事摂取基準としては，アルコールの過剰摂取による健康障害への注意喚起を行い，指標の算定はされていない．アルコールのエネルギー換算係数は7 kcal/gとされている．

● **エネルギー産生栄養素バランス（P：F：C比率）**
エネルギーを産生する栄養素（energy-providing nutrients, macronutrients）であるたんぱく質（P），脂質（F），炭水化物（アルコールを含む）（C）がエネルギー換算量として総エネルギー摂取量において占める割合（%E）．

## 4） エネルギー産生栄養素バランス

総エネルギー摂取量に占めるたんぱく質，脂質，炭水化物の割合（％エネルギ

エネルギー換算係数
食物の単位重量当たりに産生するエネルギー量を計算するための係数.

Atwater 係数
各成分の物理的燃焼熱（kcal/g・kJ/g）から人体における消化吸収率（100％は吸収されず一部は排泄される）と排泄熱量（吸収されるが利用されず排泄される）を加味し求めたもの．たんぱく質では吸収された一部は尿素や尿酸などとして排泄される．炭水化物4，脂肪9，たんぱく質 4 kcal/gとしている.

一）を算定し，1歳以上で設定されている．各栄養素の**エネルギー換算係数**はAtwater 係数が用いられる．

### 5）ビタミンの食事摂取基準

#### （1）脂溶性ビタミン

脂溶性ビタミンは摂取量の日間変動が比較的大きい栄養素であるため，習慣的な摂取量を把握したうえで，食事摂取基準値との比較をすることが望ましいとされている．

##### ①ビタミン A

体内でビタミン A 活性を有するレチノール，$\beta$-カロテン，$\alpha$-カロテン，$\beta$-クリプトキサンチンなどプロビタミン A カロテノイドをレチノール相当量とし，単位をレチノール活性当量（RAE）としている．ビタミン A は，欠乏すると乳幼児では角膜乾燥症から失明に至ることもあり，成人では夜盲症を発症するため，乳児に目安量を，1歳以上で推定平均必要量を設定している．また，過剰摂取においては，成人・高齢者は頭痛や急性毒性，慢性毒性の症状が起こり，乳児は，頭蓋内圧亢進など，健康障害の報告がみられることから，耐容上限量が算定されている．

##### ②ビタミン D

ビタミン D は，肝臓で 25-ヒドロキシビタミン D に代謝され，腎臓で活性型 $1\alpha$, 25-ジヒドロキシビタミン D として代謝され，前者の 25-ヒドロキシビタミン D の血中濃度がビタミン D 栄養状態の指標として重要である．しかし，必要量を算定することが難しいため，アメリカ・カナダの食事摂取基準をもとに日本人の摂取量をふまえ目安量として設定されている．また，過剰摂取による健康障害は，高カルシウム血症や乳児での成長遅延が生じる危険性から，耐容上限量が算定されている．

##### ③ビタミン E

血液および組織中に存在するビタミン E 同族体の大部分が$\alpha$-トコフェロールであることから，$\alpha$-トコフェロールのみを指標として策定され，国民健康・栄養調査の中央値をもとに目安量として設定されている．また，耐容上限量については，通常の食品の摂取では，過剰症をきたすことがないが，1歳以上で外挿を用いて算定されている．

##### ④ビタミン K

ビタミン K は，肝臓においてプロトロンビンやその他の血液凝固因子を活性化し，血液の凝固を促進するビタミンである．通常の食生活では，ビタミン K 欠乏症は発症しないことから，目安量としている．

#### （2）水溶性ビタミン

##### ①ビタミン $B_1$

ビタミン $B_1$ は，チアミン塩化物塩酸塩とし，エネルギー産生栄養素の異化代謝の補酵素であるため，必要量は1歳以上をエネルギー消費量 1,000 kcal 当たりとして，推定平均必要量を算定し，乳児については，目安量としている．

##### ②ビタミン $B_2$

ビタミン $B_2$ は，リボフラビン重量とし，エネルギー産生栄養素の異化代謝の補

酵素および電子伝達系であるため，必要量は1歳以上をエネルギー消費量1,000 kcal当たりとして，推定平均必要量を算定し，乳児については，目安量として示している．

### ③ナイアシン

ナイアシンは，ニコチン酸量とし，単位をナイアシン当量（NE）として策定している．エネルギー代謝とのかかわりから，ナイアシン欠乏症（ペラグラ）を予防できる最小摂取量として，1歳以上をエネルギー消費量1,000 kcal当たりを推定平均必要量とし，乳児は，目安量としている．耐容上限量については，通常の食品の摂取において健康障害の報告がないが，1歳以上で外挿を用いて算出している．

### ④ビタミン$B_6$

ビタミン$B_6$は，ピリドキシン（PN）とし，アミノ酸の異化代謝量に応じて要求量が高まることから，1歳以上をたんぱく質摂取量当たりとして，推定平均必要量を算定し，乳児については，目安量として示している．耐容上限量については，通常の食品の摂取において健康障害の報告がないが，1歳以上で外挿を用いて算出している．

### ⑤ビタミン$B_{12}$

ビタミン$B_{12}$は，欠乏症による悪性貧血の患者にビタミン$B_{12}$を筋肉内注射し，貧血の治療に要した量として，1歳以上は推定平均必要量として算定し，乳児は目安量としている．

### ⑥葉酸

体内の葉酸栄養状態を表す生体指標として，中・長期的な指標である赤血球中葉酸濃度が維持できる食事性葉酸の最小摂取量として，1歳以上は推定平均必要量として算定し，乳児は目安量としている．耐容上限量については，サプリメントや強化食品から摂取する葉酸に限り，1歳以上で策定している．

### ⑦パントテン酸・ビオチン

パントテン酸およびビオチンは，欠乏症を実験的に再現できないため，推定平均必要量を設定できないことから，国民健康・栄養調査などの結果を用いて，目安量が算定されている．

### ⑧ビタミンC

ビタミンCは，還元型のL-アスコルビン酸の重量として設定されている．ビタミンCは，心臓血管系の疾病予防効果および抗酸化作用から最小摂取量として，1歳以上は推定平均必要量として算定し，乳児は目安量としている．

## 6）ミネラルの食事摂取基準

### （1）多量ミネラル

### ①ナトリウム

ナトリウムは，皮膚，便，尿などに排泄される不可避損失量から，食塩相当量1.5 g/日程度として，18歳以上の成人の推定平均必要量としている．目標量については，通常の食生活では，過剰摂取による生活習慣病の発症を予防するため，策定している．

### ②カリウム

カリウムの不可避損失量を補い平衡を維持するために必要な量と，国民健康・栄養調査の中央値から目安量を設定し，高血圧を中心とした生活習慣病の発症予防から目標量を設定している．

### ③カルシウム

カルシウムは，骨量を維持するために必要な量として要因加算法を用いて，1歳以上を推定平均必要量として算定し，乳児は目安量としている．カルシウムの過剰摂取は，ミルクアルカリ症候群の症例に基づき，耐容上限量が策定されている．

### ④マグネシウム

マグネシウムは，出納試験によって得られた結果を根拠として，乳児に目安量を，1歳以上は推定平均必要量として算定し，乳児は目安量としている．

### ⑤リン

リンは，通常の食事では不足や欠乏がないことから，1歳以上では，アメリカ・カナダの食事摂取基準を参考に，国民健康・栄養調査の中央値を目安量としている．耐容上限量については，リン摂取量と血清リン濃度の上昇に基づき，策定されている．

### (2) 微量ミネラル

### ①鉄

鉄については，0～5カ月児を目安量とし，6カ月児以上においては，要因加算法を用いて推定平均必要量を算定している．また，耐容上限量は，1歳以上で策定されている．

### ②亜鉛

アメリカ・カナダの食事摂取基準を参考に要因加算法を用いて，1歳以上で推定平均必要量が算定され，乳児は目安量としている．亜鉛の過剰摂取は，サプリメントや強化食品の不適切な利用により生じる可能性があるため，18歳以上で耐容上限量が策定されている．

### ③銅

欧米人を対象とした研究に基づき，銅の栄養状態の指標として，銅の平衡維持量と血漿・血清銅濃度を用い，推定平均必要量が算定されている．銅の過剰摂取は，サプリメントの不適切な利用により生じる可能性があるため，18歳以上で耐容上限量が策定されている．

### ④マンガン

マンガンの平衡維持量を大幅に上回ると考えられる日本人のマンガン摂取量に基づき，目安量が算定されている．マンガンは，サプリメントの不適切な利用に加え，特異な食事の形態に伴って過剰摂取が生じる可能性があるため，18歳以上で耐容上限量が策定されている．

### ⑤ヨウ素

日本人において，推定平均必要量の算定に有用な報告がないため，アメリカ・カナダの食事摂取基準に基づき，推定平均必要量が算定されている．また，耐容上限量については，ヨウ素摂取量と日本人を対象とした研究結果に基づき，策定されている．

### ⑥セレン

---

**要因加算法**
ある結果を導くために，それに影響を与える因子（要因）を列挙して，それが結果に及ぼす程度を加算していく方法．

**サプリメント**
健康食品に分類される食品で，法律上の定義はない．ビタミンやミネラルなど健康の維持増進に役立つ特定の成分を濃縮したもの．

**強化食品**
食品本来の風味や色などは変えないで微量栄養素を食品に加えて栄養増強を行う目的でつくられた食品．

セレンは，克山病のような欠乏症の予防の観点から，推定平均必要量が策定されている．耐容上限量については，慢性セレン中毒の症状による血中セレン濃度から推定し，さらにサプリメントの不適切な利用により過剰摂取が生じる可能性があるため，1歳以上で策定されている．

### ⑦クロム

成人に関するクロム摂取量に基づき，18歳以上で目安量を設定している．クロムの過剰摂取は，サプリメントの不適切な利用により生じる可能性があるため，耐容上限量を策定している．

### ⑧モリブデン

モリブデンの推定平均必要量は，アメリカ人を対象とした出納実験をもとに外挿を用いて，算定されている．耐容上限量については，アメリカ人を対象とした出納実験と日本人の女性の菜食者のモリブデン摂取量をもとに算定されている．

## 2.6 ······ ライフステージ別食事摂取基準

各ライフステージの留意点が挙げられている．妊婦では，妊娠期の体たんぱく質蓄積量は，体カリウム増加量より間接的に算定できるが，妊娠中の体重増加量により変化することを考慮に入れる必要がある．乳児では，健康な乳児が摂取する母乳の質と量は乳児の栄養状態にとって望ましいものと考えられている．幼児および小児の体格は経時的に変化するため，エネルギー摂取量の過不足のアセスメントは，成長曲線（身体発育曲線）を用いて成長の経過を縦断的に観察する．高齢者では，加齢に伴う生理的，社会的および経済的問題が高齢者の栄養状態に影響を与えている．成人において栄養評価として一般的に使用される身体計測値が得られにくい．

食事摂取基準策定の概要を下記にまとめた（表2-12）．

●表2-12● ライフステージ別食事摂取基準策定の概要

| | |
|---|---|
| 妊婦・授乳婦 | ・本人および児への初期の栄養状態を形づくる時期として最も重要である．<br>・推定平均必要量および推奨量について，付加量が設定されている．<br>・妊娠初期，妊娠中期，妊娠後期に分けて算定し，授乳婦では，母乳含有量をもとに算定されている．<br>・目安量は，児の発育に問題ないと想定される日本人の妊婦および授乳婦の摂取量の中央値が用いられている． |
| 乳児 | ・胎内の栄養状態や母乳からの栄養摂取を含めた乳児期の栄養状態には，特段の配慮が必要とされている．<br>・推定平均必要量や推奨量を決定する臨床研究が容易ではないことから，目安量として算定している．<br>・出生後6カ月未満の乳児では，母乳中の栄養素濃度と健康な乳児の哺乳量（平均0.78 L/日）の積で算定され，生後6カ月以降では，乳汁（母乳または人工乳）の摂取量が徐々に減り，離乳食の摂取量が増えてくる時期である．<br>・離乳開始後は，母乳からの栄養素摂取量と離乳食からの摂取量をもとに目安量を算定し，成長に合わせた設定が必要とされている． |
| 小児 | ・策定に有用な研究が少ないことから，成人の値から外挿しており，推定平均必要量（または目安量）の参照値が1日当たりの摂取量（重量/日）で表される場合に用いている．<br>・耐容上限量では，情報が乏しく，算定できないものが多かった．多量に摂取しても健康障害が生じないということを保証しているものではないため，十分な注意が必要となる． |
| 成人 | ・18〜64歳の年齢区分としており，ライフステージのなかでも年齢幅が広い．<br>・成人における代謝変化への影響や生活習慣病との関連などが策定の基盤となっている．<br>・目安量や耐容上限量での外挿は，18〜29歳を用いて算定されていることが多い． |
| 高齢者 | ・年齢区分を65〜74歳と75歳以上の二区分としている．<br>・健康寿命の延伸や介護予防の視点から，過栄養だけではなく，低栄養の予防が重要である．<br>・フレイルやサルコペニア予防のためにたんぱく質，ビタミンD摂取との関連がある． |

# 3 人の成長・発達と加齢（老化）

　人は，成長し活力を保ち続けるためには，生涯を通じて適切な栄養補給を行い，充実した食生活を送ることが必要不可欠である．

　人の一生を加齢に伴って区分すると，胎生期から始まり，乳幼児期，学童期，思春期，成人期（更年期含む），老年期となる．胎児期は，妊娠中の母体内で成長・発達する．乳幼児期は，母体内の生活から母体外での独立した環境に適応する準備期で，乳汁栄養から固形食へ移行する．学童期は，社会性を身につける変化に富んだ時期で，思春期では，骨格や筋肉の発達に伴い体力や運動能力の発達がめざましい．成人期は，社会的にも自立し，活躍する時期であるが，社会や生活環境によって健康を害しやすく，生活習慣病の発症をきたす年代で，後半には更年期特有の症状もみられる場合がある．また，女性では，妊娠・出産・授乳を経験する時期でもある．老年期を迎えると，個人差はあるものの一般に身体機能は低下する（図3-1）．

## 3.1 ･･････ 人の成長・発達，加齢（老化）の概念

　人間の生命の誕生は，**受精**によって始まる．受精から細胞期，**胎芽期**，胎児期を経て生まれ，成長・発達し，やがて成人となり，さらに老年期を経て死に至る．生涯にわたるライフステージのなかで，人間のからだは，加齢に伴って変化しつづけていく．

### 1）成長・発達

　一般に成長とは，身体の形態面の量的変化を指し，発達とは，機能の質的変化である．身長と頭長を比較すると新生児では4：1であるが，2歳では5：1で，幼児では，体の中心点が臍よりうえにあるため，転びやすい体型である（図3-2）．

**受精**
射精された精子は，子宮頸管→子宮体部を通過し卵管を進み，卵管膨大部に到着する．排卵された卵子は卵管采に拾われ，卵管が卵子を卵管膨大部まで運ぶ．卵管膨大部で受精が行われる．

**胎芽期**
胎芽期は分化が最も進む時期で，器官の輪郭や外形が整う時期．

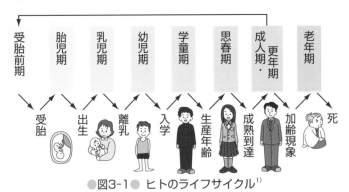

●図3-1● ヒトのライフサイクル[1]

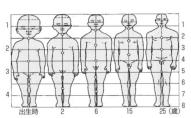

身長と頭長との比は出生時4：1であったものが，2歳では5：1，6歳では6：1，12歳では7：1，25歳では8：1になる．体の中心点は乳児では臍よりうえにあるが，成人では恥骨結合の位置にある．

●図3-2● 身体各部のつり合い[2]

成長は身長や体重のような体の大きさの伸びを表し，乳幼児では，個人差が大きい．新生児は，乳汁を吸飲するが，これは本来もっている反射運動による．咀嚼できるようになるのは，第一乳臼歯が生える1歳4〜5カ月ごろで，摂食量が増加し，成長につながる．

学童期では，乳幼児の遊び中心から，勉強のために使う時間が多くなり，家庭外で行動範囲が広がり，自我に目覚めるようになる．骨格や筋肉の発達に伴い，体力や運動能力の発達がめざましい．成長・発達は，一般に思春期にピークを迎え，以降は維持または低下傾向を示す．しかし，訓練によって成人期に入っても能力が発達する場合もある．成長・発達の両方を含む言葉が発育である．

図3-3に**スキャモン**の発育型を示した．0〜18歳の米国の子どもたちの発育変化についての研究報告である．①胸腺・リンパ組織，②脳・神経系，③身長・体重などの発育は，現在の日本人の同年齢と比較しても同様であるが，④生殖器の発育は，時代背景（社会情勢や文化）の影響を受けやすく変化がみられる．

思春期（男子では10〜19歳，女子では8〜18歳）では，**第二次性徴**の発現に個人差があり，思春期の始まりと終わりは個々人によって異なる．第二次性徴の発現は，親の世代より2歳程度早まっているといわれる（第8章p.70参照）．

20歳ごろから60歳代前半までの成人期は生活環境が多種多様で，仕事中心の生活では栄養面でも問題が起こりやすい．その結果，生活習慣病の発症の危険性が増大する時期でもある．さらに，加齢に伴って体組成が変化する．特に女性では閉経後に脂肪以外の組織の減少量が増す．

やがてくる老年期を心身ともに健やかに迎えるためには，これらのことに留意し，自己の健康管理の一環として，適切な食習慣を実行し，身につけるようにする必要がある．

**スキャモン**

Scammon, Richard Everingham（1883-1952年）．米国の医学者，人類学者，1928年スキャモンの発育曲線を発表．

**第二次性徴**

ヒトは，当初は第一次性徴のみの外形的性差がみられ生殖能力はもたないが，それ以降は生殖器の発達，女性は乳房の発達で第二次性徴が発現し，生殖能力をもつようになる．

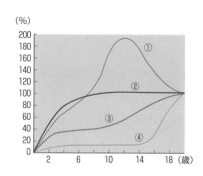

①：胸腺，リンパ組織は，急激に成長し，思春期ごろに最大となり，その後は低下する．これらの成長と並行し，抵抗力は思春期までに最大となる．
②：脳・神経系および頭囲などの頭部に関する成長は，乳幼児から幼児期に大きく，生後6年までに成人の90%に達し，その後の成長は緩慢になる．
③：身長・体重および骨格，筋肉，血液量，腎臓，消化器官，呼吸器官などの臓器の成長は，乳児期に成長度が上昇するが，その後緩慢となり，思春期に再びその速度は増す．
④：生殖器の成長は，思春期までは全成長過程の10%にすぎず，その後20歳までに残りの90%が成長する．この生殖器の成長に伴い，第二次性徴が発現する．おもな各器官はこの時期にほぼ完成される．

●図3-3● スキャモンの発育型[3]

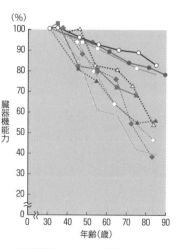

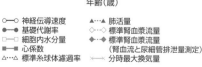

○—○ 神経伝導速度　　▲…▲ 肺活量
●—● 基礎代謝率　　　◇…◇ 標準腎血漿流量
□—□ 細胞内水分量　　◆—◆ 標準腎血漿流量
■—■ 心係数　　　　　　　（腎血流と尿細管排泄量測定）
△…△ 標準糸球体濾過率　×—× 分時最大換気量

●図3-4● 加齢に伴うヒトの生理機能の低下
（Shock N.W.による）[4]

## 2) 加齢（老化）

一般に65歳以降を老年期といい，加齢に伴って生理機能は低下する（図3-4）．心臓以外の各臓器の細胞数が減少するため，除脂肪体重（LBM）が低下し，体重，骨塩量，体水分量が減り体格が小さくなる．

老化現象のメカニズムには，仮説が多数あり，①プログラム説（テロメア説）②エラー説　③活性酸素（フリーラジカル）説　④老廃物（アミロイドなど）蓄積説　⑤糖化反応説　⑥病気説　⑦摂取エネルギー説などがある．

プログラム説（テロメア説）は，それぞれの細胞には，分裂できる限界が初めからプログラミングされているとする説で，染色体の末端にあるテロメアが，細胞分裂のたびに短くなることから老化現象を説明する説である．分裂できる限界数は，寿命と比例することから最も有力な説とされている（図3-5）．

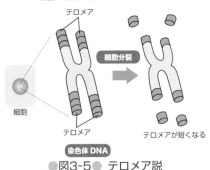

●図3-5● テロメア説

●表3-1● 体液分布[5]

|  | 新生児 | 乳児 | 幼児〜成人 |
|---|---|---|---|
| 全体水分量 | 80 | 70 | 60 |
| 細胞内液量 | 40 | 40 | 40 |
| 細胞外液量 | 40 | 30 | 20 |

## 3.2 ······ 成長・発達に伴う身体的・精神的変化と栄養

### 1）身長，体重，体組成

身長は1歳児で出生時の1.5倍（約75 cm），5歳児で2倍（約100 cm）となる．体重は1年で3倍（約9 kg），5年で6倍（約17.5 kg）となり，この時期の身体的な成長・発達の伸びは一生のうちで最大である．

満1歳から6歳までの5年間における平均身長増加量は約30 cm，平均体重増加量は約8 kgで，乳児期1年間の増加量とほぼ同じである．身長・体重の発育曲線は，乳児期後半から緩慢となり，目立って傾斜が緩やかになってくる．

乳児の体表面積は，成人に比べて大きい．そのため，脱水による体液の減少などの影響を受けやすい．新生児・乳児は，不感蒸泄や汗で失われる水分量が多いので，こまめな水分補給が大切である．体内水分量は約70〜80%，新生児では体内水分のうち，細胞内液と外液が占める割合が等しいのが特徴である（表3-1）．

学童の発育速度は，ほぼ一定（年間で身長は約5 cm，体重は約3 kg程度）で，身長・体重・胸囲・座高は6〜8歳では男児が，10，11歳では女児が高い値である．

思春期に入ると発育は，再び急激な加速現象（**思春期スパート**）となり，身長はスパート終了後ほとんど増加しない．思春期以前では男女間に体格の差はほとんどないが，スパート開始までの成長と，スパート期の成長度が男子の方が女子より大きいことから，成人での男女差となる．

## 2）消化・吸収

　新生児では母乳中の成分の55%を占める脂肪を分解するため，リパーゼの活性が早くにみられる．生後1カ月を過ぎるとペプシン・トリプシンの活性化でたんぱく質分解も始まる．乳糖，ショ糖，麦芽糖の分解は早くに始まるが，でんぷんの分解酵素アミラーゼは生後4〜6カ月ごろから活性化され，生後5カ月ごろになると乳児の消化機能もだんだん発達してくる（表3-2）．

　摂食機能の発達は胎生期から始まり，捕食，咀嚼，嚥下（えんげ）の基本的な摂食機能の発達は1歳6カ月頃でほぼ完了する．老年期を迎えるころから，しだいにその機能は低下し始める（図3-6）．

　乳歯は大体3歳までに20本出揃い，咀嚼力がこの間に発達する．6歳ごろから永久歯が生え始め，ある程度硬いものも食べられるようになる（図3-7）．幼児・学童では，胃は乳児期の筒状から特有の湾曲がみられ，鉤針状（かぎばり）となり内容積も徐々に増加する．体格の発育に伴って，腸の長さが増し，蠕動運動（ぜんどう）も活発になる（図3-8）．

> **アミラーゼ**
> 膵液や唾液に含まれる消化酵素．グリコシド結合を加水分解することででんぷん中のアミロースやアミロペクチンを，単糖類や少糖類に変換する．

> **永久歯**
> 5〜6歳頃から乳歯が抜けて永久歯（全32本）に生え変わる．全部が生え揃うのは青年期頃．

### ●表3-2　消化酵素の発達[6]

| 消化酵素 | 栄養素 | 新生児の特徴と発達 |
|---|---|---|
| 胃・膵ペプシン<br>膵トリプシン | たんぱく質 | 出生時は少ないが1カ月で急速に活性化する |
| 膵リパーゼ | 脂肪 | 胎児期で活性が出始め新生児では成人なみとなる |
| 唾液アミラーゼ | でんぷん | 生後6カ月から成人に近い活性レベルとなる |
| 膵アミラーゼ | でんぷん | 生後4カ月まで分泌されない |
| ラクターゼ | 乳糖 | 生後2〜3日で活性を示す |
| スクラーゼ | ショ糖 | 胎児期から活性がみられる |
| マルターゼ | 麦芽糖 | 胎児期から活性がみられる |

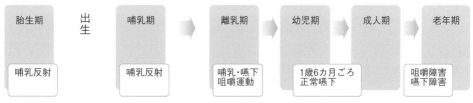

| 胎生期 | 哺乳期 | 離乳期 | 幼児期 | 成人期 | 老年期 |
|---|---|---|---|---|---|
| 哺乳反射 | 哺乳反射 | 哺乳・嚥下<br>咀嚼運動 | 1歳6カ月ごろ<br>正常嚥下 |  | 咀嚼障害<br>嚥下障害 |

出生

### ●図3-6●　摂食機能の変化

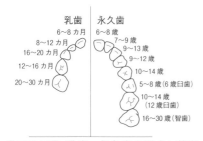

乳歯
- 6〜8カ月
- 8〜12カ月
- 16〜20カ月
- 12〜16カ月
- 20〜30カ月

永久歯
- 6〜8歳
- 7〜9歳
- 9〜13歳
- 9〜12歳
- 10〜14歳
- 5〜8歳（6歳臼歯）
- 10〜14歳（12歳臼歯）
- 16〜30歳（智歯）

### ●図3-7●　乳歯・永久歯の形成と萌出

| | 新生児 | 乳児 | 幼児 | 学童 | 成人 |
|---|---|---|---|---|---|

| 月齢 | 新生児 | 1カ月 | 2カ月 | 3カ月 | 5カ月 |
|---|---|---|---|---|---|
| 内容量<br>(mL) | 20〜60 | 90 | 100 | 110 | 140 |
| 月齢 | 6カ月 | 8カ月 | 1年 | 2年 | 3年 |
| 内容量<br>(mL) | 160 | 200 | 300 | 600 | 2,000 |

### ●図3-8●　胃の形と容量[7, 8]

## 3）代　　謝

　幼児の身体内部の発育はさかんに続けられるが，感染に対する抵抗力は，ほかの時期に比べて弱く，胎児期に得られた母体の免疫力は，生後6カ月くらいまでにしだいに弱まる．体内での免疫形成は，徐々に行われるが，幼児期では細菌感染に対

する抵抗力が弱い.

　乳児は腹式呼吸が主であるが，呼吸筋の発育や胸郭（きょうかく）の拡張などにより，3歳ごろから胸式呼吸へと移行する．幼児の呼吸数は20〜30回/分で，体温は成人に比べ一般に高い．この時期は汗腺（かんせん）の発達が不十分であるため，環境によって変化を受けやすく，体温調節能は，10歳ごろに成人と同程度に発達する（表3-3）.

　呼吸，脈拍，体温などの値は高齢者では全般に数値が低めになるが，血圧は高くなる．これは，基礎代謝量が，新生児から小児期をピークとして，加齢にともない減少するためである．また味蕾の細胞数が減るので味覚の閾値が低下し，味が濃くないと美味しさを感じにくくなる．（図3-10）.

●表3-3● 年代別生理機能の変化（文献[9, 10]より改変）

|  | 呼吸数<br>（回/分） | 脈拍数<br>（回/分） | 体温　（度） | 血圧（最高/最低，<br>mmHg） | 尿量（mL） |
|---|---|---|---|---|---|
| 新生児 | 40-50 | 120-160（170） |  | 60-90/30-50 |  |
| 乳児 | 30-40 | 120-140（160） |  | 80-90/60 |  |
| 幼児 | 20-30 | 90-120（130） | 36-37.4 | 90-100/60-65 | 0.5 |
| 学童 | 18-20 | 80-90（110） | 36-37.4 | 100-110/60-70 | 1.0 |
| 成人 | 16-18 | 60-70（90） | 35.5-36 | 120-130/60-80 | 1-1.5 |

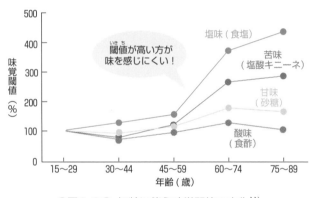

●図3-9● 加齢に伴う味覚閾値の変化[11]

### 4）運動，知能，言語発達，精神発達，社会性

　乳児の運動機能の発達は，寝返りができる生後6カ月ごろから，ハイハイ，ひとり立ち・よちよち歩きのできるころまでほぼ1年を要する．幼児では骨・筋肉系の成長に伴い運動機能が発達し，運動能力を得て運動量が増してくる．ボール蹴りや片足跳びなどの複雑な運動は5〜6歳ごろまでにできるようになる．神経・筋肉系の発育に伴って，微細運動（手指による運動）が著しく発達し，2歳を過ぎると，手を洗う，ボタンかけ，紐を結ぶ，はさみで形を切りぬくなどが5〜6歳までにできるようになる．

　幼児期は，知能・情緒など精神発達のめざましい時期で，この間に小児はしだいにものを理解することを学び，記憶力が発達する．2歳までは約500語の言葉をいうのに対し，5歳では2,000語以上の言葉を自由にいうことができる（表3-4）．さらに，美醜（びしゅう）に対する感情が発達し，美しい色やきれいなものを好むようになる．また，ほかの影響を受けやすくなるので，新しい友人関係から社会性を増してくる．

　学童・思春期では，自我に目覚め，自主性が発達し，抽象的な思考ができるよう

●表3-4● 乳幼児期の発達[12]

| 年齢 | 粗大運動 | 微細運動 | 言葉 | 社会・生活 |
|---|---|---|---|---|
| 2カ月 | 追視 | | | あやすと笑う |
| 3カ月 | | | 発声 | 音がする方を見る |
| 4カ月 | 首がすわる | | | |
| 5カ月 | 寝返り | 手全体で | | 母親がわかる |
| 6カ月 | | ものを持つ | | 人見知り |
| 7カ月 | おすわり | | 喃語 | |
| 8カ月 | ハイハイ | | | |
| 9カ月 | つかまり | 親指と他の指 | | |
| 10カ月 | 立ち | で物を掴む | | |
| 11カ月 | | 指先で物をつ | | |
| 1歳 | ひとり立ち | まむ | 1語分 | コップで飲む |
| 1歳半 | ひとり歩き | 殴り書き | | スプーンを使う |
| 2歳 | 走る | | 2語分 | |
| 3歳 | 三輪車 | ○を書く | 自分の名前 | 排尿自立 靴を履く |
| 4歳 | でんぐり返し | □を書く | | 排便自立 ボタンをはめる |
| 5歳 | スキップ | △を書く | | 靴紐を結ぶ |

になる．親への依存度がだんだん少なくなるが，一方で甘えていたい気持ち，大人になりたい気持ちと子どものままでいたい気持ちなど両面性のある不安定な精神状態にある．

## 5）発達障害

発達障害とは，おもに先天性の脳機能障害が原因で，乳幼児期に生じる発達の遅れや精神障害，知能障害を伴う場合もある症状で，発達障害者支援法第二条において，「自閉症，アスペルガー症候群その他の広汎性発達障害，学習障害，注意欠陥多動性障害，その他これに類する脳機能障害であってその症状が通常低年齢において発現するもの」（第二条より）と定義されている．これらのタイプのうちどれに当たるのか，障害の種類を明確に分けて診断することは難しいとされている．障害ごとの特徴が少しずつ重なり合っている場合も多く，また，年齢や環境により目立つ症状が異なるからである（図3-10）.

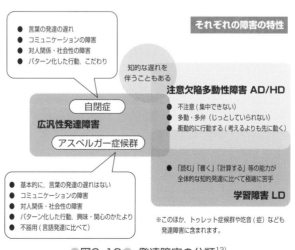

●図3-10● 発達障害の分類[13]

近年増加傾向がみられる発達障害は，早期発見と対応が必要である．運動・知能・言語・精神・社会性などの機能が年齢相応に発達しているかどうかを判断するためには，各市町村で実施されている**乳幼児健診制度**を利用し，医師や保健師・管理栄養士などの専門職のアドバイスを受ける機会がある．発達障害児の療育は，どんなことができて，何が苦手なのか，どんな魅力があるのかといったことに目を向けることで，その子どものもっている力を引き出し，充実した生活を送れるようにするための援助であり，社会的な自立への支援である．

### 6）　食生活，栄養状態

生後5〜6カ月になると，乳汁だけでは乳児の栄養必要量を満たすことができなくなり，徐々に乳汁以外の食べ物にも興味を示すようになるが，食物の好き嫌いやむら食いなどもある．3歳児までの栄養状態が脳の発達に影響を及ぼすので，この時期によい食習慣を身につけるようにしたい．1日に必要な栄養量を満たすには，規則正しい3回の食事と午前，午後の間食が必要である．学童・思春期では，徐々に食物の選択の自由度が増し，偏食，朝食の欠食，買い食いなどによって食生活が乱れるので，肥満，痩せ，貧血を起こす．

高齢者の栄養状態は，高齢者のみ世帯，独居，2世代または3世代家族との同居など，その生活環境で大きく左右される．自立した高齢者か**介護保険法**適用者かで食生活が異なり，栄養状態に大きく影響を及ぼしている．一般に，自立している場合や家族と同居している高齢者の栄養状態は問題ないが，独居や要介護状態にある高齢者は**低栄養状態（PEM）**である場合が多い．地域全体での見守りが必要である．

食の安全や信頼にかかわる問題や，外国からの食料輸入に依存する問題など，食を取り巻く環境が大きく変化している．食に関する知識を身に付け，健康的な食生活を実践することにより，心と身体の健康を維持し，生き生きと暮らすために，食育を通じて，生涯にわたって「食べる力」＝「生きる力」を育むことが重要になっている（図3-11）．

**乳幼児健診制度**
赤ちゃんが生まれた後も，順調に育っているか経過をみるために定期的（生後1，3〜4，6，9〜10カ月，1歳半）に健診を行う制度．

**介護保険法**
平成9（1997）年12月に制定された法律で，高齢または年齢に起因する病気により1人では日常生活を送れない人に対して，できるだけ不自由なく生活が送れるように介護施設や訪問介護サービスを利用しやすい環境をサポートする法律．

**低栄養状態（PEM）**
protein energy malnutrition．たんぱく質とエネルギーが充分に摂取されていない状態．感染症や合併症を誘発しやすい．

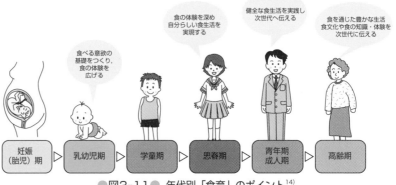

食育で育てたい「食べる力」
- 心と身体の健康を維持できる
- 食べ物の選択や食事づくりができる
- 日本の食文化を理解し伝えることができる
- 食事の重要性や楽しさを理解する
- 一緒に食べたい人がいる（社会性）
- 食べ物やつくる人への感謝の心

食べる意欲の基礎をつくり，食の体験を広げる

食の体験を深め自分らしい食生活を実現する

健全な食生活を実践し次世代へ伝える

食を通じた豊かな生活食文化や食の知識・体験を次世代に伝える

| 妊娠（胎児）期 | 乳幼児期 | 学童期 | 思春期 | 青年期成人期 | 高齢期 |

●図3-11● 年代別「食育」のポイント[14]

# II

# ライフステージと栄養ケア・マネジメント

　生体の加齢過程は連続的な変化であり，年齢だけで区分することは難しい．また，個々人の状況により社会的条件が異なり，生活状態にも違いがあるので，画一的に扱うことはできないが，一生を健康で過ごすには，食生活を除いて考えることは難しい．身体の状態，たとえば年齢や性，妊娠・授乳の有無，身体活動の程度，ほかにも経済や生活環境など健康に影響を与えるさまざまな要因が出現する．

　ライフスタイルの多様化に伴い，少子高齢化，朝食欠食者や外食利用者の増加，極端な痩せ願望からくる無理なダイエット，核家族の増加や加工食品の利用，さらに活動量の低下による肥満や生活習慣病への布石，高齢者へのフレイル予防など，それぞれのライフステージにおいての問題点は食生活とつながりがある．

　第4〜10章までは，妊娠期・授乳期，新生児・乳児期，幼児期，学童期，思春期・青年期，成人期・更年期，老年期に分けて，それぞれのライフステージの身体特性と栄養特性，栄養アセスメントと栄養ケアを記述した．

　各ライフステージの身体特性や栄養特性を理解し，ライフステージごとの栄養アセスメントや栄養ケア・マネジメントについて学ぶ．

# 妊娠期・授乳期の栄養ケア

妊娠期・授乳期の母体の栄養状態は，母体のみでなく胎児や児の成長・発達にも影響を与える．「妊娠，分娩，産褥，授乳期」といったこれらの特性は生理的な現象であるが，女性にとっては身体的，精神的な負担が大きい．母子の健康状態の維持・増進を図るためには，妊娠による女性特有のからだの変化と生理的特徴や必要な栄養について理解し，これらの時期に特徴的な疾病を予防・改善する必要がある．そのためには，妊娠期の母体と胎児，授乳期の母体の栄養ケアについて正しい知識を習得し，実践することが重要である．

## 4.1 ⋯⋯⋯ 妊娠期の身体特性

### 1）妊娠の成立・維持

**卵胞刺激ホルモン (FSH)**
卵胞の熟成を促し，卵胞ホルモンの分泌を増加させて受精の準備状態をつくる．

**黄体化ホルモン (LH)**
排卵の誘発を促し，プロゲステロン（黄体ホルモン）の分泌を増加させる．

**エストロゲン（卵胞ホルモン）**
卵胞期に分泌が増加し，排卵後の黄体期には減少する．子宮内膜を成熟させる．

**プロゲステロン（黄体ホルモン）**
受精卵の着床を容易にし，排卵を抑制する．子宮頸管で分泌される粘液を減らして子宮内膜の状態を整える．黄体期には基礎体温を上昇させる．

**基礎体温**
早朝覚醒直後に安静な状態で測定した口腔温のことである．基礎体温を毎日測定することで，排卵日を確認することができる．

**(1) 性周期：** 思春期以降になると，脳下垂体にある視床下部－下垂体前葉－卵巣系におけるホルモンの調節によって28日を単位とした周期的な性機能変化がみられる．これを性周期といい，卵巣周期と子宮内膜周期に分けられる（図4-1）．

視床下部から分泌されるゴナドトロピン放出ホルモン（GnRH：gonadotropin releasing hormone）の刺激により，ゴナドトロピン産生細胞から，**卵胞刺激ホルモン**（FSH：follicle-stimulating hormone）と**黄体化ホルモン**（LH：luteinizing hormone）が分泌される．

**(2) 卵巣周期：** ①卵胞期 ②排卵 ③黄体期の順序からなり，排卵から次の排卵までを1周期とする．卵胞期には，FSHが卵巣に作用して卵胞の発育と成熟を促進する．卵胞の成熟とともに卵胞から分泌される**エストロゲン（卵胞ホルモン）**の分泌が増加し，子宮内膜の肥厚が始まる．血中エストロゲン濃度の急激な増加により濃度が一定量を超えると，LHの上昇（LHサージ）によって排卵が起こる．黄体期には，肥厚した子宮内膜に作用して**プロゲステロン（黄体ホルモン）**を分泌し受精卵の着床の準備を促す．黄体期に受精が行われない場合は，黄体の退化に伴ってプロゲステロンの産生は低下する．

**(3) 子宮内膜周期：** 排卵から12～14日で子宮内膜機能層の剥離（月経）が始まる．月経は，月経開始初日から次回月経開始日の前日までの一定の周期（月経期，増殖期，分泌期）で起こる．①月経期（1～5日）は，子宮内膜が剥離し血液（月経血）と一緒に卵子が体外に排出される ②増殖期（6～14日）は，卵胞から分泌するエストロゲンの作用で子宮内膜が増殖する ③分泌期（15～28日）には，排卵後に黄体が分泌するプロゲステロンの作用により，受精卵が着床しやすい状態となり，同時に**基礎体温**が上昇する

**(4) 妊娠の成立：** 排卵後，卵巣から放出された卵子は，卵管の線毛上皮の運動

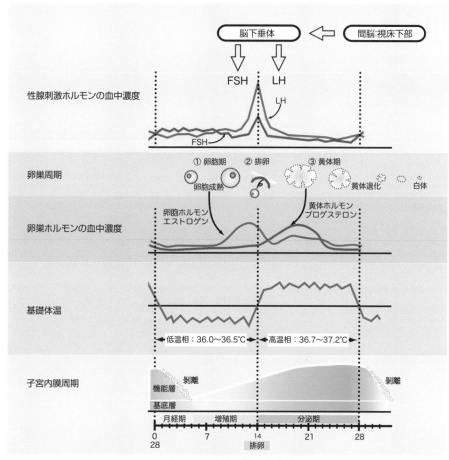

●図4-1● 性周期と内分泌

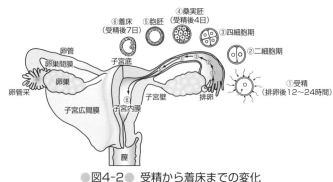

●図4-2● 受精から着床までの変化

で卵管内へ運ばれる．排卵の2日前から1日後までの3日間中の性交は最も受精しやすく，上行してきた精子と卵管内に到達した卵子は卵管（卵管膨大部）で受精が行われる．受精卵は，細胞分裂をくり返しながら約1週間後に子宮内膜に着床し妊娠が開始する．

受精後約7日ごろ，胞胚が子宮内膜に付着することを着床と呼び，この着床をもって妊娠が成立する（図4-2）．

ヒト絨毛性ゴナドトロピン（hCG）
妊娠初期に，胎盤の絨毛から尿中に多量に分泌される糖たんぱく質ホルモン．妊娠反応検査を行うときの指標として用いられる．

　妊娠が成立すると，絨毛から分泌される**ヒト絨毛性ゴナドトロピン（hCG：human chorionic gonadotropin）**により黄体は退化せずに妊娠7週ごろまでhCGの分泌が存続する．また，下垂体前葉から排卵を促すホルモンの分泌が抑えられるため，次の排卵は起こらず月経も停止する．

　妊娠期間は，着床の時期を正確に診断することができないため，最終月経初日を0日として，妊娠40週0日（満280日）として**分娩予定日**を計算する（図4-3）．

## 2）胎児付属物

受精卵が子宮に着床し胎児が発育するためには，胎盤，卵膜，臍帯，羊水が必要である．これらを総称して胎児付属物という．

**(1) 胎盤：** 胎児由来の**繁生絨毛膜**と母体由来の**床脱落膜**で形成されており，受精後5週ごろから形成され始め円盤状の形となって，妊娠16週までに完成する．母体と胎児間の栄養・代謝産物の輸送やガス交換および物質交換を行う場で，胎児に酸素，栄養を供給し，胎児が排泄する二酸化炭素，老廃物を母体側に排出する．母体の抗原，抗体，病原体などを胎児側へ通過させるが，胎盤を通して相互の血球は混ざることはない．胎盤では胎児を育てる物質の供給と同時に，黄体を刺激して**プロゲステロン**を分泌して排卵を抑制している．

妊娠後期になると胎盤の重さは500g程度まで大きくなる．

**(2) 卵膜：** 子宮内の胎芽・胎児を覆っている薄い膜である．外側から脱落膜，絨毛膜，羊膜の3層からなり，**プロラクチン**産生など妊娠維持に重要な役割をもっている．

**(3) 臍帯：** 胎児と胎盤を結ぶ索条のものである．臍帯の長さは約55cm，直径0.8〜2cmで，2本の臍帯動脈と1本の臍帯静脈で構成されている．胎盤で母体より吸収された酸素や栄養分は臍帯を通って胎児へ運ばれ，胎児の不要な物は臍帯を通って胎盤から母体へ運ばれる．

**(4) 羊水：** 胎児を子宮内で取り囲んでいる液（弱アルカリ性）である．羊水が子宮内を満たすことで，妊娠中の胎児，胎盤，臍帯に対する外部からの圧力を和らげる役割を担っている．胎児の保温や運動を自由にして四肢の発育を助ける働きがある．破水後は，羊水が産道を潤すことで産道の抵抗を軽減し，胎児が産道を通過しやすくする．羊水は，経過とともに増加し，妊娠後期には約500〜800mLに達する．

## 3）胎児の成長

受精後8週未満ではヒトとしての形が形成されていないため胎芽（胚子・胚芽）といい，妊娠8週以降は胎児へと発育していく．妊娠4〜11週の時期は器官の形成が

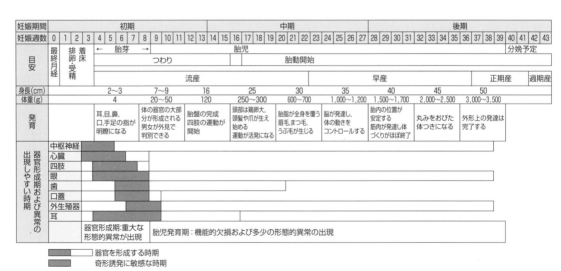

●図4-3● 妊娠各期の胎児の発育[1, 2]

急速に行われ人間の外観を備え始めるが，その一方で催奇形性（さいきけい）因子の影響を受けやすい．妊娠12週ごろになると胎児の四肢の運動・呼吸様運動を超音波検査で観察できる．妊娠20週ごろから胎児の発育が急速に進行し，外陰部により両性の区別が可能となる．妊娠36週ごろになると胎児の成長は終了し，胎外で成長できる状態の成熟児となる（図4-3）．

## 4）母体の生理的変化，分娩，産褥

### (1) 母体の生理的変化：

妊娠に伴い，母体では妊娠の維持や胎児の発育のために生殖器だけでなく全身臓器の生理学的機能に変化が起こる．

**①体重：** 妊娠初期にはつわりや妊娠悪阻（おそ）で体重減少がみられるが，つわり症状の消失以降は体重が増加し始め，通常5カ月末（妊娠20週）で約4～5kg，10カ月末（妊娠40週）で平均11～12kg増加する．胎児の発育よりも，母体側の蓄積脂肪，細胞外液，血液，乳腺，子宮などの増加が大きい．正常妊娠における体重増加とその内容を図4-4に示す．

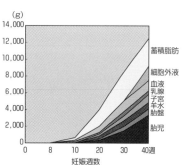

●図4-4● 正常妊娠における体重増加とその内容[3]

**②代謝：** 非妊娠期と比べて妊娠期には基礎代謝は亢進（こうしん）する．妊娠初期の基礎代謝量は，プロゲステロンの上昇により5%増加し，妊娠後期では非妊娠時と比べ20%増加する．これは，母体の心拍・呼吸・腎機能の生理的変化と胎児の成長に伴う基礎代謝量増加によるものである．

**③血液：** 循環血液量は，妊娠初期から増加し妊娠24～36週には最大1,500mLと，非妊娠時より40～50%の増加が認められている．血液量増加により赤血球量も増加するが，これは血漿（けっしょう）量の増加が大きいため見かけ上，赤血球やヘモグロビン濃度やヘマトクリット値が低値となる．胎児，胎盤の発育や母体の赤血球増加に鉄が使われるため，貯蔵鉄が減少し鉄欠乏性貧血が起こりやすい．血漿フィブリノゲンの増加は分娩から産褥までの止血に関与する．血清脂質は総コレステロール，LDLコレステロール，HDLコレステロール，中性脂肪とも増加し，脂質異常症の傾向になる（表4-1）．妊娠中はインスリン抵抗性が増大し，グルコースの取り込みが低下する．そのためエネルギー源として体内に脂質を貯える必要がある．

●表4-1● 妊娠による血液成分の変化[4]

| 項　目 | 基準値 | 妊娠中の変化 |
|---|---|---|
| 赤血球（RBC） | 380～480×10⁴（/mm³）（女） | ↓（減少） |
| 白血球（WBC） | 4,000～8,000（/mm³） | ↑（増加） |
| ヘモグロビン濃度（Hb） | 12～16（g/dL）（女） | ↓ |
| ヘマトクリット（Ht） | 35～44（%）（女） | ↓ |
| 血漿フィブリノゲン | 200～300（mg/dL） | ↑ |
| 総たんぱく（TP） | 6.5～8.5（g/dL） | ↓ |
| アルブミン（Alb） | 4.0～6.0（g/dL） | ↓ |
| 尿素窒素（BUN） | 8～18（mg/dL） | ↓ |
| 総コレステロール（TC） | 140～240（mg/dL） | ↑ |
| HDLコレステロール（HDL-C） | 40～75（mg/dL）（女） | ↑ |
| 中性脂肪（TG） | 50～150（mg/dL） | ↑ |

④**子宮**：　妊娠中の子宮の大きさは，妊娠12週で手拳大，16週で小児頭大となり骨盤腔の大半を占め，末期には腹腔の大部分を占める．出産が近づくころになると，子宮は上へ上へと大きくなり肋骨の剣状突起まで達し横隔膜を圧迫する．

⑤**消化器系**：　消化器の変化として，子宮の増大により胃・腸が圧迫される．そのため，胃酸が食道に逆流し胃食道逆流症を起こしやすい．消化管が圧迫されて狭くなることで機能が低下し，便秘になりやすい．

⑥**乳房**：　乳房の増大は妊娠初期から始まり，後期には3〜4倍の重さになる．妊娠に伴って，卵巣や胎盤からプロゲステロンやエストロゲンが分泌され，その作用により乳腺の肥大増殖と脂肪組織も増加する．妊娠中は，大量のエストロゲンやプロゲステロンの分泌によってプロラクチンの作用が抑制されているため，乳汁分泌は起こらない．

**(2) 分娩**：　分娩は，胎児および付属物（胎盤，臍帯，卵膜，羊水）が娩出され，妊娠が終了することである．出産が近くなると，反復する子宮の収縮（陣痛）が始まる．分娩の経過は第1〜3期に分類される．

**第1期**：　開口期（分娩過程のなかで最も長く6〜12時間つづく）．子宮の収縮が始まると同時に，子宮頸が胎児の頭（直径約10 cm）の大きさに開大し，羊膜が破れて羊水が流出し破水する．分娩開始と同時に発汗の促進やエネルギー消費が上昇し脱水状態になることから，脱水予防のために小まめに水分補給を促す．陣痛による腹圧上昇で嘔吐もみられるため，食事は消化吸収のよいもの（流動食や炭水化物）を選んで摂取するようにする．

**第2期**：　娩出期（2時間ぐらいかかることもあるが，初産婦50分程度，**経産婦**20分程度である）．子宮口が約7〜10 cmに伸展し，胎児が頸管と膣（産道）を通って娩出されるまでの期間をいう．

**第3期**：　後産期（出生後，15分程度で完了する）．胎児娩出から胎盤付属物（胎盤や卵膜）が排出されるまでの期間をいう．これで分娩が完全に完了する．分娩後には体重が約5〜6 kg減少する．

**(3) 産褥**：　妊娠および分娩により変化した母体が妊娠前の状態に復古するまでの期間（分娩後約6〜8週間）を産褥という．産褥期には子宮内腔からの分泌物（悪露）排泄が続き，しだいに消失する．この時期には子宮収縮ホルモンである**オキシトシン**が分泌されるため，悪露の排出が進み子宮を妊娠前の状態に戻るのを促進する働きがある．

**経産婦**
以前，出産を経験している女性．

**悪露**
産褥4日ごろまでは，胎盤剝離による血液や脱落膜細胞が排泄され，それ以降は黄白色のクリーム状となる．約1カ月で消失する．

**オキシトシン**
授乳の刺激によって下垂体後葉から分泌される，乳汁の分泌を促すホルモン．

胎盤の娩出に伴い，胎盤からのエストロゲン，プロゲステロンは減少

↓

哺乳により乳頭に吸啜刺激を与える

↓

神経刺激が脊髄を経て中枢神経に伝達

↓

反射的に下垂体前葉からプロラクチン，後葉からオキシトシンが分泌

↓

泌乳，射乳を起こす

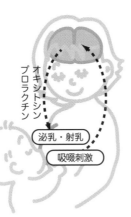

●図4-5● 産褥期の乳汁分泌の開始と維持に関する内分泌メカニズム

## 5）乳汁分泌の機序

　妊娠後期になると乳房腺房細胞に初乳が充満し，分娩直後から乳汁が分泌される．

　これは，分娩に伴う胎盤娩出により，胎盤で産生されていた血中エストロゲン，プロゲステロン濃度が急激に低下し，プロラクチンが作用して乳汁分泌が始まる．分娩

と同時に，乳汁たんぱく質と乳糖合成および分泌は急激に増加し，分泌型免疫グロブリン（IgA）も増量する．乳児の**吸啜刺激**は，下垂体前葉から**プロラクチン**（催乳ホルモン），下垂体後葉からオキシトシン（射乳ホルモン）の分泌を促し，乳汁分泌量を増加させる（図4-5）．オキシトシンは子宮筋の収縮作用を促すので，伸展した子宮がもとの大きさに戻る（子宮復古）．

吸啜刺激
乳児が乳頭を知覚した場合に，吸い付いて口に含み強く吸うことで乳頭が刺激される．

### 6）初乳・成乳，分泌量

母乳は，分泌される時期により成分や泌乳量が変化し，初乳・移行乳・成乳（成熟乳）に区分される．分娩後の初乳の分泌量は少量であるが，**オキシトシンとプロラクチンの働き**，さらには児の吸啜力や哺乳量が増大するにつれて，しだいに分泌量は増加していく（表4-2）．母乳分泌量（乳児の哺乳量）は，授乳前と授乳後の乳児の体重測定により求める．母乳分泌不全にならないよう，授乳によって乳管内の乳汁を空虚にすることで次の分泌促進になる．

●表4-2● 母乳の分泌量の変化[5]

| 産褥日数<br>（日） | 乳汁量<br>（mL/日） | 名称 |
|---|---|---|
| 0～1 | 5～20 | |
| 2 | 50～70 | 初乳 |
| 3 | 140～250 | |
| 4 | 230～310 | |
| 5 | 270～400 | 移行乳 |
| 6 | 290～450 | |
| 7 | 320～ | |
| 8～14 | 500～ | |
| 15～28 | 700～ | 成乳 |
| 29～ | 800～ | |

初乳は，分娩後3～4日までに分泌され，黄白色の多少粘り気（粘稠性）のある液体．

移行乳は，初乳から成乳に組成が変化する期間に分泌され，うすいクリーム色から乳白色で，粘稠性は少ない液体．

成乳は，分娩後10日ごろから分泌され，乳白色で，水のようにサラサラした（漿液性の）液体である．

### 7）母乳成分

**(1) 初乳**： たんぱく質や無機質（鉄など），免疫物質が含まれているため，新生児に飲ませることで消化器・呼吸器の免疫機能発達に役立つ．

①**免疫グロブリン**： IgA，IgE，IgM，IgGなどを含んでいる．特にIgAは80％以上を占めており，胃酸消化酵素に対して抵抗性を示すことで腸管内の粘膜感染における**局所免疫反応**に関与している．

②**ラクトフェリン**： 鉄結合性糖たんぱく質であり，細菌生育に必要な鉄イオンと結合することで抗菌作用を有する．

③**リゾチーム**： 溶菌酵素の一種で，細胞壁成分を加水分解し溶菌する作用がある．

局所免疫反応
（細胞性免疫反応）局所的に起こる免疫反応で，マクロファージが直接細胞を攻撃する反応．

**(2) 成乳**： 初乳と比べて脂質や糖質を多く含んでいる．

①**たんぱく質**： 牛乳と比べて1.1～1.3％と少ない．乳清成分としては，$\alpha$-ラクトアルブミンを含んでいる．アミノ酸では，カゼインは少ないがタウリンを多く含んでいる．タウリンは，脳・中枢神経・網膜組織の発達に重要であり，胆汁酸合成に関与し脂質の消化・吸収を促進する．

②**脂質**： 生体膜，脳・網膜などの発達に重要な役割をもつn-3系不飽和脂肪酸の

α－リノレン酸やドコサヘキサエン酸（DHA）を多く含んでいる．母乳の脂肪酸は，母親の食事に直接影響を受ける．

③**炭水化物**：　乳糖を多く含むため芳香と薄い甘味をもっている．オリゴ糖も少量含まれており，腸内のビフィズス菌育成を促進する．

乳汁の成分や分泌量は，母親が摂取する食事，体調，授乳回数に大きく影響される．母乳と牛乳に含まれるおもな成分を表4-3に示す．

●表4-3● 母乳[6]と牛乳[7]に含まれるおもな成分組成（100 mL中）

| | | エネルギー | たんぱく質 | 脂質 | 炭水化物 | 灰分 | カルシウム | 鉄 | ナトリウム | カリウム |
|---|---|---|---|---|---|---|---|---|---|---|
| | | (kcal) | (g) | (g) | (g) | (g) | (mg) | (mg) | (mg) | (mg) |
| 母乳* | 初乳（3〜5日） | 66 | 2.1 | 3.2 | 7.1 | 0.31 | 29 | 0.05 | 34 | 74 |
| | 移行乳（6〜10日） | 66 | 1.9 | 3.4 | 7.0 | 0.32 | 30 | 0.04 | 27 | 73 |
| | 成乳（11〜240日） | 68 | 1.4 | 3.7 | 7.2 | 0.24 | 28 | 0.04 | 16 | 55 |
| 牛乳 | | 67 | 3.3 | 3.8 | 4.8 | 0.7 | 110 | 0.02 | 41 | 150 |

＊母乳は夏季乳と冬季乳の平均値を示す．

## 4.2 栄養アセスメントと栄養ケア

### 1）痩せと肥満

母体と胎児の健康を維持するうえで体重管理は不可欠である．妊娠前のBMI（body mass index）が18.5未満あるいは妊娠中の体重増加が不十分である場合，**早産，胎児発育不全**（FGR：fetal growth restriction），**低出生体重児**の出産リスクが高くなる．胎児期に低栄養状態に長期間曝されたFGR児では，生活習慣病の素因がつくられることに加え，出生後の環境因子などの影響を受けると生活習慣病

**早産**
23週以降37週未満での分娩．

**胎児発育不全**
子宮内で胎児の発育が障害され，週数相当の発育ができなかった状態．胎児発育曲線において－1.5SDを下回る場合をいう．

**低出生体重児**
出生体重2,500 g未満の新生児．

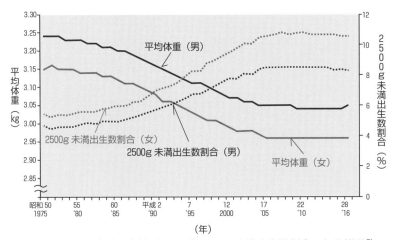

●図4-6● 出生時平均体重および2,500 g未満出生数割合の年次推移[8]

●表4-4● 体格区分別 妊娠全期間および妊娠中期以降1週間当たりの推奨体重増加量[9]

| 体格区分 | BMI（非妊娠時） | 1週間当たりの<br>推奨体重増加量<br>（中期以降） | 推奨体重増加量<br>（kg） |
|---|---|---|---|
| 低体重(痩せ) | 18.5 未満 | 0.3〜0.5 kg/週 | 9〜12 |
| ふつう | 18.5 以上 25.0 未満 | | 7〜12 |
| 肥満 | 25.0 以上 | 個別対応 | 個別対応 |

の発症率が高くなると考えられている．出生時平均体重および 2,500 g 未満出生数割合の年次推移を図 4-6 に示す．

一方，妊娠前の BMI が 25 以上あるいは妊娠中の過剰な体重増加がみられる場合では，妊娠高血圧症候群，妊娠糖尿病，微弱陣痛，**新生児仮死**，巨大児出産のリスクが高まる．周産期合併症を予防するためには，妊娠中の体重増加量を非妊娠時 BMI 区分別の推奨体重増加量（表 4-4）に基づいて，全妊娠期間および 1 週間ごとに管理することが重要である．

新生児仮死
出生時に呼吸不全に陥った状態で，全出生の 10%で起こる．

巨大児
出生体重が 4,000 g 以上の正期産児．

### 2）鉄摂取と貧血

妊娠中の貧血のほとんどは**鉄欠乏性貧血**である．妊娠中，胎児の発育のために鉄の需要量が増し，加えて循環血液量が増加するため，鉄が不足することによって起こる．世界保健機関（WHO）は，ヘモグロビン（Hb）値 11 g/dL 未満，ヘマトクリット（Ht）値 33.0%未満を妊娠中の貧血の基準としている．

多くは無症状だが，重篤の場合には早産や FGR など母体や胎児に影響を及ぼすため，定期健診での経過観察を行う．治療が必要な場合には，食事療法と鉄剤内服が基本となる．

「日本人の食事摂取基準（2020 年版）」では，基本的鉄損失に加え，①胎児の成長に伴う鉄貯蔵　②臍帯・胎盤中への鉄貯蔵　③循環血液量の増加に伴う赤血球量の増加により妊娠中に需要増となる鉄を考慮して，妊娠の初期，中期，後期それぞれに付加量を設定している．一方，授乳期では，母乳への損失を補うことを目的に付加量が設定されている．ただし，鉄の摂取にあたっては，耐容上限量を超えないようにし，鉄剤を服用する場合には医師の指示に従う．鉄以外には，鉄の吸収を促すビタミン C や，造血に関与するたんぱく質，ビタミン $B_{12}$，葉酸などの摂取が勧められる．

### 3）食欲不振と妊娠悪阻

妊娠 5〜6 週ごろの妊婦につわりの症状がみられる．ほとんどの妊婦が経験し，特に初産婦に多い．症状は一過性で 12〜16 週ごろには消失するが，食欲不振，悪心，全身倦怠感などさまざまであり，個人差が大きい．症状を軽減させるには，早朝の空腹時にすぐに食べられるものを用意する，食べたいときに食べられるものを食べる，家事や仕事で無理をしないなどの工夫を行う．また，つわりによる脱水を予防するため，水分を十分に補給する．この時期は胎児への栄養補給をあまり必要としないため，つわりにより食事が十分にとれない場合には無理に摂取する必要性はない．

妊娠悪阻とは，つわり症状が悪化した状態で，頻回な嘔吐，尿中ケトン体陽性，5％以上の体重減少を認める状態をいい，治療が必要となる[10]．治療の基本は，好きなものを少量ずつ頻回に分けて摂取し，精神の安定を図ることである．また，輸液療法により脱水予防と電解質異常の補正を行う．その際，**ウェルニッケ脳症**を予防するためビタミン$B_1$を添加する.

### 4）肥満と妊娠糖尿病

妊娠糖尿病（GDM：gestational diabetes mellitus）とは，妊娠中に初めて発見または発症した糖尿病に至らない軽度な糖代謝異常であり，**糖尿病合併妊娠**（すでに糖尿病と診断されている女性が妊娠した場合）と**妊娠中の明らかな糖尿病**と区別されている[11]．診断基準を表4-5に示す．母体の高血糖による影響は，母体側では早産，羊水過多症，妊娠高血圧症候群，**ケトーシス**，**ケトアシドーシス**，将来の糖尿病の発症，胎児側ではFGR，胎児機能不全，**多血症**，巨大児，新生児低血糖を引き起こす．おもな危険因子には，肥満，過度の体重増加，年齢（35歳以上），家族歴などがあげられる.

●表4-5● GDMの診断基準[11]

| 75 gOGTTにおいて次の基準の1点以上を満たした場合に診断する. | |
| --- | --- |
| ① 空腹時血糖値 | ≧ 92 mg/dL |
| ② 1時間値 | ≧ 180 mg/dL |
| ③ 2時間値 | ≧ 153 mg/dL |

妊娠後期では食事制限によって空腹時の**ケトン体**の産生が促進されやすく，特に肥満妊婦に認められる．したがって食事療法では極端な食事制限は行わず，母体の維持と胎児の発育に必要なエネルギー・栄養素を補給しつつ，食後高血糖を誘発させず，かつ空腹時のケトーシスや低血糖を予防することが重要である．そこで，4〜6分割食にすることで高血糖を予防し，血糖の変動を小さくする方法が勧められている.

### 5）食塩・水分摂取と妊娠高血圧症候群

妊娠高血圧症候群（HDP：hypertensive disorders of pregnancy）とは，妊娠20週以降，分娩後12週までの期間に，高血圧，または高血圧に加えて母体の全身の臓器障害が発生する症候群であり，母体死亡，周産期死亡の原因となる.

高血圧の出現時期やたんぱく尿，臓器障害の有無によって妊娠高血圧，妊娠高血圧腎症，**加重型妊娠高血圧腎症**，高血圧合併妊娠に分類される（日本妊娠高血圧学会，2018）.

妊娠高血圧腎症（高血圧かつたんぱく尿，臓器障害，子宮胎盤機能不全などを伴う場合）は，周産期心筋症，**子癇**，脳出血，肺水腫，肝機能障害，**HELLP症候群**，腎機能障害などの合併症をきたしやすいため特に注意が必要となる.

おもな危険因子には，年齢（40歳以上），肥満（BMI 25.0以上），出産経験が少ない，遺伝的な要因（高血圧，糖尿病，家族の既往歴など），多胎妊娠などがあげられる.

重症・軽症にかかわらず，生活指導と食事指導を実施する．生活面では，子癇発症の予防を目的に，入院の有無にかかわらず安静にし，ストレスを避けることが重要である.

| エネルギー | 非妊娠時 BMI 24 以下の妊婦：30 kcal×理想体重（kg）＋200 kcal<br>非妊娠時 BMI 24 以上の妊婦：30 kcal×理想体重（kg） |
|---|---|
| 食塩 | 7～8 g/日に制限とする（極端な塩分制限は勧められない）． |
| 水分 | 1日尿量 500 mL 以下や肺水腫では，前日尿量に 500 mL を加える程度に制限するが，それ以外は制限しない． |
| たんぱく質 | 1.0 g/日×理想体重（kg） |
| その他 | 動物性脂肪と糖質は制限し，高ビタミン食とすることが望ましい． |

出典）日本産婦人科学会日本周産期委員会（1998）より抜粋[12]

　食事面について「妊娠高血圧症候群の診療指針 2015（日本妊娠高血圧学会）」は，「妊娠高血圧症候群では食塩の極端な制限は行わないが，過剰な食塩摂取は避ける（グレード B）」としている．すでに循環血液量が減少している妊娠高血圧症候群の妊婦では，極端な食塩制限により病態が悪化する可能性がある．しかし過剰摂取にある場合には，「日本人の食事摂取基準（2020 年版）」の推奨量あるいは日本産婦人科学会の基準（表 4-6）程度に減らす必要がある．

　「妊娠高血圧症候群の診療指針 2015」では，「高血圧合併妊娠では，妊娠前からの食事指導を継続する」，「極端なカロリー制限は行わない」を推奨している．また水分制限は循環血液量の減少となるため，重症ではない場合には制限しないとしている．ただし，砂糖を多く含む清涼飲料水やカフェインを含む飲料の摂取は勧められない．

### 6）葉酸摂取と神経管閉鎖障害

神経管閉鎖障害<br>
受精後 3 週頃に外胚葉が神経外胚葉に分化し神経管を形成する．神経管の発生途上での閉鎖障害をいう．

　葉酸は DNA の合成に必要な水溶性ビタミンであり，不足すると貧血，免疫機能の低下，消化器機能異常，児の二分脊椎など神経管閉鎖障害のリスクが高まる．特に妊娠初期（妊娠 7 週ごろまで）の胎児の発育には欠かせない栄養素であるため，妊娠を計画している，あるいは妊娠の可能性のある場合にも，$400\,\mu g$/ 日の付加的摂取が勧められている[13]．また，ビタミン $B_{12}$ とともに摂取することで貧血予防に有効となる．

### 7）妊産婦のための食生活指針

　妊娠期・授乳期では，妊娠・出産をきっかけに自分自身だけでなく家族の食生活を見直す機会とし，一生にわたる健全な食生活を営む力を身につけることが望ましい．「妊産婦のための食生活指針（2006 年）」（図 4-7）には，妊娠期および授乳期における望ましい食生活の実現に向け，何をどれだけ食べたらよいのかを伝えるための指針と，体格に応じた適切な体重増加量の目安，食事の望ましい組み合わせや量，妊娠期・授乳期に留意すべき点を加えた「食事バランスガイド」が示されている（図 4-8）．

### 8）出産後の健康・栄養状態および QOL の維持・向上

　妊娠，分娩により変化した母体が妊娠前の状態に戻るまでの産褥期には，さまざまな症状がみられる．妊娠期間中に低値となった黄体化ホルモン（LH），卵胞刺激ホルモン（FSH）が，分娩後もしばらく回復しないことによって数カ月間は産褥

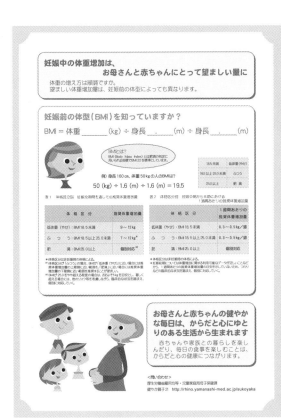

●図4-7● 妊産婦のための食生活指針[8]

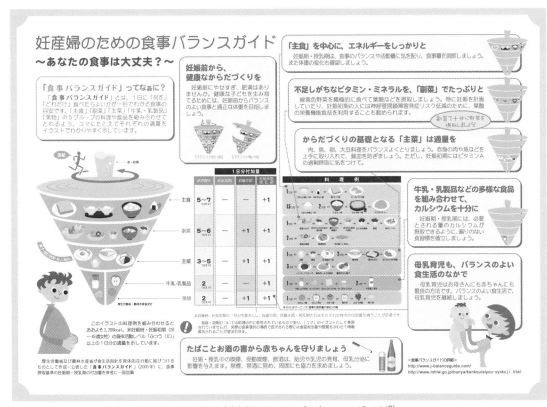

●図4-8● 妊産婦のための食バランスガイド[8]

性無月経となる。授乳婦ではプロラクチンなどの卵巣機能抑制作用によりさらに1カ月程度延長する。

母体の生理機能や環境の変化，育児での疲労などが重なり，精神状態が不安定になりやすい。産褥3〜10日ごろに発症する軽度の抑うつ状態をマタニティーブルーといい，不安感や集中力の低下，感情の不安定，睡眠不足などの症状がみられる。症状は一過性で，通常2週間ほどで消失するが，長く続く場合にはほかの疾病が疑われるため医師の診断を要する。

出産後は早期に離床し，適度な身体活動を行うことで，血栓形成が抑えられ，**子宮復古**が促される。また，良好な母子関係の構築のため，早い段階から母子同室とし，授乳することが望ましい。適度な身体活動や授乳は肥満予防にも好影響をもたらす。授乳しない場合には，摂取エネルギーに食事摂取基準の付加量を加えず，肥満予防をはかる。一方，精神状態は食事摂取量や育児に影響を与えるため，母親へのソーシャルサポートは重要となる。特に夫や家族からのサポートが十分となるよう夫や家族への情報提供や，母子保健制度の活用によってQOLの維持・向上を図る。

### 9）授乳の支援ガイド

我が国では，女性の就業率が増加し，晩婚化・晩産化の傾向にある。また，核家族化や，高齢妊産婦の場合には実家家族の高齢化など，妊産婦を取り巻く社会・環境は大きく変化している[14]。このような変化は，授乳・離乳や子どもの食物アレルギーなどに不安を感じている多くの妊産婦にとって，負担や孤独感を助長する原因となっている。

一方，母乳による授乳は母体の回復を促進するだけでなく，子どもの小児期の肥満やのちの2型糖尿病の発症リスクを低下させるなどの利点がある。加えて，妊娠中に「母乳で育てたいと思う」と回答した母親が9割を超える[14]ことから，母親が無理せず母乳育児に取り組めるようにすることが重要である。

そのため，身近な場で妊産婦などに対して妊娠・出産から子育て期にわたるまで切れ目のない支援を行うことや，支援の仕組みづくりが求められている。また医師，保健師，看護師，管理栄養士などの専門職による適切かつ一貫した支援が必要となる。

このような背景のもと，「授乳・離乳の支援ガイド」は2019年3月に改定版が公表された（付表1参照）。改定のポイントは以下の通りである[15]。

---

① 授乳・離乳を取り巻く最新の科学的知見をふまえた適切な支援の充実
② 授乳開始から授乳リズムの確立時期の支援内容の充実
③ 食物アレルギー予防に関する支援の充実
④ 妊娠期からの授乳・離乳などに関する情報提供のあり方

---

また，授乳の支援に関する基本的な考え方を「授乳の支援にあたっては，母乳や育児用ミルクといった乳汁の種類にかかわらず，母子の健康の維持とともに，健やかな母子・親子関係の形成を促し，育児に自信をもたせることを基本とする。」としている。

なお，今回の改定では，これまで記載がなかった災害対策，育児用液体ミルクについて，授乳などの支援の実践例として情報が提供されている。

# 5 新生児期・乳児期の栄養ケア

　出生から生後1歳未満の期間を乳児期という．このうち生後1週間未満を早期新生児期，生後4週間未満を新生児期という．乳児期の最大の特徴は，成長・発達が人生のなかで最も著しいことである．この時期の栄養状態がその後の発育に影響するため，生涯の健康を見据えた栄養管理が必要である．

### 1）呼吸器系・循環器系の適応

　胎児の肺胞は肺水で満たされている．出産時に産道を通る際に加わる圧力や産声をあげる圧力によって肺水が除かれ，空気と置き換わることで呼吸が開始する．呼吸開始によって肺への血流量と肺から心臓に戻る血流量が増え，右心房から左心房へ通じる卵円孔が閉じ，胎盤に通じていた動脈管が閉塞する．

　胎児の血管内には，低酸素状態で酸素を結合しやすく，胎盤から効率よく酸素を受け取ることができる胎児型赤血球が流れている．出生後，胎児型赤血球は破壊され，約3カ月で成人型赤血球に置き換わる．赤血球が破壊される際にビリルビン（黄色の色素）が血中に大量に流れることで生理的黄疸（新生児黄疸）がみられ，通常，生後2～3日より出現し，2週ほどで消失する．

> **卵円孔**
> 胎児期の心臓の左右の心房を貫くあな．生後間もなく，肺呼吸開始に伴って閉じる．

### 2）体水分量と生理的体重減少

　新生児の体水分量は体重の約80％，乳児期では約70％であり，成人の約60％と比較して多い．また，新生児・乳児は体重に対する体表面積が2～3倍大きく，不感蒸泄量が多く，さらに腎機能が未熟であるため，体水分が減少しやすく，脱水を起こしやすい．

> **不感蒸泄**
> p.30 参照

　出生後3～4日の間に，体重は出生時の5～10％ほど減少する（生理的体重減少）．皮膚や肺からの水分損失，胎便や尿の排泄により体水分量が減少することによる．通常は10日ほどで出生時体重に戻り，その後は乳汁を摂取することで増加していく．

### 3）新生児期，乳児期の発育

**（1）身長・体重：** 出生時の身長は約50cmであり，1歳で出生時の1.5倍の約75cmとなる．出生時の体重は約3kgであり，1歳で出生時の3倍の約9kgとなる．身長に比べて，体重は栄養状態の影響を受けやすい．出生時の体重が2,500g未満の児を低出生体重児，1,500g未満の児を極低出生体重児，1,000g未満の児を超低出生体重児という．また，出生時の身長および体重が，在胎期間ごとの出生時体格標準値の10パーセンタイル値未満の場合をSGA（small-for-gestational age）

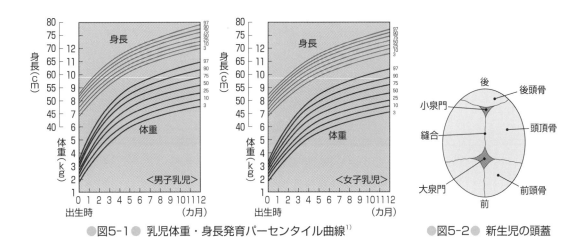

●図5-1● 乳児体重・身長発育パーセンタイル曲線[1]　　　　●図5-2● 新生児の頭蓋

**発育パーセンタイル曲線**

子ども自身が成長曲線を描くことで自分の成長を知り, 自分の身体を大切にする力を育むとともに, 肥満や思春期痩せ症の早期発見に役立てるものとして, 厚生労働省が発表している.

**パーセンタイル値の判定**

50：該当年齢における平均値
10〜90：大半は健康
3〜10または90〜97：発育の偏りの疑い
3未満または97以上：発育の偏り, 要精査

児という. この時期の発育は, 乳児の**発育パーセンタイル曲線**（成長曲線）（図5-1）を用いて評価する. 成長曲線のカーブに沿っているか, 成長曲線から大きくはずれていないかなど, 成長の経過を縦断的に観察する. この成長曲線は, 肥満や痩せの評価だけでなく, 成長ホルモン分泌不全などの発見にも役立つ.

**(2) 頭囲・胸囲:**　出生時の頭囲は約33 cmである. 1歳で約46 cmとなり, 成人の約80%に達する. この時期は脳重量および頭蓋骨の発育が著しい. 出生時には, 頭蓋骨は8つの部分に分かれている. 出産時に頭蓋骨が重なることで産道を通過することができる. そのため, 出生時には頭蓋骨に小泉門や大泉門などの開孔部分がある（図5-2）. 小泉門は生後6カ月ごろ, 大泉門は生後1年半までに閉鎖する. 大泉門が大きく陥没している場合は脱水の疑いがある. 出生時の胸囲は約32 cmであり, 頭囲よりも小さい. 生後2〜3カ月で頭囲とほぼ同等の大きさとなり, その後は胸囲のほうが大きくなる. 頭囲に比べて胸囲は栄養状態の影響を受けやすい.

**(3) 歯の萌出:**　乳歯の萌出時期は個人差が大きいが, おおむね生後6〜9カ月ごろに生え始め, 1歳で8本, 3歳で20本が生え揃う（図3-7参照）.

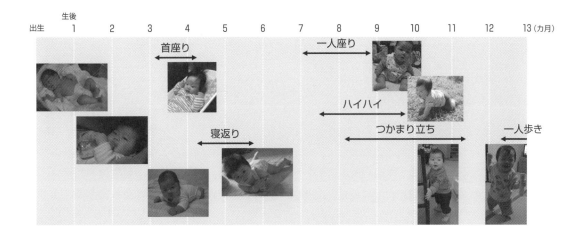

●図5-3● 運動機能の発達（矢印はできる子の割合が50〜90%の範囲）[1]

**（4）精神・運動機能：** 　精神の発達は，身体の発育や運動機能の発達を観察することや，言葉や社会性の発達によって把握することができる．生後2，3カ月ごろから，あやすと笑うようになり，7，8カ月ごろから人見知りが，9，10カ月ごろから後追いが始まる．運動機能の発達には順序，方向性があり，頭部から下部へ，中枢から末梢へ，全体から個々の運動へと発達する．出産時に頭囲に比較して狭い産道を通るために，出生時には首は座っておらず，支えを必要とするが，生後3，4カ月ごろに首が座るようになる．4，5カ月ごろには寝返りができるようになり，7，8カ月ごろになると一人座りができる．8カ月ごろからハイハイ，9カ月ごろよりつかまり立ちが始まり，1歳前後で一人歩きができるようになる（図5-3）．

### 4）腎機能・体温調節の未熟性

　新生児・乳児期では，腎臓における尿の濾過力や濃縮力が低く，成人の約1/2程度である．このため体重当たりの尿量は多く，薄い色をし，また脱水を起こしやすい．新生児・乳児は自分の意思では排尿の調節ができず，頻回に排尿する．

　新生児・乳児は成人と比べると，体重に対する体表面積が広く，また自律神経系が未熟である．このため，体温調節機能が比較的低く，周囲の環境温度の影響を受けやすい．成人のように筋肉をふるわせて熱をつくりだすことができないが，肩甲骨や腎臓周辺に多く分布する**褐色脂肪組織**において熱を産生することができる．

### 5）摂食・消化管機能の発達

　新生児は，原始反射である哺乳反射（**探索反射**，捕捉反射，**吸啜反射**，嚥下反射）によって乳汁を摂取する．生後3〜4カ月ごろになると原始反射が減弱し，自分の意志で乳汁を摂取するようになる（随意的哺乳）．新生児の胃は成人と比較すると筒状に近い形で垂直に位置し，また**噴門括約筋**が未熟なため，溢乳や吐乳が起こりやすい（図3-8参照）．

　生後2〜3カ月ごろまではスプーンなど形のあるものを口の中に入れると反射的に舌で押し出すが，生後3〜4カ月ごろから徐々にドロドロとしたものを飲み込むことができるようになり，生後5カ月ごろになると咀嚼運動が徐々に可能となる．咀嚼能力に合わせて離乳食を進めていくことが重要となる．なお，咀嚼機能は，奥歯が生えるに伴い乳歯の生え揃う3歳ごろまでに獲得される．

　胎児は，羊水を飲み込み，**蠕動運動**をしている．乳汁中の乳糖（ラクトース）の分解酵素であるラクターゼは，出生前1カ月ごろより分泌され始めるため，出生直後から乳汁を分解することが可能となる．離乳開始ごろになると，ラクターゼの分泌量が減り，でんぷん分解酵素であるアミラーゼの分泌量が増加する（表3-2参照）．

　胎児の腸内には腸内細菌は存在しないとされている．分娩時に母親の産道出口に棲む細菌を飲み込むことで，これらが新生児の腸内細菌となる．また，腸内のビフィズス菌などの**有用菌**が，乳汁中の乳糖を分解して増殖する．新生児・乳児の便がすっぱい匂いがするのは，有用菌が増殖して酸性となっているからである．

---

**褐色脂肪組織**
脂肪組織の1つで体内における熱産生に関連する．新生児や冬眠動物に多い．

**探索反射**
口唇や口角に近い頬を指で軽く触れると，乳児は頭を回し，指を口唇でとらえ，吸う動作を開始する反射．

**吸啜反射**
口に指を入れると力強く吸う反射．

**噴門括約筋**
胃の入口である噴門部分にある輪状の筋肉．

**蠕動運動**
動物の消化管でみられる食物を一定方向に移動させるための筋肉による運動．

**有用菌**
ヒトに有益な働きをする腸内細菌．善玉菌ともいう．

### 1）母乳栄養・人工栄養・混合栄養

　乳児が摂取する乳汁が母乳のみの場合を母乳栄養という．母乳以外の乳児用調整粉乳などを用いる場合を人工栄養といい，母乳栄養と人工栄養を併用する場合を混合栄養という．乳幼児栄養調査（厚生労働省，2016 年）では，生後 3 カ月の時点での母乳栄養の割合は 54.7%，人工栄養は 10.2%，混合栄養は 35.1% であり，10 年前と比べて母乳栄養の割合は増加している．乳児からみた母乳栄養および人工栄養のメリット・デメリットを表 5-1 にまとめた．

●表5-1● 乳児からみた母乳栄養・人工栄養のメリット・デメリット

◆メリット

| | |
|---|---|
| 母乳栄養 | ①母子間のスキンシップになり，安心感が得られる<br>②栄養の効率がよく，代謝への負担が少ない<br>③とくに初乳中には，種々の感染防御因子が含まれる<br>④あごの発達が促される |
| 人工栄養 | ①母乳に不足しやすい栄養素を補える<br>②乳児の哺乳量に合わせて調乳でき，体重増加不足になりにくい |

◆デメリット

| | |
|---|---|
| 母乳栄養 | ①母乳の栄養状態の影響を受けやすい（ビタミンD不足など）<br>②母乳分泌量が少ないと体重が増えにくい<br>③母親が成人T細胞白血病やHIVなどの感染症を罹患している場合，乳児に感染するリスクがある<br>④母親の喫煙や飲酒，服薬の影響を受けやすい |
| 人工栄養 | ①母乳に含まれる感染防御因子が含まれない<br>②調乳方法が衛生的に行われない場合，病原菌に感染する可能性がある |

　母乳は，新生児では欲しがるたびに与え，その後はしだいに授乳のリズムがついてくるが，個人差もあり，授乳間隔や授乳時間にはあまりこだわる必要はない．ゆったりした気持ちで乳児を抱き，乳児の鼻をふさがないように注意して，乳頭を口に深くふくませる．乳児があごを速く動かすことで射乳が促進され，その後はあごの動きがゆっくりとなる．授乳後は，吐乳をふせぐため，乳児を縦に抱き，背中をトントンと軽く叩くことで排気（げっぷ）を促す．

　人工栄養の乳汁として，**乳児用調製粉乳**が利用される．乳児用調製粉乳中の病原菌による感染リスクを抑えるため，調乳に使用する器具は徹底的に洗浄および滅菌し，70℃以上の湯で調乳する．調乳後は 2 時間以内に授乳させ，そうできない場合は，速やかに 5℃以下になるまで冷却する．5℃以下の条件であれば，調乳後 24 時間まで保存できる．調乳後は，母乳栄養と同様にして乳児を抱き，哺乳瓶またはコップを使用して授乳し，授乳後は排気を促す．

　また，2018 年に「乳及び乳製品の成分規格等に関する省令（乳等省令）」が一部改正され，乳児用調製液状乳（乳児用液体ミルク）の製造・販売などが可能となった．乳児用液体ミルクは，液状の人工乳を紙パックなどの容器に密封したもので，常温での保存が可能である．調乳の手間がなく，消毒した哺乳瓶などに移し替えてすぐに飲むことができ，災害時の備えとしての活用も可能である．

**乳児用調製粉乳**
特別用途食品の 1 つ．乳児に必要な栄養成分となるよう調整してつくられた粉状のミルク．

## 2）離乳食

　離乳とは，成長に伴い，母乳または育児用ミルクなどの乳汁では不足してくるエネルギーや栄養素を補完するために，乳汁から幼児食に移行する過程をいい，そのときに与えられる食事を離乳食という．離乳食は生後5〜6カ月ごろから開始し，摂食状況や体調の変化をよく観察しながら進め，衛生的に，かつ食物アレルギーの発症の有無に注意しながら進める．

## 3）離乳食の支援ガイド

　2019年3月に「授乳・離乳の支援ガイド」が改訂された．離乳の支援にあたっては，子どもの生活リズムを意識し，健康的な食習慣の基礎を培い，家族等と食卓を囲み，ともに食事をとりながら食べる楽しさの体験を増やしていくことで，一人ひとりの子どもの「食べる力」を育むための支援が推進されることを基本とする．

### （1）離乳の開始

　なめらかにすりつぶした状態の食べ物を初めて与えたときをいう．首のすわりがしっかりして寝返りができ，5秒以上座れる，スプーンなどを口に入れても舌で押し出すことが少なくなる（哺乳反射の減弱），食べ物に興味を示すなどの様子がみられる生後5〜6カ月ごろが離乳の開始の目安である．

### （2）離乳の進行（表5-2，表5-3）

　離乳初期（生後5カ月〜6カ月ごろ）では，なめらかにすりつぶした状態のものを1日1回与える．母乳または育児用ミルクは，授乳のリズムに沿って子どもの欲するままに与える．この時期は，離乳食を飲み込むこと，その舌ざわりや味に慣れることが主目的である．

　離乳中期（生後7カ月〜8カ月ごろ）では，舌でつぶせる固さのものを与える．離乳食は1日2回にして生活リズムを確立していく．母乳または育児用ミルクは離乳食の後に与え，このほかに授乳のリズムに沿って母乳は子どもの欲するままに，ミルクは1日に3回程度与える．

●表5-2● 離乳の進め方の目安[2)]

| | 離乳の開始 ⟶⟶⟶⟶⟶⟶⟶⟶ 離乳の完了 | | | |
|---|---|---|---|---|
| | 以下に示す事項は，あくまでも目安であり，子どもの食欲や成長・発達の状況に応じて調整する． | | | |
| | 離乳初期<br>生後5〜6カ月ごろ | 離乳中期<br>生後7〜8カ月ごろ | 離乳後期<br>生後9〜11カ月ごろ | 離乳完了期<br>生後12〜18カ月ごろ |
| 食べ方の目安 | ○子どもの様子をみながら1日1回1さじずつ始める．<br>○母乳や育児用ミルクは飲みたいだけ与える． | ○1日2回食で食事のリズムをつけていく．<br>○いろいろな味や舌ざわりを楽しめるように食品の種類を増やしていく． | ○食事リズムを大切に，1日3回食に進めていく．<br>○共食を通じて食の楽しい体験を積み重ねる． | ○1日3回の食事リズムを大切に，生活リズムを整える．<br>○手づかみ食べにより，自分で食べる楽しみを増やす． |
| 調理形態 | なめらかにすりつぶした状態 | 舌でつぶせる固さ | 歯ぐきでつぶせる固さ | 歯ぐきで噛める固さ |
| **1回当たりの目安量** | | | | |
| Ⅰ 穀類（g） | つぶしがゆから始める．<br>すりつぶした野菜等も試してみる．<br>慣れてきたら，つぶした豆腐・白身魚・卵黄等を試してみる． | 全がゆ50〜80 | 全がゆ90〜軟飯80 | 軟飯80〜ご飯80 |
| Ⅱ 野菜・果物（g） | | 20〜30 | 30〜40 | 40〜50 |
| Ⅲ 魚（g） | | 10〜15 | 15 | 15〜20 |
| 又は肉（g） | | 10〜15 | 15 | 15〜20 |
| 又は豆腐（g） | | 30〜40 | 45 | 50〜55 |
| 又は卵（個） | | 卵黄1〜全卵1/3 | 全卵1/2 | 全卵1/2〜2/3 |
| 又は乳製品（g） | | 50〜70 | 80 | 100 |
| 歯の萌出の目安 | | 乳歯が生え始める． | 1歳前後で前歯が8本生えそろう．<br>離乳完了期の後半頃に奥歯（第一乳臼歯）が生え始める． | |
| 摂食機能の目安 | 口を閉じて取り込みや飲み込みができるようになる． | 舌と上あごで潰していくことができるようになる． | 歯ぐきで潰すことができるようになる． | 歯を使うようになる． |

※衛生面に十分に配慮して食べやすく調理したものを与える

●表5-3● 離乳食の食品の種類と調理

| 食品の種類と組み合わせ | ①与える食品は，離乳の進行に応じて，食品の種類および量を増やしていく．<br>②離乳の開始は，おかゆ（米）から始める．新しい食品を始めるときには，離乳食用のスプーンで1さじずつ与え，子どもの様子をみながら量を増やしていく．<br>③慣れてきたらじゃがいもや人参などの野菜，果物，さらに慣れたら豆腐や白身魚，固ゆでした卵黄など，種類を増やしていく．なお，蜂蜜は，乳児ボツリヌス症を引き起こすリスクがあるため，1歳を過ぎるまでは与えない．<br>④離乳が進むにつれ，魚は白身魚から赤身魚，青皮魚へ，卵は卵黄から全卵へと進めていく．<br>⑤食べやすく調理した脂肪の少ない肉類，豆類，各種野菜，海藻と種類を増やしていく．脂肪の多い肉類は少し遅らせる．野菜類には緑黄色野菜も用いる．ヨーグルト，塩分や脂肪の少ないチーズも用いてよい．<br>⑥牛乳を飲用として与える場合は，鉄欠乏性貧血の予防の観点から，1歳を過ぎてからが望ましい．<br>⑦母乳育児の場合，生後6カ月の時点で，鉄欠乏を生じやすいとの報告がある．またビタミンD欠乏の指摘もあることから，母乳育児を行っている場合は適切な時期に離乳を開始し，鉄やビタミンDの供給源となる食品を積極的に摂取する．<br>フォローアップミルクは，母乳代替食品ではなく，離乳が順調に進んでいる場合は，摂取する必要はない．離乳が順調に進まず鉄欠乏のリスクが高い場合や，適当な体重増加が見られない場合には，医師に相談した上で，必要に応じてフォローアップミルクを活用することなどを検討する． |
|---|---|
| 調理形態・調理方法 | ①離乳の進行に応じて食べやすく調理したものを与える．<br>②子どもは細菌への抵抗力が弱いので，調理を行う際には衛生面に十分に配慮する．<br>③食品は，子どもが口の中で押しつぶせるように加熱調理をする．<br>④初めは「つぶしがゆ」とし，慣れてきたら粗つぶし，つぶさないままへと進め，軟飯へと移行する．<br>⑤野菜類やたんぱく質性食品などは，初めはなめらかに調理し，しだいに粗くしていく．<br>⑥離乳中期ごろになると，つぶした食べ物をひとまとめにする動きを覚え始めるので，飲み込み易いようにとろみをつける工夫も必要になる．<br>⑦調味について，離乳開始時期は，調味料は必要ない．離乳の進行に応じて，食塩，砂糖など調味料を使用する場合は，それぞれの食品のもつ味を生かしながら，薄味でおいしく調理する．<br>⑧油脂類も少量の使用とする．<br>⑨離乳食のつくり方の提案にあたっては，その家庭の状況や調理する者の調理技術などに応じて，手軽に美味しく安価でできる具体的な提案が必要である．<br>離乳食は，手づくりが好ましいが，ベビーフードなどの加工品を上手に使用することにより，離乳食をつくることに対する保護者の負担が少しでも軽減するのであれば，それも1つの方法である． |

離乳後期（生後9カ月～11カ月ごろ）では，歯ぐきでつぶせる固さのものを与える．離乳食は1日3回にし，食欲に応じて，離乳食の量を増やす．離乳食の後に母乳または育児用ミルクを与える．このほかに，授乳のリズムに沿って母乳は子どもの欲するままに，育児用ミルクは1日2回程度与える．手づかみ食べは，生後9カ月ごろから積極的にさせたい行動である．食べ物を触ったり，握ったりすることで，その固さや触感を体験し，食べ物への関心につながり，自らの意思で食べようとする行動につながる．

### （3）離乳の完了

形ある食物をかみつぶすことができるようになり，エネルギーや栄養素の大部分が母乳または育児用ミルク以外の食物から摂取できるようになった状態をいう．その時期は生後12カ月から18カ月である．食事は1日3回となり，その他に1日1～2回の補食を必要に応じて与える．母乳または育児用ミルクは，子どもの離乳の進行および完了の状況に応じて与える．なお，離乳の完了は，母乳または育児用ミルクを飲んでいない状態を意味するものではない．

5

新生児期・乳児期の栄養ケア

### 1）低体重と過体重

乳児期の身体発育は，体重増加量や発育パーセンタイル曲線によって評価する（図5-1）．

低体重（痩せ）の原因は，離乳開始前では乳汁摂取不足，離乳開始後は離乳食の量的・質的不足などによるもの，消化吸収障害，代謝障害などが原因で生じる二次的なものが考えられる．前者の場合は適切な哺乳または食事量となるようにする．後者の場合は原疾患の治療と合わせて，食事量増加の工夫を行う．

一方，原疾患がない場合，乳児期の過体重（肥満）は一過性の肥満で，幼児になると解消する場合が多いため，食事制限などはせずに経過観察とする．

### 2）母乳性黄疸

母乳性黄疸とは，生後1週を過ぎたころからみられる遅延型の高ビリルビン血症をいい，母乳栄養児の10〜15%にみられる．ほとんどが生後2カ月までに消失するため，多くの場合，治療を必要としない．一方，生後2〜3日ごろからみられる黄疸を新生児黄疸といい，生後2週間ほどで消失する．いずれも母乳やミルクを中断する必要はない．

### 3）ビタミンK欠乏

ビタミンKは胎盤を通りにくいこと，母乳中のビタミンK含有量が低いこと，乳児では腸内細菌によるビタミンK産生・供給量が低いことから，新生児はビタミンK欠乏に陥りやすい．ビタミンKの不足により，出生後数日に**新生児メレナ**（消化管出血），約1カ月後に特発性乳児ビタミンK欠乏症（頭蓋内出血）が起こることが知られており，臨床現場では，出生後早期に2回，および1カ月健診時にビタミンKの経口投与（ビタミンKシロップの投与）が行われている．

ただし，計3回のビタミンKの経口投与ではビタミンK欠乏性出血症を完全には予防できないこと，また，母親の低栄養状態が胎児のビタミンK栄養状態に影響することから，妊娠期・授乳期では，極端な偏食はせず，納豆，小松菜，ほうれん草，海藻類などを積極的に摂取し，少なくともビタミンKの目安量を摂取する必要がある．

> ●新生児メレナ
> 新生児が消化管からの出血をきたす状態．多くがビタミンK欠乏によるもの．

### 4）乳児下痢症と便秘

乳児下痢症のおもな原因はウィルスなどの感染であり，ロタウィルスによるものが多い．軽症では下痢のみの症状であることが多く，食欲もある．中等症になると下痢に加えて嘔吐，発熱，食欲低下，脱水がみられるようになる．下痢では，従来通りの授乳を続ける．人工栄養の場合はミルクを薄める必要はないが，授乳間隔をあけるとよい．嘔吐がある場合は，母乳やミルクは与えず，水分補給は白湯，薄い茶，**乳児用の電解質飲料**，希釈リンゴ果汁，野菜スープ（スープのみ）などを与える．1回に少量（10〜20 mL）ずつ30〜60分おきに与え，様子をみながらしだいに増量していく．

原疾患がない場合，乳児期の便秘のおもな原因は，離乳前は乳汁の摂取不足，離

> ●電解質飲料
> ナトリウムなどの電解質を水に溶かした飲料．水分と電解質を素早く補給できる．

乳開始後は水分や離乳食の摂取不足，とくに食物繊維の不足である．腹部のマッサージなど物理的刺激を与えるとともに，乳汁や野菜スープなどの水分，食物繊維が多く含まれる野菜・果物，いも類，海藻類などの食品やヨーグルト，乳酸菌飲料などを摂取させることにより排便を促す．

### 5）乳糖不耐症と食物アレルギー

乳糖不耐症は，小腸において乳糖を分解できずに大腸まで達することで，大腸における水分吸収が阻害（そがい）され，下痢（水様便）となる疾患である．このうち，乳糖分解酵素（ラクターゼ）の欠損もしくは活性低下によって起こるものを先天性乳糖不耐症といい，ウィルス感染などにより腸管粘膜が障害され，乳糖が分解されずに起こるものを二次性乳糖不耐症という．乳児下痢症の1つである．母乳や人工乳はやめて，ブドウ糖，可溶性多糖，ショ糖に代えた乳糖不耐症用ミルク（無乳糖乳や乳糖除去乳）を与える．また，症状に応じてこまめに水分補給を行う．

食物アレルギーとは，特定の食物を摂取した後にアレルギー反応を介して皮膚・呼吸器・消化器あるいは全身性に生じる症状のことをいう．食物アレルギーの原因物質（食物アレルゲン）はおもにたんぱく質である．皮膚，粘膜，消化管，呼吸器など全身のあらゆる臓器に症状が誘発される．なかでも，血圧低下や意識喪失など生命の危険を伴うものをアナフィラキシーショックという．

乳児期の食物アレルギーの原因物質は，鶏卵，牛乳，小麦が90%を占めるが，小学校入学前までに治ることが多い．牛乳アレルギーの場合，アレルギー疾患用特殊ミルクが用いられる．

離乳食など初めての食物を与えるときは，体調のよいときに，新鮮な食材を十分に加熱し，新規食品は1日1種類1さじから与える．なお，「授乳・離乳の支援ガイド」（2019年3月）では，「食物アレルギーの発症を心配して，離乳の開始や特定の食物の摂取開始を遅らせても，食物アレルギーの予防効果があるという科学的根拠はないことから，生後5〜6カ月頃から離乳を始めるように情報提供を行う．」としている．

食品表示基準では，特定原材料として7品目（発症数や重篤度から勘案して表示する必要性が高い食品）が，特定原材料に準じるものとして21品目が規定されている（表5-4）．

食物アレルギーは，特定の食物摂取によりアレルギー症状が誘発されること（問診または食物経口負荷試験），その食物に感作（かんさ）されていること（特異的IgE抗体・皮膚試験が陽性）が確認できれば確定診断とする．そのうえで，治療・管理の原則は「正しい診断に基づいた必要最小量の原因食物の除去」である．食べると症状が誘発される食物だけを除去する．原因食物でも，症状が誘発されない"食べられる範囲"までは食べることができる．

**感作**
生体に特定のアレルゲンを与えて，同じアレルゲンの再刺激に感じやすいアレルギー体質になること．

●表5-4● 食物アレルゲンを含む食品の表示の対象

| 特定原材料（表示義務）7品目 | えび，かに，小麦，そば，卵，乳，落花生（ピーナッツ） |
|---|---|
| 特定原材料に準ずるもの（表示が推奨）21品目 | アーモンド，あわび，いか，いくら，オレンジ，カシューナッツ，キウイフルーツ，牛肉，くるみ，ごま，さけ，さば，大豆，鶏肉，バナナ，豚肉，まつたけ，もも，やまいも，りんご，ゼラチン |

# 幼児期の栄養ケア ● ● ● ●

　幼児期は満 1 歳から 5 歳（小学校入学前）までとされ，乳児期に比べると身長・体重などの形態的な発育速度は緩やかになるが，運動機能や精神面で発達は著しい．エネルギーやたんぱく質の必要量は体重当たりでは成人の 2〜3 倍程度となるが，消化・吸収・代謝などはすべて未熟であるため，幼児の心身の発達に応じた食物選択や調理法に十分な配慮が必要である．さらに食事は栄養を満たすだけでなく，幼児の精神生活を豊かにし，自立心や社会性をはぐくむものであり，正しい食習慣を身につけ，健全な発育発達を図る大切な時期である．

## 6.1 ● ● ● ● ● ● 身 体 特 性

### 1）成長・発達

　身体諸器官の発育速度を表すものに，スキャモン（Scammon）の発育曲線がある（p.29，図 3-3 参照）．幼児期は神経系型，リンパ系型，一般型の器官の発育が著しい．
　幼児期は乳児期にひきつづき発育の途中であるが，成長速度はゆるやかになる．

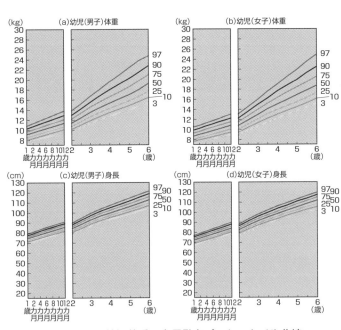

●図6-1● 幼児体重・身長発育パーセンタイル曲線

　幼児の発育パーセンタイル曲線を図 6-1 に示す．身長の伸びは 1〜2 歳で 10〜12 cm であるが，その後 2〜3 歳で 6〜7 cm，4〜5 歳で 5〜7 cm と減少していく．4 歳で出生時の約 2 倍の 100 cm 程度になる．体重の増加は 1〜2 歳で約 3 kg，その後は年間 1.5〜2 kg の安定した増加となる．4 歳ごろに出生時の 5 倍の 15 kg になる．四肢の伸びが大きく，骨格や筋肉の成長に伴い皮下脂肪が減少し，乳幼児の丸みをおびた体型から筋肉質の体型になってくる．2 歳児では 5 頭身だった体のバランスは，幼児期後半では下肢の成長が著しく，6 頭身に近づく（p.28，図 3-2 参照）．

### 2）幼児の臓器の発達

　胃は乳児期には垂直位であるが，徐々に横に傾く．容量や胃液の分泌量が増え，

1回当たりの食事量の増加に対応できるようになる．胃液の pH は成人の pH 1.0～2.0 に近づく．乳児期に比べ消化酵素の働きは強まり，消化機能も増強されるが，胃や腸での細菌感染に対する抵抗力はまだ弱い．肝臓は出生時の 150 g 程度から1歳で2倍，2～3歳で3倍になるが，成人並の機能になるのは8歳ごろであるため，解毒作用は未熟であり，下痢や嘔吐，**消化不良性中毒や自家中毒**を起こしやすい．**腎臓の尿濃縮力**も未熟であり，多量の尿を排泄し，不感蒸泄量や発汗量が多いため，水分必要量が多く，水の代謝には注意が必要である．脳は3歳ごろまでに急速に発育し，その後の重量変化は少ないが6歳で成人の90%位の重量となる．

### 3) 咀嚼・嚥下機能の変化

乳歯は1～3歳にかけて咀嚼に重要な第一，第二小臼歯が生え，3歳までに上下10本ずつ，合計20本が出そろう．第一小臼歯が生え始める1歳半ごろから物をすりつぶすようになり，第二小臼歯が生えそろう2～3歳ごろ，噛む能力が急速に発達する．咀嚼は訓練によって獲得される発達的能力である．発達段階に合わせて調理形態に配慮しながら食品を増やしていく．幼児はやわらかい食品を好む傾向にあるが，ある程度の硬さをもつ食物を与えて，よく咀嚼することを習慣づけていく．咀嚼にはあごを十分に発達させ，永久歯の歯並びや歯肉への刺激により歯周疾患を防ぐという歯の健康の基礎をつくる効果がある．

### 4) 運動，知能，言語，精神，神経の発達（表6-1）

運動機能は，筋肉や平衡器官の発育・発達と**神経線維の髄鞘化**による中枢神経の発達により，下肢を中心とした体全体の運動である歩行，階段の昇降，片足立ち，

●表6-1● 幼児期の発達[2)]

| | 運動 | 精神 | 情緒・社会性 |
|---|---|---|---|
| 12～14カ月 | ぎこちなく歩く（一人歩き）<br>階段をはって上る<br>めちゃくちゃ描きをする（なぐり描き） | ママ，パパなど意味のある単語をいう<br>大人の簡単な行動をまねする<br>簡単ないいつけを理解している | 子どものなかにまじって1人で機嫌よく遊ぶ<br>自分でさじをもちすくって食べようとする<br>怒ってものを投げることがある |
| 18～20カ月 | 音楽に合わせて全身を動かす<br>片手を支えられて階段を上る<br>積み木を2～3個重ねる | 欲しいものの名前をいえる<br>本をみて知っているものを指差す<br>おしっこの後でチーチーなどといって知らせる | 好きな遊びに夢中になる<br>食物以外は口に入れなくなる<br>大人の反応をみながらいたずらをする |
| 2歳 | 両足でピョンピョン跳ぶ<br>自分でボールを蹴る<br>本のページを1枚ずつめくる | 2つの単語をつなげていう<br>1つ1つ「なあに」と聞く<br>よく言い聞かせると我慢することがある | 子どもどうしで追いかけっこ<br>食卓で他人のものと自分のものを区別する<br>玩具をめぐって子どもどうしでケンカをする |
| 3歳 | 三輪車を踏んで動かせる<br>ぶらんこに立って乗れる<br>丸を描く | ボク，ワタシなどという<br>名前を呼ばれると返事をする<br>「これは何」「どうして」とさかんに聞く | ほかの子に「～しようか」と誘いかける<br>昼間のおもらしはなくなる<br>友達とケンカをするといいつけにくる |
| 4歳 | でんぐり返しをする<br>片足でケンケンして跳ぶ<br>正方形を描く | 経験したことを話せる<br>片方の指を数えられる<br>はさみで簡単な形を切り抜く | 友達を自分の家に誘ってくる<br>食事は自分で大体食べられる<br>自分が負けると悔しがる |
| 5歳 | スキップを正しくする<br>ぶらんこに立って自分でこぐ<br>ひもを片結びに結べる | 自分の家の住所，番地をいえる<br>思ったものを自分で書く<br>いくつかの文字や数字を読んだり書ける | 1人で衣服の着脱ができる<br>1人で大小便ができる<br>いけないことをほかの子に注意する |

片足跳び, 三輪車乗りやボール蹴りなどの**粗大運動**ができるようになる. 形を描く, クレヨンで塗る, はさみの使用, 衣服の着脱, ボタンかけ, ひも結びなどの**微細運動**も発達する. 摂食行動では, 離乳完了のころから自分で食べたがるようになり, 手づかみ食べからスプーンやフォーク, 箸を使うようになる (表6-2). 箸は3歳ごろから持ち始め4, 5歳過ぎから上達する. 3歳6カ月ごろには1人で食事ができるようになる.

●表6-2● 幼児期と幼児食[3]

| 食の要点 \ 区分 | 離乳食 | | 幼児食 | | |
| --- | --- | --- | --- | --- | --- |
| | 後期 | 完了期 | 前 期 | | 後 期 |
| | 9〜11 カ月 | 1〜1歳半 | (前半) 1歳 | (後半) 2歳 | 3〜5歳 |
| 発達 | ハイハイ | | 二本足歩行・手指を使う | | 自我の発達 |
| 生歯 | | | 前歯, 第一乳臼歯 | 乳歯が生え揃う, 第二乳臼歯 | 安定した時期 |
| 口腔機能発達段階 | | | 咬断期・一口量学習期 | 乳臼歯咀嚼学習期 | 咀嚼機能成熟期 |
| 食具使用機能発達段階 | | | 食具使用学習開始期 | 食具使用学習期 | 食具使用成熟期 |
| 食べ方 手づかみ | 遊び食い, こぼす | | | | |
| スプーン | | | | | すくう, 口などで食べる |
| フォーク | | | | | |
| はし | | | | | |
| 食品 形 | | | 手づかみしやすいかたち | スプーンやフォークで扱いやすいもの | |
| 大きさ | 1 cm角くらいの大きさ | | 前歯で噛みきれる大きさ 平らで大きい | 小さいもの, 大きいものなどいろいろな大きさ | |
| 固さ | 歯ぐきでつぶせる | | 前歯で噛みきれる, 奥歯でつぶせる煮物程度のもの | 奥歯ですりつぶせる しんなりいためもの程度 | 大人より少しやわらかめ |
| 食生活 | 乳汁以外の食事 | | 食への意欲・興味 | 食を楽しむ 味わう 比較する | 残す・分ける・ためておく・ゆずる 食事のマナー 社会食べ |
| 集団保育 | 保育者と一対一の介助・援助 | | 一人一人の意欲中心に食事に取り組む | 友達とともに楽しく食べる | 健康教育・調理保育等を取り入れ食生活を豊かに |

スキャモンの発育曲線では神経系型はほかの器官より発育が速く, 脳の重量は4〜5歳で大人の80% (約1,200g) となる. これに伴い, 言語, 知能, 情緒, 社会性がめざましく発達する. 特に情緒は乳児期の興奮, 快, 不快から怒り, 恐れ, 嫉妬, 不安, 喜び, 悲しみなどすべての感情がこの時期に分化する.

擬声語
自然界で生じる音や声を言語音で模写した語. ドタン, ガタガタなど.

2 語文
"ママ, ダッコ" "ワンワン, ネンネ" のように単語を2つ組み合わせた文.

時間的概念
朝, 昼, 晩, 日付, 月, 季節といった慣用的時間概念や, 過去・現在・未来の区別, 時間の順序など.

言語は1歳ごろまで**擬声語**であるが, 2歳になると語彙が急速に増え, **2語文**が話せるようになり, 3歳半ごろまでには**時間的概念**を表現する言葉が使えるようになる. 3〜4歳ごろには会話によるコミュニケーションが可能となる. 2歳前後にみられる反抗期は自我の芽生えであり, 偏食や食欲不振などが起こりやすい. また知能の発達により食物への関心が高まり, 色, 形, 香りなどの食物の認知能力とともに嗜好が生じる.

自我の発達や社会性の発達によって, 食行動は変化する. 離乳期には親と同じものが食べたくなる気持ちが芽生え, 2歳ごろには仲間と同じものが食べたくなる. 3歳ごろには仲間と食事の情報交換ができ, 4歳ごろには食べ物を分け合うことができるようになるので, 協調性や道徳性が芽生える. 食育は社会性の発達する3歳ごろから可能となる.

## 6.2 ⋯⋯ 栄 養 特 性

### 1) 食育 (食育基本法)

食育基本法 (2005 (平成17) 年制定) の前文には「子どもたちが豊かな人間性をはぐくみ, 生きる力を身に付けていくためには, 何よりも『食』が重要である」

と明記されている．食育は「生きる上での基本であって，知育，徳育及び体育の基礎となるべきもの」と位置付けられており，子どもの健全な育成の基礎となるものである．

　幼児期の食生活は，親や保育者に大きく依存しており，家族や保育者の食生活の影響を大きく受ける．そのため，食育基本法の基本理念には，積極的に子どもの食育の推進に取り組むよう保護者，教育関係者などの役割が示されている．

　食育基本法に基づく「第3次食育推進基本計画（2016〜20年度）」では，食育の推進に関する施策についての基本的方針として5つの重点課題が挙げられている．

　①若い世代を中心とした食育，②多様な暮らしに対応した食育，③健康寿命の延伸につながる食育，④食の循環や環境を意識した食育，⑤食文化の継承に向けた食育．

　就学前の子どもに対する食育では，食育の基礎を形成する場である家庭や学校，保育所などと地域の連携によるさまざまな食育の推進が求められている．

　保育所においては「保育所保育指針」（最新は2018（平成30）年に改定，施行）のなかで食育の推進が明記され，健康な生活の基本としての「食を営む力」の育成に向け，基礎を培うことを目標としている．また，楽しく食べる子どもに成長していくことを期待し，①お腹がすくリズムのもてる子ども　②食べたいもの，好きなものが増える子ども　③一緒に食べたい人がいる子ども　④食事づくり，準備にかかわる子ども　⑤食べ物を話題にする子どもの5つの子ども像の実現を目指している（図6-2）．これらは，幼稚園・認定こども園でも共通した内容で，幼稚園においては「幼稚園教育要領」，認定こども園においては「幼保連携型認定こども園教育・保育要領」に基づき，食育を教育および保育の一環として位置付けている．

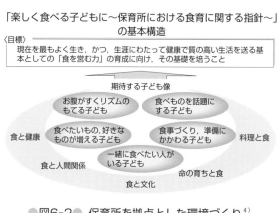

「楽しく食べる子どもに〜保育所における食育に関する指針〜」の基本構造

〈目標〉
現在を最もよく生き，かつ，生涯にわたって健康で質の高い生活を送る基本としての「食を営む力」の育成に向け，その基礎を培うこと

期待する子ども像

お腹がすくリズムのもてる子ども／食べものを話題にする子ども／食たいもの，好きなものが増える子ども／食事づくり，準備にかかわる子ども／一緒に食べたい人がいる子ども

食と健康／料理と食／食と人間関係／命の育ちと食／食と文化

●図6-2● 保育所を拠点とした環境づくり[4]

認定こども園
幼稚園と保育園の両方の良さを併せもち，教育・保育を一体的におこなう施設．保護者の就労の有無には関係なく，0歳から就学前の子どもまでを預かる．

　幼児期は食習慣の基礎づくりの時期であり，規則正しい食生活を身につけることが大切である．適切な食習慣は容易に形成されるものではなく，日常の親子の行動パターン全般がくり返し反復されることによって自然に習得していくものである．

　食品の組み合わせ，適切な量の選択，咀嚼能力に応じた調理法，薄味にした味付け基準の維持，食べやすい盛り付けや食器への配慮，変化に富む献立，規則正しい摂食リズム，手洗い，うがい，歯磨きなどの幼児自身の衛生管理，食事マナーや感謝の心や手伝いなどの習得が一体となって形成される．

　この時期に身についた食習慣は将来にも大きな影響を及ぼす．保護者に対する食育の重要性や適切な栄養管理に関する知識などの啓発には，保育所などを通じた支援が望まれる．

### 2）保育所給食

　保育所給食の役割は，第一に必要なエネルギーと栄養素の補給により，子どもの

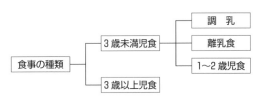

※必要に応じて，個別対応を行う（食物アレルギー，疾病，障がい等）

●図6-3● 保育所給食の区分

健全な心身の発達を図り，望ましい食習慣の基礎を形成することである．保育所における食事の提供ガイドライン（2012年厚生労働省）には，保育所における食事提供の意義として，①発育・発達のための役割　②食事を通じた教育的役割　③保護者支援の役割という3つがあげられている．

幼児期は食べ方が著しく変化する．対象児の年齢により食種が区分され，発育・発達段階に応じた調理により給食を提供している（図6-3）．

●表6-3● 保育所における食事時間と栄養量（例）[5]

| 区分 | 家庭 | 保育所 | 家庭 | 備考 |
|---|---|---|---|---|
| 離乳食以前 | 6時 | 9時・12時・3時 | 6時・9時 | 3時間おきの場合 |
| | 6時 | 10時・2時 | 6時・10時 | 4時間おきの場合 |
| 離乳期 | 6時 | 10時・2時 | 6時・10時 | 離乳期のはじめ |
| | 朝 | 10時・昼・3時 | 夕 | 離乳期のおわり |
| 1〜2歳児 | 朝（25%） | 10時・昼・3時（50%） | 夕（25%） | 保育所で1日の50%を給与する場合 |
| 3〜5歳児 | 朝（25%） | 昼・3時（50%） | 夕（25%） | 保育所で1日の50%を給与する場合 |

給食の提供は，基本的に昼食と間食の2回であるが，延長保育に伴い夕方のおやつや夕食を提供する場合もある．保育所における食事時間と栄養量の考え方の例を表6-3に示した．

給与栄養目標量は，「児童福祉施設における『食事摂取基準』を活用した食事計画について」（2020年厚生労働省子ども家庭局母子保健課長通知）を参考に，子どもの性，年齢，発育・発達状況，栄養状態，生活状況などを把握・評価し，提供することが適当なエネルギーおよび栄養素の量を設定するが，発育・発達状況に応じて見直すようにする．給与栄養目標算出例を表6-4に示した．

●表6-4● 保育所における給与栄養目標量の算出例[6][7]

(a) 1〜2歳児の給与栄養目標量（完全給食・おやつを含む）

| | エネルギー（kcal） | たんぱく質（g） | 脂質（g） | カルシウム（mg） | 鉄（mg） | カリウム（mg） | ビタミンA（μgRE） | ビタミンB₁（mg） | ビタミンB₂（mg） | ビタミンC（mg） | 食物繊維（g） | 食塩相当量（g） |
|---|---|---|---|---|---|---|---|---|---|---|---|---|
| 食事摂取基準（A）（1日当たり） | 950 | 13〜20% | 20〜30% | 450 | 4.5 | 900 | 400 | 0.50 | 0.60 | 40 | － | 3.0未満 |
| 昼食＋おやつの比率（B%） | 50% | 50% | 50% | 50% | 50% | 50% | 50% | 50% | 50% | 50% | － | 50% |
| 保育所における給与栄養目標量（C=A×B/100） | 475 | 16〜25 | 11〜16 | 225 | 2.3 | 450 | 200 | 0.25 | 0.30 | 20 | － | 1.5未満 |

(b) 3〜5歳児の給与栄養目標量（副食・おやつを含む）

| | エネルギー（kcal） | たんぱく質（g） | 脂質（g） | カルシウム（mg） | 鉄（mg） | カリウム（mg） | ビタミンA（μgRE） | ビタミンB₁（mg） | ビタミンB₂（mg） | ビタミンC（mg） | 食物繊維（g） | 食塩相当量（g） |
|---|---|---|---|---|---|---|---|---|---|---|---|---|
| 食事摂取基準（A）（1日当たり） | 1300 | 13〜20% | 20〜30% | 600 | 5.5 | 1000 | 500 | 0.70 | 0.80 | 50 | 8以上 | 3.5未満 |
| 昼食＋おやつの比率（B%） | 45% | 45% | 45% | 45% | 45% | 45% | 45% | 45% | 45% | 45% | 45% | 45% |
| 1日の給与栄養目標量（C=A×B/100） | 585 | 19〜30 | 13〜20 | 270 | 2.5 | 450 | 225 | 0.32 | 0.36 | 22.5 | 3.6 | 1.6 |
| 家庭から持参する主食（米飯110g）の栄養量（D） | 185 | 3 | 0.3 | 3 | 0.1 | 32 | 0 | 0.02 | 0.01 | 0 | 1.6 | 0 |
| 保育所における給与栄養目標量（E=C−D） | 400 | 16〜27 | 13〜20 | 270 | 2.4 | 420 | 225 | 0.30 | 0.40 | 23 | 2 | 1.6未満 |

※たんぱく質，脂質については％エネルギーとして幅を考える．昼食は1日全体のおおむね1/3，おやつは1日全体の10〜20%を目安とする．家庭から持参する主食量は，実際に持参する量を参考にしながら望ましい量として設定する．
　エネルギーは推定エネルギー必要量の最大値とした．推奨量が示されている栄養素は推奨量を，カリウムは目安量を，推奨量，目安量ともに示されていない栄養素は目標量の最大値を参照した．

保育所での食物アレルギー対応は，「保育所におけるアレルギー対応ガイドライン」（2019年改定厚生労働省）に基づいて行う．すべての職種でチームを作り，連携して対応する体制を整備し，情報の共有を行う必要がある．食物除去の申請には，医師の診断書またはアレルギー疾患生活管理指導表を提出してもらう．この内容をもとに対応方針を決定する．

給食では，個々の状況に合わせることは事故の危険性が高くなるため，アレルギー対応食は「完全除去」をするか「解除」の二者択一の対応とし，単純化することを基本とする．初めての食品は家庭で安全に摂取できることを確認してから給食で摂取開始することを原則とする．給食の時間以外でも，食材を使用する機会や，非日常的な行事の際は事故のリスクが高くなるので，注意を怠らないようにする．アナフィラキシーショックなどの緊急時対応について保護者と協議しておき，対応体制を整えておく．また食物アレルギーに対する正しい知識を職員で共有することも重要である．

## 6.3 ······ 栄養アセスメントと栄養ケア

### 1）痩せ・低栄養

標準体重に比べて体重増加の少ないものを痩せといい，摂取エネルギーが不足している場合と，消化・吸収障害や代謝性疾患などによる場合とがある．不適切な育児による摂取エネルギー不足の場合もあるので，環境にも留意する．身体症状としては，活動性の低下，低体温，ツルゴールの低下，筋力低下，脱毛，徐脈，浮腫などがみられる．痩せていても活発で食欲不振がみられず健康である場合は，体重増加の推移を観察する．

実測体重が標準体重の60〜80％のものを低栄養状態という．カウプ指数が痩せすぎの場合も低栄養を疑う．全身状態として皮膚の緊張が失われ，しわがあり胸部の皮下脂肪がおち，腹部が膨隆している場合は注意を要する．代表的な疾病としては，**マラスムス**（marasmus），**クワシオルコル**（kwashiorkor）がある．マラスムスとクワシオルコルは合併することが多い．

### 2）過体重・肥満

幼児期の肥満はそれ以降の肥満へと移行しやすく，肥満である時期が長いほど成人期の心血管疾患のリスクが高くなるといわれており，栄養上の問題として重要である．小児肥満の大部分は単純性肥満である．エネルギー過剰摂取や運動不足などの環境要因や肥満の遺伝的素因により体脂肪が過剰に蓄積した状態である．

肥満の判定にはカウプ指数や**肥満度**が用いられる．カウプ指数の計算方法はBMIと同じであるが，基準値は年齢とともに変動する．肥満度は身長に対する体重の標準値を比べてどのくらいかをみる方法で，幼児期は肥満度 +15％以上を肥満と判定する（表6-5）．幼児の身長体重曲線は肥満や痩せの判定が視覚的にできる（図6-4）．

単純性肥満では，高度肥満になると**低換気**などの症状が現れるが，軽度肥満では特別な症状はない．単純性肥満の場合は特別な運動療法や食事療法を行わなくても，身長に見合ったエネルギー摂取（低糖質，中等度脂肪）と外遊びで十分に対応でき

**ツルゴール**
皮膚に張りと緊張のある状態のこと．

**徐脈**
脈が遅くなる不整脈で，脈拍が1分当り60回未満．

**マラスムス**
たんぱく質とエネルギーの量的，質的不足で起こり，2歳未満の幼児に発生しやすい．体重減少，筋肉や皮下組織の消耗，ビタミンB₁欠乏症，貧血などの症状を示す．

**クワシオルコル**
エネルギーに対してたんぱく質の欠乏が著しい．血清アルブミン値が著しく低下する．1〜3歳に多くみられ，浮腫が特徴的症状である．

**肥満度の計算式**
肥満度＝（実測体重−標準体重）÷標準体重×100（％）

**低換気**
呼吸が浅くなることにより，血中二酸化炭素濃度が高くなり，血中酸素濃度が低下する．

●表6-5● 幼児の肥満度判定基準

| 区分 | 判定 |
|---|---|
| ＋30％以上 | 太りすぎ |
| ＋20％以上＋30％未満 | やや太りすぎ |
| ＋15％以上＋20％未満 | 太りぎみ |
| −15％超＋15％未満 | 普通 |
| −20％超−15％未満 | 痩せ |
| −20％以下 | 痩せすぎ |

（2014年度改訂母子健康手帳より）

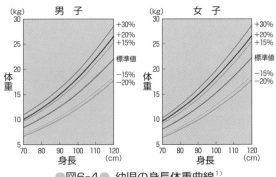

●図6-4● 幼児の身長体重曲線[1]

る．早食いで食べ過ぎる傾向にあるので，咀嚼の必要な食品をとりいれ，よく噛んでゆっくり食事をとるようにする．成人のような極端な食事制限はストレスを招き精神発達への影響も大きいため禁止である．ただし，幼児期の脂肪細胞の増殖は生理的にも活発であり，一度増加した脂肪細胞数は減少しないことから，学童期までの肥満が継続すると生活習慣病の危険性が高まる．重度の肥満は治療が困難になるので，早期発見・治療が大切である．

　肥満児は運動を好まない傾向にある．また家族の食習慣に影響されることが大きいため，両親，特に食事の世話をする親が肥満の場合，児の肥満は改善しにくい．食品の選択（間食の内容），食事の時間，食事にかける時間，日常生活での身体活動量を増やすなど家族全員の生活を見直す必要がある．

●表6-6● 年齢別水分必要量[8]

| 発育区分 | 必要水分量〔mL/（kg・日）〕 |
|---|---|
| 生直後 | 80〜100 |
| 新生児 | 125〜150 |
| 乳児（1〜5カ月） | 140〜160 |
| 乳児（6カ月〜1歳） | 120〜150 |
| 幼児 | 100〜130 |
| 学童（低学年） | 80〜100 |
| 学童（高学年） | 60〜 80 |
| 思春期（中学・高校生） | 40〜 60 |
| 成人 | 30〜 40 |

**3）脱　　水**

　幼児期は体内水分量や細胞外液量の割合が成人に比べて高く，水分必要量は体重1 kg当たり成人の約2倍で，100〜130 mLである（表6-6）．不感蒸泄や発汗など体表面からの水分喪失量が比較的大きく，腎機能が未熟なため希釈尿となり，脱水を起こしやすい．発熱や嘔吐，下痢からの脱水は，急速に重篤な状態に陥りやすいので要注意である．脱水徴候としては，皮膚の弾力性低下，口唇乾燥，脈が触れにくくなる，手足が冷たくなるなどの症状がみられる．体重減少が5％の場合軽症，10％程度は中等度，15％程度は重症と判断する．嘔吐があって水分摂取できない場合や中等度以上の脱水では輸液療法が必要となる．軽度の場合は**経口補水液**（ORS：oral rehydration solution）を与え，水分補給とミネラル補給を行う．日常の水分補給は食事，間食時に十分配慮する．

**4）う　　歯**

　う歯は①**虫歯菌**（*Streptococcus mutans*）②**歯質**③**食べ物**④**時間**の4要素が絡み合って発生する．口腔内の細菌が食べ物に含まれる糖をもとに不溶性，粘着性のデキストランを形成し，歯の表面に付着して**歯垢**（プラーク）となる．このなかの細菌がつくり出す酸によって，歯の表面のエナメル質（図6-5）の無機質が脱灰

**経口補水液**
ナトリウムなどの塩分を補うために，一般的なスポーツドリンクよりも電解質濃度が高く，また水と電解質の吸収を早めるために糖濃度が低組成になっている液．

**歯垢（プラーク）**
歯の表面に付着した黄白色の粘着性の沈着物．口の中で繁殖した細菌が大半を占める．

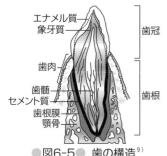

エナメル質
象牙質
歯冠

歯肉
歯髄
セメント質
歯根膜
顎骨
歯根

●図6-5● 歯の構造[9]

される歯になる.

　幼歯のう歯は, 永久歯の質や歯並び, 噛み合わせにも影響し, 咀嚼力の低下や痛みから食欲不振, 偏食, 消化不良を招いたり, 重症時は感染症などを生じる.

　う歯の発生予防には, 甘い間食や甘味飲料の頻回摂取を避け, 食後の口すすぎ, 歯磨きを励行する. 強い歯質形成のためにたんぱく質やカルシウム, ビタミンDなどの栄養素が不足しないようバランスのとれた食事を心がける.

　乳歯はエナメル質が薄くう歯になりやすい. 1〜2歳ごろから親が子どもを寝かせ歯磨きを行い, 3歳ごろからは立位で徐々に子ども自身に磨かせるようにする. また唾液は洗浄作用, 殺菌作用, **緩衝作用**, **抗脱灰作用**があり, う歯の予防に役立つため, よく噛んで食事をすることが重要である.

**緩衝作用**
酸またはアルカリが加えられたときpHを正常に保つ作用のこと.

**抗脱灰作用**
エナメル質が溶解することを脱灰といい, 唾液にはこれを防ぐ働きがある.

### 5) 偏食, 食欲不振

　自我意識の発達し始める2〜3歳から, 食物に対して好き嫌いを示すようになり, 栄養障害を招くこともある. 軽度の偏食は一過性の場合が多いので矯正することを無理強いせず, 自然の雰囲気のなかで忍耐強く直していくことが肝心である. 原因は, 家族の偏食傾向, 離乳期の食品の種類, 調理法の偏り, 甘やかし, または食事の強制, 食事時の嫌な体験, 食欲不振, 既成の甘い食品の摂取習慣があげられる.

　偏食の対策として次の項目に気をつける. ①離乳食期から広範囲の食物や調理の味, におい, 口当たりなどに慣れさせるよう心がける. ②特定の食品の形や色, においを嫌う場合, 細かく刻む, すりおろしてほかの食品に混ぜるなど, 調理の工夫をする. ③間食の量や質を考慮し, 食事時間には適度の空腹状態になるように生活プランをたてる. ④お弁当やバーベキューなど, 日常とは異なる食器や雰囲気で楽しい食事の場を設定し, 親がさりげなく食べてみせる, 友達と一緒に食べてみるなど模倣心理や仲間意識を利用して食べる気をもたせる.

　食欲不振は, 食事量が少ないために栄養の不足をきたし, 発育が不良の場合をいう. 1〜2歳ごろは一時的に食欲が低下することがあり, これを生理的食欲不振というが, 一定期間を過ぎると食欲を回復してくる. 食欲不振の多くは, 運動不足や活動しすぎて疲労気味の場合や, 間食が多すぎるため空腹感が生じないなど生活環境が不適切な場合である. しかし親の過干渉や強制, 無関心, 弟妹の誕生による心因的な場合もある. したがって原因を見極めそれに応じた対策をとり, 食事に対する興味をもたせるようにする (表6-7). 体格は小柄でも日ごろから健康で活発であり, その子なりに順調に発育していれば問題はない.

●表6-7● 幼児の食欲不振時における食生活の工夫

- 食事の時刻を遅らせ, 空腹感が生ずるのを待つ
- 子どもの嗜好に合うように食品の選択や調理法を工夫する
- 間食の質, 量を見直す, または間食を抜く
- 適度な運動をさせる
- 食事の無理強いをしない
- 食事がわりに菓子類を与えない

# 7 学童期の栄養ケア ● ● ● ●

　　学童期とは，満6歳から11歳までの小学校に就学している時期をいう．この6年間は，乳幼児期に比べて発育のスピードが穏やかになる．しかし，高学年になるに従い，女子は男子より早く**成長期スパート**を迎え，発育面での男女差が生じ始める．このように学童期は年齢差と性差が大きい時期であり，思春期との区別も明瞭ではない．さらに，精神面での発育も顕著で，自立した行動をとるようになり，食生活面では食習慣を形成する重要な時期である．健全な心身の成長・発達のために，学校や家庭での食育の重要な時期である．

> **成長期スパート**
> 学童期後半から思春期にかけて，急激に身長が伸びる時期がある．個人差はあるが，女子は11歳，男子は2〜3年遅れてピークを迎える．

## 7.1 ● ● ● ● ● 身　体　特　性

### 1）成長・発達

　　身長・体重や各器官の成長・発達については，**スキャモンの発育曲線**（図3-3）にその特徴が示されている．学童期前半（6〜9歳ごろ）は，身体発達の基本である身長・体重はほぼ一定した穏やかな増加を示す（表7-1）．1年間に身長は約5〜7cm，体重では2.6〜5.8kgの増加を示し（図7-1），平均値では男子の方が女子を上回っている．しかし，女子は10歳ごろから第二次発育急進期（成長期スパート）に入り，11歳では身長・体重ともに男子の平均を上回り，生殖器の成長に伴い，第二次性徴が発現し，男女差・個人差が顕著になる時期でもある．

●表7-1● 年齢別身長・体重の全国平均値[1]

| | | 身長 (cm) | | 体重 (kg) | |
|---|---|---|---|---|---|
| | | 男子 | 女子 | 男子 | 女子 |
| 小学校 | 6歳 | 116.5 | 115.6 | 21.4 | 20.9 |
| | 7歳 | 122.6 | 121.4 | 24.2 | 23.5 |
| | 8歳 | 128.1 | 127.3 | 27.3 | 26.5 |
| | 9歳 | 133.5 | 133.4 | 30.7 | 30.0 |
| | 10歳 | 139.0 | 140.2 | 34.4 | 34.2 |
| | 11歳 | 145.2 | 146.6 | 38.7 | 39.0 |
| 中学校 | 12歳 | 152.8 | 151.9 | 44.2 | 43.8 |
| | 13歳 | 160.0 | 154.8 | 49.2 | 47.3 |
| | 14歳 | 165.4 | 156.5 | 54.1 | 50.1 |

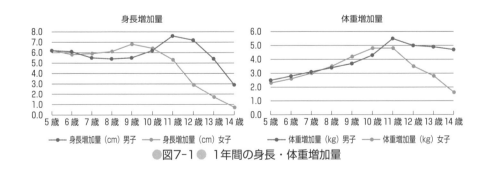

●図7-1● 1年間の身長・体重増加量

## 2）脳・免疫機能の発達

　スキャモンの発育曲線によると，脳などの神経系の成長は，学童期前半の6歳までに成人の90％近くに達し，その後の成長は緩慢となる．また，胸腺に代表されるリンパ系の成長は，10〜12歳（思春期前半）までに成人の2倍程度に達し，その後縮小する．学童期におけるこれらの免疫器官の成長は，感染症に対する抵抗力を増し，生涯にわたる健康度に関与する．

　近年問題となっている児童虐待は，長期にわたるストレスから子供たちの脳の発達に障害を与え，**トラウマ**や「発達障害」に類似した症状を呈することもあるといわれている[2]．しかし，全国の児童相談所における児童虐待に関する相談対応件数は増加し続け，2017（平成29）年度には児童虐待防止法制定直前（1999（平成11）年度）の約11.5倍にあたる133,778件となっている[3]．主たる虐待者が，実母46.9％，実父40.7％であり，児童虐待防止は，社会全体で取り組むべき重要な課題となっている．

## 3）身体活動度

　学童期は，乳児期・幼児期についで基礎代謝基準値（体重当たりの必要エネルギー量）が高い（表2-6）．これは身体活動量が多いことに加え，成長期であることを顕著に示している．しかし，この時期の子供の生活パターンには個人差があり，運動系のクラブに属し身体活動の激しい子供がいる反面，塾通いやテレビゲームなどに費やす時間が多く，身体活動の低い子供も多くみられる．小児期における成長ホルモンの分泌には，睡眠が大きく影響しているが，睡眠以外でも高強度の身体活動で分泌が促進されることがわかっている[4]．年齢に応じた身体活動は，充実した成長の実現に重要である．

## 4）自己管理能力の発達

　学童期は6年間と長期間であり，前半と後半では身体的にも精神的にも大きな差が生じる．学童期前半では，生活の多くの面で保護者（養育者）に依存しているが，後半には自主性や独立心が高まり，生活全般の自己管理ができるようになってくる．こうした能力の発達段階に応じた教育や支援が必要となる．特に食生活においては，食に関する正しい知識と食を選択する力を身に付けさせ，自己管理能力を向上させることは，生涯を通じた健康づくりや生活習慣病予防の観点からきわめて重要である．

## 7.2 ······ 栄 養 特 性

　食生活が豊かになり，学童期の子供の体位も向上してきた．その反面，栄養の偏り，不規則な食事，肥満や生活習慣病の増加のほか，食の海外依存などの多くの食にかかわる問題が社会問題となってきた．そこで，2005（平成17）年に**食育基本法**を制定し，さまざまな経験を通じて「食」に関する知識と「食」を選択する力を習得し，健全な食生活を実践することができる人間を育てる食育を，国民をあげて推進することとした．

## 1）食育（欠食・孤食）

**（1）欠　食：** 朝食欠食は，起床（就寝）時刻の遅さなど生活リズムや生活習慣との関連が指摘されている．「全国学力・学習状況調査[5]」では，朝食摂取と学力調査の正答率との関連も明らかになっており，毎日朝食を食べる子供ほど正答率が高い傾向にある．本調査では，子供の朝食欠食率は，2007（平成19）年度から2018（平成30）年度で，小学6年生が4～5%，中学生6～8% で推移している．

　子供たちが健やかに成長していくためには，適切な運動，栄養バランスのとれた食事，十分な休養睡眠が大切であるが，その生活習慣に乱れが生じている．子供たちの基本的な生活習慣の乱れは，学習意欲・体力・気力の低下を招く．さらには，成人期における朝食欠食にもつながることから，学童期にしっかり朝食を食べる習慣を身に付けさせ，生活習慣を確立することが重要である．

**（2）孤　食：** 学童期の子供を取り巻く社会環境の変化は，食生活の面でもさまざまな問題を生じさせている．朝食や夕食を1人で食べる孤食については，小学生，中学生，高校生と進むにつれ増加する傾向にある．小中学生の「朝孤食」の子供は「朝共食」の子供に比べ，心身の不調や夜更かしが顕著であり，栄養的アンバランスや嗜好優先の過食，また孤独感からの少食，精神不安定，コミュニケーション不全など社会的問題とも関係が深い．

●表7-2● いろいろな「こしょく」[6]

| | | | |
|---|---|---|---|
| 孤食 | 1人で食事をすること | 呼食 | 電話で出前を頼む食事 |
| 子食 | 子ども中心の献立の食事 | 庫食 | 冷凍庫の冷凍食品を電子レンジで温めて食べる |
| 個食 | 1人分のおかずや惣菜を買ってきて食べる | 固食 | 固い食品の減少とやわらかい食品の増加 |
| コ食 | コの字型に椅子を配置し，テレビを観ながら会話のない食事 | 粉食 | 小麦粉製品，食物繊維が少ない食品の増加 |
| | | 糊食 | 糊状，ゼリー状の食品で朝食を済ます人の増加 |
| 五食 | 食事時間の多様化により食事時間帯が5つのピークになっている | 枯食 | よく噛まない食事形態の結果，唾液の分泌量が減少 |
| 戸食 | 外食や持ち帰りの食事（中食） | 小食 | 食事の絶対量が小さくなり，食物繊維や水分の減少で栄養素が凝縮 |

## 2）学校給食

**（1）歴　史：** 日本の学校給食は，1889（明治22）年に山形県の鶴岡市の小学校で，貧困児救済のために昼食が提供されたことが始まりとされている．その後1932（昭和7）年には，国の補助による学校給食が全国で実施されたが，第二次世界大戦中には学校給食は中断された．しかし，戦後1947（昭和22）年にアジア救済委員会のララ物資による給食が提供され，学校給食が再開した．さらに，1954（昭和29）年に学校給食法が制定され，学校給食の目的や目標が明確化されるとともに，国庫補助による学校給食が全国展開された[7]．1976（昭和51）年からは，米飯給食が導入され献立の多様化が図られた．

**（2）種　類：** 学校給食の種類としては，完全給食（パンまたは米飯，牛乳，おかず），補食給食（牛乳とおかず），ミルク給食（牛乳のみ）の3種類があり，国公私立学校における完全給食の実施率は93.5% である[8]．調理方式としては，単独校方式と共同調理場方式がある．また，バイキング給食やリザーブセレクト給食（予約選択給食）など，児童生徒の食品を選択する力を高めるための給食が実施されている．

| 区分 | 基準値 | | | |
|---|---|---|---|---|
| | 児童（6〜7歳）の場合 | 児童（8〜9歳）の場合 | 児童（10〜11歳）の場合 | 生徒（12〜14歳）の場合 |
| エネルギー　（kcal） | 530 | 650 | 780 | 830 |
| たんぱく質　（％） | 学校給食による摂取エネルギー全体の13〜20％ | | | |
| 脂　　質　（％） | 学校給食による摂取エネルギー全体の20〜30％ | | | |
| ナトリウム（食塩相当量）（g） | 2未満 | 2未満 | 2.5未満 | 2.5未満 |
| カルシウム　（mg） | 290 | 350 | 360 | 450 |
| マグネシウム　（mg） | 40 | 50 | 70 | 120 |
| 鉄　　　（mg） | 2.5 | 30 | 4 | 4 |
| ビタミンA（μgRAE） | 170 | 200 | 240 | 300 |
| ビタミンB₁　（mg） | 0.3 | 0.4 | 0.5 | 0.5 |
| ビタミンB₂　（mg） | 0.4 | 0.4 | 0.5 | 0.6 |
| ビタミンC　（mg） | 20 | 20 | 25 | 30 |
| 食 物 繊 維　（g） | 4以上 | 5以上 | 5以上 | 6.5以上 |
| 亜　　鉛　（mg） | 2 | 2 | 2 | 3 |

（注）・この摂取基準は，全国的な平均値を示したものであるから，適用に当たっては，個々の健康及び生活活動等の実態並びに地域の実情等に十分に配慮し，弾力的に運用すること．
・献立の作成に当たっては，多様な食品を適切に組み合わせるように配慮すること．

(3) **栄養基準**：現在の「学校給食摂取基準」（児童又は生徒１人１回当たり）について，表7-3に示した[9]．この基準は，「日本人の食事摂取基準（2015年版）の考え方をふまえ，学校給食において摂取することが期待される必要量（昼食必要摂取量）等を勘案し，児童または生徒の健康の増進および食育の推進を図るために望ましい栄養量を算出したものである．食品構成については，「学校給食摂取基準」をふまえ，多様な食品を適切に組み合わせて，児童生徒が各栄養素をバランスよく摂取しつつ，さまざまな食に触れることができるようにすることや，給食を活用した食に関する指導や食事内容の充実を図ることが示されている（表7-3）．

(4) **食物アレルギー対応**：2012（平成24）年12月，食物アレルギーを有する児童が，学校給食終了後にアナフィラキシーショック[10]の疑いにより亡くなるという事故が発生したことをきっかけに，文部科学省では「学校給食における食物アレルギー対応指針[11]」を作成した．学校給食における食物アレルギー対応の基本的な考え方は，すべての児童生徒が給食時間を安全に，かつ，楽しんで過ごせるようにすることである．そのため，医師の診断による「学校生活管理指導表」の提出を必須とし，原因食物の完全除去対応（提供するかしないか）を原則としたものである．また，給食関係者だけでなく，教職員の共通理解と組織で対応することを基本としている．

### 3）栄養教諭制度

　学校において食育を推進するためには，食に関する指導体制の整備が必要であることから，「栄養教諭制度」[12]が，2005（平成17）年4月に開始された．栄養教諭は，学校教育法に「児童の栄養の管理および指導をつかさどる」とあるように，給食管理と食に関する指導とを一体のものとして行うことを職務としており，学校における食育推進の中核的な役割を担う．

　給食管理においては，児童生徒の栄養状態を把握した上で，学校給食実施基準の

**アナフィラキシー**
アレルゲンなどの侵入により，複数臓器に全身性にアレルギー症状が惹起され，生命に危機を与え得る過敏反応．アナフィラキシーに血圧低下や意識障害を伴う場合をアナフィラキシーショックという．

**学校生活管理指導表**
学校給食における食物アレルギー対応の大原則として，医師の診断による「学校生活管理指導表」を必ず提出することとしている．

**7**

**学童期の栄養ケア**

67

考え方に基づいた栄養管理を行い，学校給食を教材として活用することを前提とした献立作成や「学校給食衛生管理基準」に基づき，衛生管理の徹底を図った安全で安心な学校給食の提供を行う．食に関する指導においては，栄養に関する専門性を生かし，肥満傾向や食物アレルギー等，食に関する健康課題を有する児童生徒に対して行う個別的な相談指導や，給食の時間や食と関連する教科等において指導を行う．さらには，食に関する指導のコーディネーターとして，教職員や家庭・地域と連携を図りながら，学校における食育の推進を図っていくことが求められている．

## 7.3 栄養アセスメントと栄養ケア

### 1）肥満と痩せ

2019（令和元）年度学校保健統計調査[1] によれば，図7-2 に示すとおり，学童期の肥満傾向児出現率は男子で9歳から4年間が10% を超え，その後若干減少している．女子では，9歳から7% を超え，11歳で8.8% と最も高い比率となっているが，9% を超えることはなかった．

痩身傾向児の出現率は，同じく図7-2 のとおり女子で10歳から2% を超え，12歳で4.22% と最大で，その後緩やかに減少している．男子では，11歳の3.25% が最大であった．肥満傾向児，痩身傾向児の出現率は，ともにこの10年間でおおむね横ばいとなっている[1]．

【肥満度（過体重度）】

性別，年齢別，身長別標準体重から肥満度（過体重度）を算出し，肥満度が20％以上の者を肥満傾向児，−20%以下の者を痩身傾向児としている．

肥満度の求め方は次のとおりである．

肥満度（過体重度）

　＝〔実測体重(kg)−身長別標準体重(kg)〕／身長別標準体重(kg)×100(%)

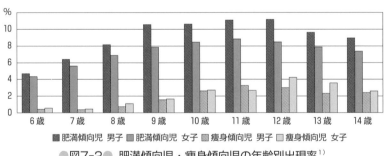

●図7-2● 肥満傾向児・痩身傾向児の年齢別出現率[1]

厚生労働省の乳幼児身体発育調査報告書（0〜6歳）と文部科学省の学校保健統計報告書（6〜17歳）のデータをもとに作成した横断的成長曲線（身長・体重パーセンタイル曲線）[13]（図7-3）は，個々人のデータをプロットすると，全体のなかの位置がわかる．また小児期の肥満は，成人期の肥満へ移行するリスクが高く生活習慣病の危険因子の1つでもある．そのため，成人のメタボリックシンドロームの診断基準と整合性を図り，「日本人小児のメタボリックシンドロームの診断基準」[13]（表7-4）が策定された．この基準では，内臓脂肪蓄積を腹囲測定でスクリーニン

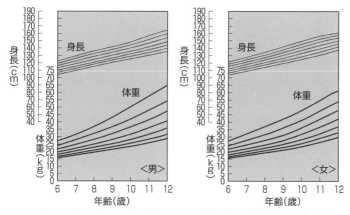

●図7-3● 学童体重・身長発育パーセンタイル曲線[13]

●表7-4● 日本人小児のメタボリックシンドロームの診断基準（6〜15歳）（厚生労働省研究班　2006）[13]

| 項　　目 | 内　　容 |
|---|---|
| 腹　　囲 | 中学生 80 cm 以上，小学生 75 cm 以上，<br>もしくは腹囲（cm）÷身長（cm）＝0.5 以上 |
| 脂　　質 | 中性脂肪 120 mg/dL 以上，もしくはHDL-C 40 mg/dL 未満 |
| 血　　圧 | 収縮期 125 mmHg 以上，もしくは拡張期 70 mmHg 以上 |
| 空腹時血糖 | 100 mg/dL 以上 |

「腹囲（必須項目）」＋「脂質・血圧・血糖から2つ以上が該当」があれば，メタボリックシンドロームと診断

グしているため，腹囲を測定することで，メタボリックシンドロームの疑いがあるかどうか判断できるとともに，生活習慣の問題があるかどうか判断できる．子供のメタボリックシンドロームの原因として，肉やバターなど動物性脂肪の多い食事や，間食，不規則な食事，運動不足などが考えられる．

### 2）腎疾患・糖尿病

　学校保健安全法に基づき，各学校で毎年健康診断が行われている．その一環として 1974（昭和 49）年度から尿たんぱくの検査が行われてきた．尿たんぱくは，腎疾患の指標となる．2019（令和元）年度の「尿たんぱく検出者」（尿中にたんぱくが検出された者）の割合は，小学生 1.03%，中学生 3.35% となっており，若干減少傾向にある[1]．

　1992（平成 4）年度より尿糖検査が追加された．2019（令和元）年度の学童期における尿糖検出者は，0.07% であるが，中学生では 0.14% で学年が上がるにつれ増加している．

### 3）う歯

　令和元年度の学校保健統計調査では，「むし歯」の者の割合（処置完了者を含む）は，小学生 44.8%，中学生 34.0% である[1]（表 7-5）．「むし歯」の者の割合の推移をみると昭和 50 年代半ばにピークを迎えその後は減少傾向にある．年齢別むし歯の者の割合は，8 歳が 51.05% で最も高くなっている（図 7-4）．

●表7-5● 学校保健統計調査（歯科部分抜粋）男女合計割合（%）[14]

| 区分 | | むし歯（う歯） | |
|---|---|---|---|
| | | 処置完了者 | 未処置歯のある者 |
| 小学生 | 6歳 | 16.85 | 23.39 |
| | 7歳 | 22.40 | 24.38 |
| | 8歳 | 26.67 | 24.37 |
| | 9歳 | 27.40 | 22.99 |
| | 10歳 | 24.92 | 19.96 |
| | 11歳 | 20.05 | 15.61 |
| 合計 44.8 | | 23.08 | 21.74 |
| 中学生 | 12歳 | 18.69 | 13.07 |
| | 13歳 | 19.44 | 13.76 |
| | 14歳 | 21.18 | 15.82 |
| 合計 34.0 | | 19.78 | 14.22 |

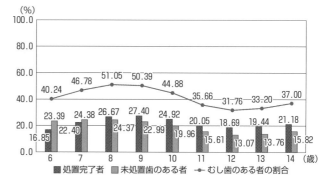

（注）10歳から12歳において割合が減少するのは，乳歯が生え替わることが影響していると考えられる．

●図7-4● 年齢別　むし歯（う歯）の者の割合等[1]

# 思春期・青年期の栄養ケア

思春期について明確な定義はないが，およそ学童期後半から成人になるまでの期間であり，小学生高学年から中学生を思春期（puberty），高校生から20歳までを青年期（youth）とも呼んでいる．この時期は，身長や体重などの身体発育が急速に進むことに加え，性器の成熟や精神的・心理的な変化が伴うため，ホルモンバランスなどの身体面だけでなく，学校や受験などの生活面を含めた心のケアも合わせて考えなければならない．「性」への目覚めや自立した精神をうまくコントロールできずに不安や怒りなどの感受性が高くなり，さまざまな障害が生じることもある．

近年では，思春期の肥満や生活習慣病が増加している一方で，痩身，貧血，摂食障害などの健康問題もあり，これらの疾病予防，健康の維持増進および健全な身体の成長・発達のためにも，適切な栄養状態の維持に配慮した栄養管理が必要となる．

思春期には，これらのことを総合的にとらえ，個々の自主性を重んじつつ，自己管理能力習得を目標としたホリスティック（全人的）サポートを主眼に置きながら，ソーシャルサポートなどを合わせたケアを実施する．

## 8.1 身体特性

**フィードバック機序**
分泌されたホルモンが，分泌もとのホルモンに作用してその働きを促進または抑制して体内平衡を保つ．

### 1) 第二次性徴

思春期には，内分泌器官が著しく発達し，性ホルモンの分泌がさかんになることで男女の性差がはっきりとしてくる．これを第二次性徴という．

男子では脳視床下部から性腺刺激ホルモン放出ホルモンが分泌され，それによって性腺刺激ホルモン（ゴナドトロピン），精巣から男性ホルモン（テストステロン）が分泌される．これらのホルモンの**フィードバック機序**により，視床下部-下垂体-性腺系が活発化し，陰茎・睾丸，精巣，精嚢腺・前立腺が発達する．その結果，ひげ，胸毛，陰毛，腋毛が発生し，声変わり，精通現象などの身体変化が起こる．また，副腎髄質からのアドレナリン，副腎皮質からのコルチゾールなども分泌が増加し，筋肉や骨格が発達してしっかりとした体つきになる．

女子では，エストロゲンおよびプロゲステロンなど，女性ホルモンの

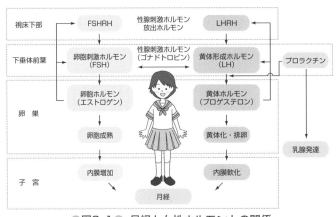

●図8-1● 月経と女性ホルモンとの関係

大量分泌が始まり（図8-1），乳房・乳腺・卵巣・子宮・卵管・卵子・膣・陰核が発達し，陰毛，腋毛の発生，初潮が起こる．また，骨盤の女性化や皮下脂肪増加によって体格に丸みが出てくる時期でもある．女子の第二次性徴の開始は10〜11歳ごろであり，男子よりも2年程度早い．

### 2）月 経 開 始

　月経開始（初潮）は，およそ12歳くらいであり（図8-2），その約1年前にエストロゲンの分泌が始まっている．女性ホルモンと月経のメカニズムは図8-1のとおりである．

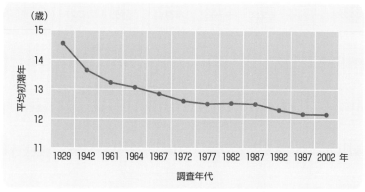

●図8-2● 初潮年齢の時代変化[1]

### 3）成 長 急 進

　身長の発育量は，出生直後の1年間が最も多く，その後再び急激に伸びるのが9歳から12歳ごろであり，成長急進（growth spurt，成長期スパート）と呼ばれる．体重については，急激に増加するのはおよそ10〜13歳ごろである[1]．年間の最大発育量を男女別にみると，身長は，男子で11歳，女子では9歳であり，体重は，男子11歳，女子10歳と男子よりも女子のほうが1〜2年早いが，個人差も大きく，必ずしもこの年齢を過ぎると発育が止まるということではない．また，身長と体重が同時に急増するのではなく，身長促進期と体重促進期とが交互に到来し，成長していく．

　身長および体重の全国平均値について年次推移をみると，60年前の昭和33年度（祖父母世代），30年前の平成元年（親世代）に比べて令和元年では，男女ともいずれの年齢においても増加している（表8-1）[2]．

　骨量は，思春期以降に増加し30歳代までに最大骨量（peak bone mass）となるが，最大骨量を高めておくことは更年期以降の骨粗鬆症予防のためにも必要である（図9-14参照．p.85）．思春期における骨量増加のメカニズムは，スポーツなどによる運動量の増加が大きく影響している（図8-3）．

### 4）精神発達・自立と自律

　この期には，精神発達が進む．自我が確立し，社会性が増すことにより家族との関係や友人との関係に悩む場合がある．同時に性成熟が生じるため，その身体的変

8

思春期・青年期の栄養ケア

71

●表8-1● 身長および体重の全国平均値の年次推移（学校保健統計より）

| 身長 (cm) | 男子 | | | | | | 女子 | | | | | |
|---|---|---|---|---|---|---|---|---|---|---|---|---|
| | 12歳 | 13歳 | 14歳 | 15歳 | 16歳 | 17歳 | 12歳 | 13歳 | 14歳 | 15歳 | 16歳 | 17歳 |
| 昭和33年 | 140.8 | 147.1 | 153.6 | 160.3 | 162.9 | 164.3 | 142.8 | 147.1 | 149.9 | 152.3 | 153.1 | 153.5 |
| 昭和53年 | 149.6 | 156.8 | 163.0 | 166.6 | 168.4 | 169.3 | 150.4 | 153.8 | 155.5 | 156.1 | 156.5 | 156.6 |
| 平成元年 | 150.9 | 158.6 | 164.4 | 167.8 | 169.6 | 170.5 | 151.4 | 154.8 | 156.4 | 158.1 | 157.6 | 157.8 |
| 平成20年 | 152.6 | 159.8 | 165.4 | 168.3 | 170.0 | 170.7 | 152.1 | 155.1 | 156.6 | 157.3 | 157.7 | 158.0 |
| 令和元年 | 152.8 | 160.0 | 165.4 | 168.3 | 169.9 | 170.6 | 151.9 | 154.8 | 156.5 | 157.2 | 157.7 | 157.9 |

| 体重 (kg) | 男子 | | | | | | 女子 | | | | | |
|---|---|---|---|---|---|---|---|---|---|---|---|---|
| | 12歳 | 13歳 | 14歳 | 15歳 | 16歳 | 17歳 | 12歳 | 13歳 | 14歳 | 15歳 | 16歳 | 17歳 |
| 昭和33年 | 34.0 | 38.8 | 44.2 | 50.4 | 53.6 | 55.7 | 36.4 | 40.9 | 44.6 | 47.6 | 49.4 | 50.3 |
| 昭和53年 | 41.0 | 46.3 | 51.8 | 56.2 | 58.5 | 59.9 | 42.2 | 46.3 | 48.9 | 51.0 | 51.9 | 52.0 |
| 平成元年 | 43.4 | 48.7 | 54.1 | 58.7 | 60.0 | 62.0 | 43.8 | 47.4 | 50.0 | 51.9 | 52.5 | 52.6 |
| 平成20年 | 44.5 | 49.5 | 54.9 | 59.8 | 61.6 | 63.4 | 44.2 | 47.7 | 50.4 | 52.0 | 53.0 | 53.2 |
| 令和元年 | 44.2 | 49.2 | 54.1 | 58.8 | 60.7 | 62.5 | 43.8 | 47.3 | 50.1 | 51.7 | 52.7 | 53.0 |

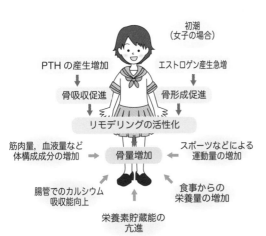

●図8-3● 思春期における骨量増加のメカニズム

化も精神的な不安の要因となり，さらに心理的な変化も大きく，異性への関心も強くなる．また，受験や学校生活，将来への希望と不安が入り混じる複雑な心境から問題行動を引き起こすこともある．身体の発育と精神的自立が一致せず，精神的，心理的，社会的に自立できず不登校やひきこもりといった社会への不適応など自律できない人が増加している．

不登校（30日以上欠席者）の生徒（中学生）は12万人（3.7%）であり，その約6割の生徒が90日以上欠席しているという調査報告がある（図8-4）[3]．

不登校の原因は，「人間関係」「不安」などが多くあげられるが，なかには起立性調節障害，発達障害

起立性調節障害
自律神経の調節力が弱いために生じる立ちくらみ．だるさ・食欲不振などの自律神経失調症．

発達障害（ADHD）
注意欠陥・多動性障害で発達障害の一種．好きなこと以外に対する集中力がなく，不注意さや衝動的行動がみられる．

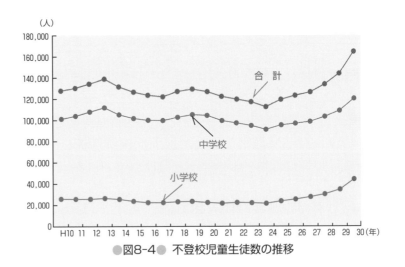

●図8-4● 不登校児童生徒数の推移

（ADHD），**自閉スペクトラム症**などもあり，慎重な対応が必要である．この期の栄養ケアは，子ども扱いせずにアイデンティティを尊重しながらソーシャルサポートも含めて実施する．

### 5）視力の低下

中学校，高等学校においては，裸眼視力 1.0 未満の者の割合が最も高く，高校生では 67.23%，中学生では 56.04%（令和元年学校保健統計より）である．また裸眼視力 0.3 未満の者は，高校生では 39.34%，中学生 25.54%（同統計より）で，眼鏡やコンタクトレンズを使用していない者は高校，中学校ともに 2 割弱いる．

### 6）体力のピーク

思春期・青年期には，身長や体重のほか，筋肉量や骨量，血液量，各臓器重量も急激に増加し，たんぱく質，カルシウム，マグネシウム，リン，鉄などの体構成成分の体内貯蔵能が亢進する．これらに伴って体力や運動能力も著しく高まり，グリコーゲンの貯蔵能も向上し，激しいスポーツが可能となり，体力のピークを迎える．無理なトレーニングを行う危険性もあるので注意する．

## 8.2 ······ 栄 養 特 性

### 1）ダイエット志向

自分の体格に関する調査および，ダイエットの経験に関する調査の結果[4] によると，高校生女子では 8 割以上の生徒がやせたいと思っており，半数以上はダイエットを経験している．自分の体格について実際よりも体重があると考えてしまう（ボディイメージの歪み）傾向があるので注意が必要である．また，全国の痩身傾向児は，男子 11 歳で 3.25%，女子 11 歳で 2.67% と若年化が進んでおり，小学生高学年ごろから学校給食を減らす女子が増加している[2]．

カルシウムは，性ホルモンが骨へのカルシウム蓄積を促すことにより，思春期前半にはカルシウム蓄積速度が最大になり，この時期に最大骨量の約 1/4 が蓄積されるといわれている．

カルシウムや鉄などの栄養素は，意識的な摂取を心がけないと不足しやすい．カルシウムでは，給食がなくなる高校生以降に不足の割合が大きくなり，鉄は食事制限をしている女子に不足傾向があるので，十分な栄養管理で積極的な摂取を勧める必要がある．

### 2）欠食と中食・外食

思春期に入ると，行動範囲や交友関係が広がることや，習い事や部活動などで 1人または友人との行動が増えて外食も多くなる．食品選択を自ら行い，食習慣や生活習慣が変化し確立する時期でもある．近年では，マスメディアからの食関連情報や自動販売機，コンビニエンスストア，ファストフード店，ファミリーレストランなどの増加により，若年者の嗜好に合う簡便な食事を容易にとることが可能である．リンは，この期の男子の摂取量が最も多く，不足よりも食品添加物などからの過剰摂取が問題視されている．

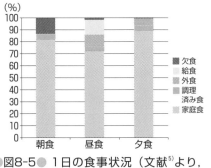

（%）

エンプティカロリー
エネルギーや脂質などが多く，ビタミン，ミネラルなどの微量栄養素がほとんど含まれていない料理や食事．

●図8-5● 1日の食事状況（文献[5]より，15～19歳のみ抜粋）

凡例：欠食／給食／外食／調理済み食／家庭食

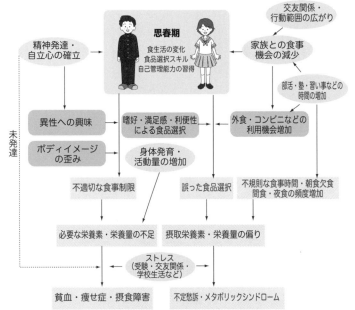

●図8-6● 思春期における食生活の確立と生活環境との関連

また，両親の共働きの増加などにより，調理済み食を自宅で食べる中食を夕食に利用する割合は小中学生3.5％，高校生4.5％と報告されている（図8-5）[5]．

このような食事は，**エンプティカロリー**となる危険性をもっていることから，正しい食品選択スキルを身につけ，自己管理能力の習得ができるよう，的確な情報伝達や栄養教育の機会を増やしていかなければならない．また，受験勉強などで就寝時間が遅くなり，夜食をとることが朝食欠食や起床時の不定愁訴などにつながる可能性もある．「朝なかなか起きられない」「身体のだるさや疲れを感じることがある」「やる気が起こらない」などを訴えた中学生がいずれの項目でも10％前後いることが報告されている[6]．思春期における食生活の確立と生活環境との関連を図8-6に示した．これらの特徴をふまえたうえで，不適切な身体活動・食生活・生活習慣に陥りやすい点を考慮した栄養管理が必要となる時期である．

## 8.3 栄養アセスメントと栄養ケア

●表8-2● 神経性食欲不振症の診断基準[9]

1. 標準体重の－20％以上の痩せ
2. 食行動の異常（不食，大食，隠れ食いなど）
3. 体重や体型についての歪んだ認識（体重増加に対する極端な恐怖など）
4. 発症年齢：30歳以下
5. （女性ならば）無月経
6. 痩せの原因と考えられる器質性疾患がない

（備考）1，2，3，5は既往歴を含む（たとえば，－20％以上の痩せがかつてあれば，現在はそうでなくても基準を満たすとする）．6項目すべてを満たさないものは，疑診例として経過観察する．

### 1）摂食障害

摂食障害とは，食行動の重篤な障害を特徴とする精神疾患であり，極端な食事制限や著しいやせを示す神経性やせ症や，むちゃ食いの後に自発的な嘔吐や下剤を乱用するなど体重増加を防ぐために不適切な代償行為を行う神経性過食症に大別される．どちらもやせ願望や肥満に対する恐怖をもち，自己評価に対して体重・体型が過剰な影響をもつ．発症には，社会・文化的要因，心理的要因，生物学的要因が複雑に関与し，さらに遺伝子・環境因子もかかわる多因子疾患である．2014～2015年，厚生労働省科学研究による全国の医療施設を対象に実施した疫学調査[7]では，患者数は，神経性やせ症12,700人，神経性過食症4,600人，どちらにも明確に分類され

ない摂食障害が7,200人で，罹患率は人口10万対10.0，5.2，3.3であった．摂食障害全体は，調査の20年前と比較すると約10倍の増加がみられる．年齢層では，神経性やせ症は10歳代，神経性過食症は20歳代が多く，そのほとんどが女性で発症しており，16〜27歳女性の12.7％という報告もある[8]．

診断基準は表8-2に示す．摂食障害の発症にはダイエットなどによる体重減少，人生上の出来事や対人関係などのストレスが関係しているケースが多く，思春期や青年期女性に対する適切な健康教育が必要である．

### 2）鉄摂取と貧血

第二次発育急進期の体位向上による鉄需要の増大，月経血，消化管出血，スポーツ活動による発汗などの鉄の損失に加え，鉄の摂取不足で貧血が起きやすい．思春期の貧血の多くが鉄欠乏性貧血である．特に，この時期に偏食，減食，食欲不振などが重なると鉄欠乏性貧血になりやすい．

貧血を予防するための栄養ケアにおいては，朝食欠食などによるエネルギー摂取不足を避け，動物性食品に多く含まれるヘム鉄など食事からの鉄摂取量を増加させ，吸収を促進させるためにビタミンCを多く含む食品や動物性たんぱく質を同時に摂取するなどの工夫が必要である．

### 3）薬物乱用

近年では，テレビ，雑誌，インターネットから薬物乱用に関する情報が若年者にも届くようになり，健康への害は成人よりも短期間に重い症状が現れることから，小学以降で薬物乱用防止教育が行われるようになってきた．**薬物乱用**とは「薬物を社会規範から逸脱した目的や方法で自己摂取すること」であり，1回でも使用すればこの定義にあてはまる[10]．

文部科学省の意識調査結果[11]では，薬物に対して肯定的な印象である「かっこいい」「気持ちよくなれる気がする」「やせるのに効果がある」「眠気覚ましに効果がある」「1回使うくらいであれば，心や体への害はない」と思うと回答した生徒の割合はいずれも1割未満であるが，「やせるのに効果がある」と答えた生徒は男子よりも女子の方が多く高校生女子で7.8〜8.5％であった．

若年者の有機溶剤乱用経験者は，非経験者にくらべて朝食の摂取頻度が低く，1人で夕食を食べる頻度が高く，大人不在の時間が長く，学校生活が楽しくないという傾向がある[12]など，家族との関係も大きく影響している（図8-7）．孤独感が強い，自尊感情が低いという心理状態は，薬物乱用のほか，摂食障害，自傷行為，万引きなどの問題行動を伴い[13]，これらの行動をコントロールできない**アディクション（嗜癖）**状態から回復するための支援は，学校，家族，地域などで継続的に行わなければならない（図8-8）．

### 4）喫煙と飲酒

日本人の**喫煙**率は減少傾向にあるが，「健康日本21（第二次）」において「未成年の喫煙・飲酒をなくす」という目標が掲げられている．そのベースライン調査では1996年以降2010年まで中高生の喫煙率（経験率，現在喫煙率，毎日喫煙率）は

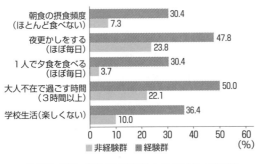

●図8-7● 薬物乱用経験と生活面との関連
（n＝中学生2049名）[7]

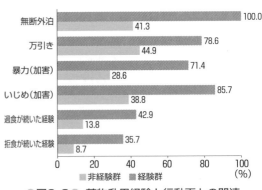

●図8-8● 薬物乱用経験と行動面との関連
（n＝定時制高校生210名）[8]

年々減少しており，2010年では高校3年生男子8.6％，女子3.8％と報告されている．同調査の飲酒については，中学3年生男子10.5％，女子11.7％，高校3年生男子21.7％，女子19.9％であった（図8-9）．

　また，文部科学省の意識調査結果（2010-2012年度）では，たばこによる健康への悪影響について「大いに害がある」と回答した生徒は，高校3年生男子90.5％，女子95.0％であり，飲酒による健康への悪影響については，「害が大いにある」と回答した生徒は高校3年生男子25.1％，女子30.8％であった．同調査において「たばこを吸いたいと思ったことがある」という生徒は，高校3年生男子14.2％，女子6.8％であり，「酒をのみたいと思ったことがある」と回答した生徒は，高校3年生男子57.5％，女子61.8％だったが，いずれも2006年調査結果に比べて減少している．さらに同調査では，喫煙や飲酒に興味のある生徒のほうが，薬物に対して肯定的な印象をもっているという結果もあることから，喫煙や飲酒を防止するための健康教育を含めた栄養ケアは重要である．

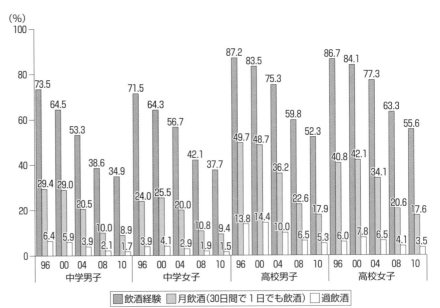

●図8-9● 中学生，高校生の飲酒頻度の推移[15]

## 5）精神障害

精神障害の発症仮説として生物学的要因にさまざまなストレスが加わり悪循環をくり返すことで発症するとの説がある（図8-10）.

若年期の**精神障害**には統合失調症，気分障害，てんかん，依存症などがあり，発症すると長期入院などにより社会生活に慣れる経験が不足し，日常生活において生きづらさを抱えてしまう（表8-3）. ストレスに弱く，緊張しやすく疲れやすい，対人関係やコミュニケーションが苦手などの特徴があり，自分ではコントロールできないことから，周囲からの手助けや配慮が必要である. 統合失調症は思春期以降に発症しやすく，考えや気持ちがまとまらなくなる状態が続くのが特徴である. 気分障害にはうつ病，不安症などがあり，若年者では腹痛，潰瘍性大腸炎，胃・十二指腸潰瘍などの身体症状が現れることも多い.

本人の自覚および家族や周囲の理解は年齢が低ければ低いほど障害への正しい知識を身に付けやすく，生きがいや将来の希望や夢に向けたリカバリー（回復）の可能性も高くなる. スムースに安定した生活や成人後の職業生活を適切に送れるようになることを目的として，社会生活技能訓練（ソーシャルスキルトレーニング）で個々の事例に応じた対処方法をロールプレイングなど，模擬的に体験するなどのリハビリテーションを実施する.

●表8-3● 思春期のおもな精神障害[17]

| 統合失調症 | 知覚，思考，感情など，さまざまな精神の機能に症状が現れる. およそ100人に1人が発症すると言われる. 発症年齢は10代から30代が中心で，とりわけ青年期の発症が多い. 復学や復職を焦ると再発しやすいため，焦らず休養することが大切である. 原因はよくわかっていない. |
| --- | --- |
| 気分（感情）障害 | 自分ではコントロールできないほど気分（感情）が沈んだり高揚したりする. 憂うつな気分だけの場合と，躁とうつが何度も交代する場合がある. 気分障害は，中年以降に生じる病気と見られていたが，今では，10歳以下でも発症するとされる. 精神的なストレスが発症のきっかけになりやすいが，きっかけがはっきりしない場合も多い. |
| 不安障害 | 思春期の子どもでは，10人に1人以上が，かなり強い心配や不安に苦しんでいる，と言われる. そのうち，生活する上で著しく支障がある場合を「不安障害」として治療の対象にするが，不安の現れ方によっていくつかの疾患に分けられている. いずれの疾患も，10代で発症することが多い. |
| 適応障害 | 生活上のさまざまな出来事がストレスとなり，感情面や行動面で症状が現れる. 親の離婚・死亡・失業，本人の転校・失恋など，さまざまな体験がひきがねになりうる. 診断名を付けて治療しなければならない病気なのか，通常の悩みの現れなのか慎重に見極める必要がある. |

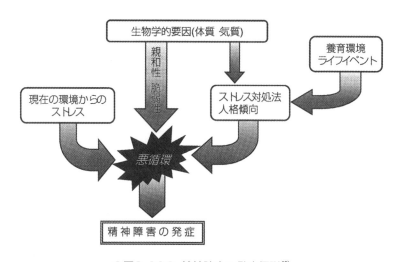

●図8-10● 精神障害の発症仮説[16]

# 成人期・更年期の栄養ケア

成人期は，青年期から老年期への移行期であり，30〜49歳までの壮年期，50〜64歳までの実年期（中年期）に分けることができる．また，壮年期と実年期の間に更年期がある．

成人期は，個人の生活習慣が多様化しており，外食，欠食，不規則な食事，喫煙，飲酒などの問題も多い．さらに生活リズムが乱れがちになる．また，ストレスに起因する疾病や，長年にわたる生活習慣の乱れが身体へ及ぼす影響が大きく，生活習慣病を多発する時期である．

更年期は，男女ともにみられる．特に，加齢に伴う女性の生殖期から非生殖期への移行期を閉経期といい，この期間は，閉経の前後5年の約10年間とされる．閉経期は，**不定愁訴**が生じやすく，食生活にも影響を及ぼす．

成人期・更年期は疾病の一次予防および重症化対策を中心に，健康生活を営むための自己管理能力を身につける必要がある．

**不定愁訴**
患者の訴えが，自覚症状だけで，他覚的変化がまったくなかったり，たとえ他覚的所見があっても，それと愁訴の間に因果関係を証明し得ない場合を不定愁訴という．

## 9.1 身体特性

壮年期では，身体的には生理的機能の低下は若干みられるが，日常生活上の影響はほとんどない．これに対して，実年期は，身体的な衰えを意識し始めるとともに，いろいろな障害が現れる時期である．

更年期には性ホルモンの減少がみられる．わが国の女性の閉経年齢の中央値は50.5歳で，**エストロゲン**分泌が減少し，精神的な不調やストレスの増加などで，感情の制御が難しくなり，情緒不安定を呈する場合がある．男性の場合は30歳代から70歳代にかけて**テストステロン**の分泌減少により更年期が出現するが，女性ほど顕著な更年期障害はみられない．

**エストロゲン**
エストロン，エストラジオール，エストラジオールの3種がある．更年期ではエストラジオールが急激に減少．

**テストステロン**
テストステロンはステロイドホルモンの一種で，睾丸で生成される男性ホルモンである．このホルモンにより，精巣の発育，前立腺の発達がみられる．また，骨格が発達し，筋肉質の男性らしい体つきとなる．

### 1）代謝の変化

成人期の基礎代謝基準値は低下し始め，30〜49歳では男性で22.5 kcal/kg 体重/日，女性で21.9 kcal/kg 体重/日となり，これ以前のライフステージより低くなっている．**除脂肪体重（LBM）**が低下し，体脂肪率の増加によって肥満が目立つようになり，高血糖，高血圧，脂質異常を呈し，メタボリックシンドロームのような生活習慣病が生じやすくなる．

更年期とは「生殖期から非生殖期への移行期である」（日本産科婦人科学会）と定義されている．女性は，加齢に伴い卵巣機能が低下し，卵胞数は37〜38歳を過ぎると急激に減少し，50歳でほぼ消失する（図9-1）．

1年以上無月経が持続すれば，前回の月経をもって閉経と判定される．または，

**LBM（lean body mass：除脂肪体重）**
LBMとは，体重（kg）から脂肪量（kg）を差し引きした体重である．LBMの低下は，筋肉量や臓器重量の低下を示している．

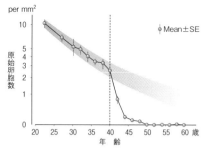

●図9-1● 卵巣の原始卵胞（卵胞）と加齢による減少[1]

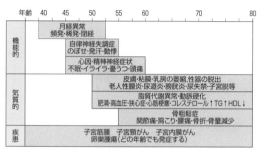

●図9-2● 女性の加齢に伴う変化と発症しやすい病気や障害

プロゲステロンを投与して消退出血を認めないことにより閉経と判定される．エストロゲンは分泌量が減少すると，血清総コレステロールの上昇を招き動脈硬化疾患を助長する．卵巣機能は視床下部→脳下垂体→卵巣という内分泌系の経路によるフィードバックにより制御されている．更年期では，卵巣機能の低下を生じ，エストロゲンとプロゲステロンの分泌量低下から負のフィードバックが生じ，さまざまな女性の健康障害を引き起こす（図9-2）．

## 2）体脂肪量

　実年期では，LBMが加齢に伴い減少することにより体脂肪率が増加し，さらに脂肪組織自体が増大する．これらのことにより，体構成比率が変化し，体幹部に脂肪が蓄積する内臓脂肪型肥満に陥りやすくなる．

## 3）血液性状と身体状況

　平成30年度の国民健康・栄養調査では，成人期の血圧，HbA1c，血糖値，血中総コレステロール，LDLコレステロールおよびトリグリセリド値は加齢に伴い上昇している（表9-1）．

●表9-1● 成人期の血圧および血液検査値（平均値）[2]

| | 30〜39歳 | | 40〜49歳 | | 50〜59歳 | |
|---|---|---|---|---|---|---|
| | 男性 | 女性 | 男性 | 女性 | 男性 | 女性 |
| 収縮期血圧（mmHg） | 120.9 | 110.2 | 125.5 | 116.3 | 131.2 | 125.9 |
| 拡張期血圧（mmHg） | 79.6 | 70.4 | 83.9 | 74.7 | 85.8 | 80.0 |
| HbA1c（%） | 5.3 | 5.4 | 5.5 | 5.5 | 5.7 | 5.6 |
| 血糖値（mg/dL） | 90.3 | 89.8 | 93.0 | 95.4 | 96.6 | 93.7 |
| 総コレステロール（mg/dL） | 198.9 | 192.4 | 213.5 | 201.5 | 207.2 | 225.3 |
| LDLコレステロール（mg/dL） | 118.2 | 107.9 | 129.2 | 114.6 | 121.1 | 128.1 |
| トリグリセリド（mg/dL） | 183.0 | 99.6 | 164.3 | 103.9 | 170.0 | 120.9 |

薬の服用者は除外した値を用いた．

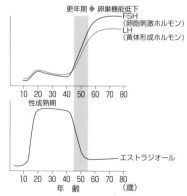

●図9-3● 更年期におけるFSH，LH，エストラジオールの分泌量の変化

　女性では，卵巣からのエストロゲンの分泌低下により脳下垂体への抑制がなくなり，卵胞刺激ホルモン（FSH），黄体形成ホルモン（LH）の分泌が上昇し，これにより血中FSH，LH値は上昇する（図9-3）．
　また，肥満や痩せの状況は，ここ10年間では男女とも有意な増減はみられないが，20歳代女性の痩せ（19.8%）や50歳代男性の肥満（37.2%）が問題となっている（図9-4,5）．「健康日本21（第二次）」の目標では20〜60歳代男性の肥満者の割合は28%となっている．壮年期は，仕事中心の生活となり不規則な生活や過食，多量の飲酒，運動不足などにより生活習慣

病のリスクが増加する（図9-6,7）．生活習慣病のリスクを高める量を飲酒している者の割合は，男女とも50歳代が最も高く，男性22.4％，女性15.6％である．運動習慣のある者の割合は，ここ10年間で女性が有意に減少してきている．男女とも20歳代が最も少なく高齢になると増加しているが，歩数は少なくなっている．

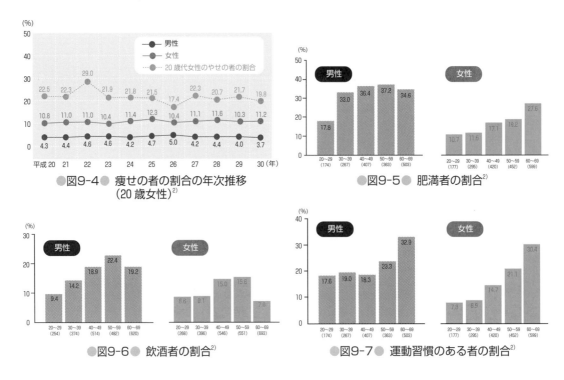

●図9-4● 痩せの者の割合の年次推移（20歳女性）[2]

●図9-5● 肥満者の割合[2]

●図9-6● 飲酒者の割合[2]

●図9-7● 運動習慣のある者の割合[2]

## 4）閉経期の精神変化

　卵巣機能の停止により，エストロゲン分泌における負のフィードバック抑制機序が失われ，脳下垂体よりFSH，LHが大量に分泌されると，エストロゲン受容体が存在する大脳辺縁系や中枢神経が影響を受け，内分泌系や免疫系の失調症状など，更年期障害やうつ病の症状が生じる（図9-8）．

　さらに，更年期女性では，生活環境や社会環境においても大きな変化が起きる．例えば，子どもの進学や親の介護などがあり，これらは，生きがいの喪失や心の負担，身体の疲労といった形でQOL（生活の質）に影響を及ぼす．また，身体症状の変調や自分の老後に対する不安感からさまざまな症状を呈する．これらの症状を点数化して，更年期障害の程度を評価できるSMI簡略更年期指数調査表がある（表9-2）．

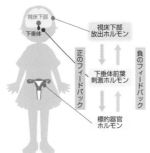

GnRH：gonadotropin-releasing hormone,
LHRH：luteinizing hormone-releasing hormone,
FSH：follicle stimulating hormone,
LH：luteinizing hormone.

●図9-8● ホルモン分泌のフィードバック調節と女性ホルモン

更年期障害とうつ病の症状は類似するが，治療方法は異なるため専門医による鑑別診断が必要となる（図9-9）．

●表9-2● SMI簡略更年期指数調査票（自己採点の評価表）

| 症　　　　状 | 症状の程度（点数） | | | | あなたの点数 |
|---|---|---|---|---|---|
| | 強 | 中 | 弱 | 無 | |
| ①顔がほてる． | 10 | 6 | 3 | 0 | |
| ②汗をかきやすい． | 10 | 6 | 3 | 0 | |
| ③手足や腰が冷えやすい． | 10 | 6 | 3 | 0 | |
| ④息切れ，動悸がする． | 10 | 6 | 3 | 0 | |
| ⑤寝つきが悪い，または眠りが浅い． | 10 | 6 | 3 | 0 | |
| ⑥怒りやすく，すぐイライラする． | 10 | 6 | 3 | 0 | |
| ⑦くよくよしたり，憂うつになることがある． | 10 | 6 | 3 | 0 | |
| ⑧頭痛，めまい，吐き気がよくある． | 10 | 6 | 3 | 0 | |
| ⑨疲れやすい． | 10 | 6 | 3 | 0 | |
| ⑩肩こり，腰痛，手足の痛みがある． | 10 | 6 | 3 | 0 | |

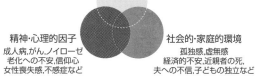

ホルモン欠乏による早発症状
標的臓器の代謝性変化による症状

卵巣機能の低下

精神・心理的因子
成人病，がん，ノイローゼ
老化への不安，信仰心
女性喪失感，不感症など

社会的・家庭的環境
孤独感，虚無感
経済的不安，近親者の死，
夫への不信，子どもの独立など

●図9-9● 更年期の女性をとりまく因子

## 9.2⋯⋯⋯ 栄　養　特　性

### 1）エネルギー過剰摂取

<aside>
**メタボリックシンドローム**
過食や運動不足によってもたらされた内臓脂肪蓄積を基盤に脂質代謝異常，糖代謝異常，血圧高値などが集積した病態であり，心血管病易発症状態である．
</aside>

成人期では，デスクワークが多くなり，管理職で消費エネルギーが少なくなったりしても，青年期の食生活をそのまま踏襲するとエネルギー摂取過剰になる．

摂取エネルギーの過剰により，体脂肪が異常に蓄積し肥満になる．肥満は細胞膜のインスリン受容体の感受性を低下させ，糖代謝，脂質代謝，その他各種代謝異常を併発する．エネルギー過剰による肥満は，さまざまな生活習慣病と密接に関連したメタボリックシンドロームを引き起こす（表9-3）．

●表9-3● メタボリックシンドロームの診断基準[3]

| 内臓脂肪蓄積　必須項目 | | |
|---|---|---|
| ウエスト周囲 | | 男性≧85 cm |
| | | 女性≧90 cm |
| （内臓脂肪面積　男女とも≧100 cm² に相当） | | |
| 上記に加え以下のうち2項目 | | |
| 高トリグリセリド血症 | かつ/または | ≧150 mg/dL |
| 低 HDL コレステロール血症 | | <40 mg/dL |
| 収縮期血圧 | かつ/または | ≧130 mmHg |
| 拡張期血圧 | | ≧85 mmHg |
| 空腹時高血糖 | | ≧110 mg/dL |

### 2）脂質と食塩の過剰摂取

日本人の食生活が欧米化し，特に肉類の摂取増加により動物性脂肪の摂取量が増加している（図9-10）．動物性脂肪を過剰に摂取すると，血中の脂質濃度が増加する．必須脂肪酸は人体にとって重要な脂肪酸であるが，リノール酸の長期間のとりすぎは $\alpha$-リノレン酸に比べ血液の粘りを強くして，血栓症や心臓病などを引き起こすほか，がんやアレルギーを促進することも指摘されている．また，多価不飽和脂肪酸は過酸化物を生成し，健康障害および老化を促進する危険

性も考えられるため，抗酸化作用をもつ栄養素や食品成分の積極的な摂取も必要である．

食塩の過剰摂取は，循環血液量や心拍出量を増加させ，さらに交感神経の緊張により，細動脈を収縮させて，高血圧を発症すると考えられている．食塩の摂取量は，「日本人の食事摂取基準（2020年版）」で男性7.5 g/日未満，女性6.5 g/日未満の目標量が設定されている．しかし，国民健康・栄養調査結果（図9-11）によると，男女問わず成人期では目標量を達成できていない．

一方で，日本高血圧学会ガイドライン（JSH2009）では食塩摂取量について6 g/日未満を勧めている．また，2012年に発表されたWHOのガイドライン（一般向け）では5 g/日未満が強く推奨されている．

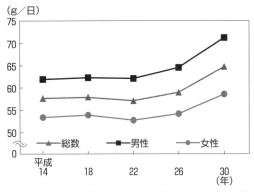

●図9-10● 脂質摂取量の年次推移（20～59歳）[4]

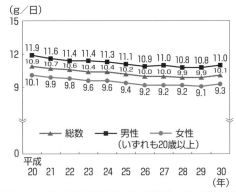

●図9-11● 食塩摂取量の年次推移（20歳以上）[2]

### 3）カルシウムの摂取不足

カルシウムは血中では常に一定濃度に保たれ，濃度が低下すると，種々のホルモンが働き骨からカルシウムを溶出（骨吸収）させて濃度を維持する．カルシウムの摂取が少なければ，骨量は低下し骨粗鬆症を引き起こす．骨量は30歳代前半で最大に達した後，徐々に低下する．さらに，女性では閉経期にエストロゲンが欠乏し，骨吸収が促進されることによって骨密度が急激に低下する．閉経期の骨密度の著しい減少を見越し，骨を丈夫に保つためには最大骨量をできる限り高めておくことが必要である．しかし，30～59歳のカルシウムの摂取量が，食事摂取基準の推奨量（30～74歳男750，女650 mg/日，75歳以上男700，女600mg/日）に達していないのが現状である（図9-12）．

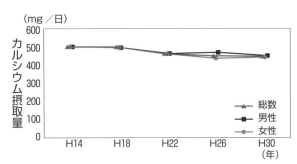

●図9-12● カルシウム摂取量の年次推移（20～59歳）[4]

### 4）食　生　活

わが国の外食産業は，経済成長や女性の社会進出などで，新しい外食の形態，ファストフードやファミリーレストランが1970（昭和45）年ごろから登場し，若い人たちやファミリー層の支持を受けて，チェーン形式を主体に飛躍的に発展した．しかし，外食の利用頻度が高い20歳代男女では，緑黄色野菜およ

びその他の野菜の摂取量が少ない状況にある.

しかし，1990年代後半から，外食の市場規模は年々縮小し，かわりに成長を続けているのがコンビニエンスストアの弁当や，スーパーやデパートで販売されている惣菜の売上げである．惣菜や弁当や調理済みパンなどを買って，そのまま家や仕事場などにもち帰って食べる中食（なかしょく）が増加している．核家族化，個食化，家庭での料理の簡便化などから，また外食ほど経費がかからないこともあり，年々市場規模を拡大している状況である．

成人期の食生活は，生活習慣病やがんの予防を目的とした生活習慣の是正にある．成人期の死因の第1位（男45歳以降，女25歳以降）を占めるがん（悪性新生物）は，全死亡者に占める死亡数の割合が27.4％で，3.6人に1人は悪性新生物で死亡している（平成30年人口動態調査）．男性では肺，胃，大腸のがんが，女性では大腸，肺に続いて膵臓，胃，乳房のがんが多い．がん予防法を表9-4に示した．

●表9-4● 日本人のためのがん予防法[5]
―現状において日本人に推奨できる科学的根拠に基づくがん予防法―

| 喫煙 | たばこは吸わない．他人のたばこの煙をできるだけ避ける． |
|---|---|
| 飲酒 | 飲むなら節度ある飲酒をする． |
| 食事 | 食は偏らず，バランスよくとる．<br>・塩蔵食品，食塩の摂取は最小限にする<br>・野菜や果物は不足しないようにする<br>・飲食物を熱い状態ではとらない |
| 身体活動 | 日常生活を活動的に過ごす |
| 体型 | 適正な範囲に保つ |
| 感染 | 肝炎ウイルス感染検査と適切な措置．機会があればピロリ菌検査をする． |

## 9.3 栄養アセスメントと栄養ケア

### 1）肥満とメタボリックシンドローム

消費エネルギーより摂取エネルギーが多い状態が長く続くと，過剰なエネルギーは体脂肪として蓄えられ肥満が生じる．成人の肥満の95％以上が，過食と運動不足を背景とする肥満である．肥満の分類は，BMIによる（表9-5）．

肥満には，内臓脂肪型肥満と皮下脂肪型肥満があり，内臓脂肪型肥満では，糖尿病・高血圧症・動脈硬化症が発症しやすい状態となることが知られている．肥満の栄養ケアにおいては，5％程度の減量で脂質異常症の改善がみられ，また3～4kg程度の減量で血圧低下が期待できることなどが知られており，無理のない目標設定から始め，しだいに標準体重（BMI=22）に近づけるのがよいとされる．

エネルギー摂取量を10％減少させた場合の体重減少は約7％である．細胞脂肪1gは7kcalであるから，理論的には1日当たり100kcalを減じると14.3g（1年では約5kg）の体重が減じる．しかし，エネルギー摂取量が減ると消費エネルギー量も減る（動作が緩慢になる）ので現実には半分程度である．

メタボリックシンドロームは，内臓脂肪型肥満に，脂質代謝異常・高血圧・糖尿病の疾患リスクが集積した状態を示す複合型リスク症候群である[7]．診断基準（表9-6）では，数値はそれほど悪くなくても，また高LDLコレステロール血症でなくても，軽度異常値が複数認められるときには総じて動脈硬化のリスクが高いと考えられることから．診断の目的は，動脈硬化のハイリスク状態を早期に発見し，生活

習慣病などの疾患を予防し，また早期治療につなげることにある．メタボリック症候群と診断された場合は，ウエスト周囲長の5%減を目標に生活習慣の改善を図る．

●表9-5● 肥満の分類[6]

| BMI（kg/m²） | 判定 | WHO基準 |
|---|---|---|
| < 18.5 | 低体重 | Underweight |
| 18.5 ≦ BMI < 25.0 | 普通体重 | Normal range |
| 25.0 ≦ BMI < 30.0 | 肥満（1度） | Pre-obese |
| 30.0 ≦ BMI < 35.0 | 肥満（2度） | Obese class Ⅰ |
| 35.0 ≦ BMI < 40.0 | 肥満（3度） | Obese class Ⅱ |
| 40.0 ≦ BMI | 肥満（4度） | Obese class Ⅲ |

注1) ただし，肥満（BMI≧25.0）は，医学的に減量を要する状態とは限らない．
注2) BMI≧35.0を高度肥満と定義する．

●表9-6● メタボリックシンドロームの診断基準[7]

| 内臓脂肪蓄積　必須項目 | | |
|---|---|---|
| ウエスト周囲 | | 男性≧85 cm |
| | | 女性≧90 cm |
| （内臓脂肪面積　男女とも≧100 cm² に相当） | | |
| 上記に加え以下のうち2項目 | | |
| 高トリグリセリド血症 | かつ/または | ≧150 mg/dL |
| 低HDLコレステロール血症 | | <40 mg/dL |
| 収縮期血圧 | かつ/または | ≧130 mmHg |
| 拡張期血圧 | | ≧85 mmHg |
| 空腹時高血糖 | | ≧110 mg/dL |

### 2）インスリン抵抗性と糖尿病

　成人期の糖尿病の多くは，組織のインスリン抵抗性が亢進して起こる2型糖尿病である[8]．2型糖尿病は，遺伝的背景に，過食・運動不足・ストレスなどの生活習慣に由来する肥満が加わると発症しやすくなる．エネルギー摂取量を適正にして，バランスのよい食事内容とし，肥満を改善する．運動は筋肉へのグルコースの取り込みを高めまた組織のインスリン抵抗性を低下させることが知られている．有酸素運動を継続的に行うことが勧められている．

### 3）動脈硬化（脳血管障害・虚血性心疾患）の予防

　脳血管障害の危険因子は，高血圧，糖尿病や脂質異常症による動脈硬化の進行，不整脈，そして肥満があげられる．食事療法としては，高血圧を予防するために塩分をひかえカリウムを十分に摂取し，肥満や動脈硬化の進行を遅らせるためエネルギー産生栄養素を適正量バランスよく摂取し，また食物繊維を十分にとることが重要である．さらに，禁煙し節酒を心掛ける．

　虚血性心疾患の危険因子の多くは食習慣により改善できるものである（図9-13）．したがって動脈硬化の一次予防（発症予防）のために，①BMI 22をめやすに適正な体重を維持する．内臓脂肪の蓄積に留意して，運動や身体活動などによる消費エ

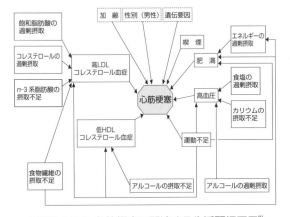

●図9-13● 心筋梗塞に関連する生活習慣因子[9]

●表9-7● 動脈硬化性疾患予防のための食事指導[10]

・総エネルギー摂取量（kcal/日）は，
　一般に標準体重（（身長m）²×22）kg×身体活動量（軽い労作で25～30，普通の労作で30～35，重い労作で35～）とする
・脂質エネルギー比率を20～25%，飽和脂肪酸エネルギー比率を4.5%以上7%未満，
　コレステロール摂取量を200 mg/日未満に抑える
・n-3系多価不飽和脂肪酸の摂取を増やす
・工業由来のトランス脂肪酸の摂取を控える
・炭水化物エネルギー比を50～60%とし，食物繊維の摂取を増やす
・食塩の摂取は6 g/日未満を目標にする
・アルコールの摂取を25 g/日以下に抑える

ネルギー量を高め，消費エネルギー量に見合ったエネルギー量を摂取する．②エネルギー産生栄養素バランスを考えた食事をとる．③飽和脂肪酸の摂取量に注意を払う．④食物繊維を十分にとるといった点について，指針が定められている[8]．動脈硬化性疾患予防のための食事指導を表9-7に示す．

### 4）骨粗鬆症の予防

骨粗鬆症とは，骨強度が低下して骨折の危険性が増大する疾患で，更年期以降の女性では多くみられる[11, 12]．エストロゲンの低下，ダイエット，運動不足，骨強度を保つ栄養素の不足，加齢が誘因とされる．骨粗鬆症の診断は，軽い衝撃で骨折する**脆弱性骨折**があることで，ない場合でも骨密度が若年平均値（YAM：young adult mean）の70%未満または二重エネルギーX線吸収法（DEXA：dual-energy X-ray absorptiometry）で骨密度低下を認めることとなっている．血液中の骨形成マーカーや骨吸収マーカーの測定も合わせて行う．

一次予防のための栄養と運動習慣が重要である．食事では，タンパク質を適量，カルシウム，ビタミンD，Kを十分に摂り，カルシウムの腸管からの吸収を抑制するリンの摂取をひかえ，カルシウム・リンの尿中排出を増加させるナトリウムの摂取をひかえて減塩する．過剰飲酒や喫煙はカルシウム代謝や腸管からの吸収を抑制するのでひかえる．骨に機械的刺激を与えて骨形成を促すために重量（体重）負荷運動を行い，活動的な日常生活を送るようにする．

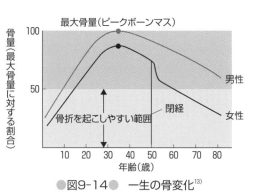

●図9-14● 一生の骨変化[13]

### 5）生活習慣病の予防

生活習慣病とは，外部要因（病原体，ストレスなど）と遺伝要因に生活習慣要因（食生活，運動，喫煙，休養など）が加わって発症するとされる疾患で，2型糖尿病，高血圧，脂質異常症，肥満症，脳血管障害，虚血性心疾患，悪性新生物（がん），アルコール性肝障害，慢性腎臓病（CKD：chronic kidney disease），慢性閉塞性肺疾患（COPD：chronic obstructive pulmonary disease），高尿酸血症，歯周病など複数の疾患が含まれる．がん・心疾患・脳血管障害の3大疾患は，日本人の死因の半数を占め，また，2型糖尿病患者は急増し1,000万人に上ると推定される．生活習慣を改善してこうした疾患を予防することは重要な課題である．

生活習慣病の予防は，①一次予防（健康の維持・増進，発症予防）②二次予防（早期発見，早期治療）③三次予防（治療，重症化防止）がある．健康診断は疾患の二次予防ばかりでなく，一次予防でも大きな役割を果たす．特に，**特定健康診査・特定保健指導**ではメタボリック症候群の診断基準に照らし合わせて，生活習慣病やその一歩手前の人を発見し，実行可能な改善目標を決めて健康指導を行う．

指導の際の指針として**日本人の食事摂取基準**2020年版では，発症予防や重症化予防のための目標量が定められている．さらに「健康日本21（第2次）」[14]において，食生活，身体活動，休養，飲酒，喫煙，口腔の健康の分野について健康づくりの対策が強化されている．

# 10 老年期の栄養ケア ● ● ●

**低栄養状態（PEM）**
p.34 参照

老年期は一般に，65歳以上を指し，65～74歳を前期高齢者，75歳以上を後期高齢者と呼んでいるが，医学的・生物学的に明確な根拠がないことから，65～74歳を准高齢者，75～89歳を高齢者，90歳～を超高齢者とも定義している．

近年，百寿者の人口が増加し，骨格筋量を維持している高齢者は病気になりにくく，長生きする傾向があることが明らかになってきた．しかし，老年期の特徴は個人差が大きく，食事量の減少による**低栄養状態（PEM）**の者も多い．老年者にとって食事量の減少は全身の栄養状態を悪くし，体力をさらに低下させてしまう要因となるため，個々人の現状を把握し，きめ細かな栄養ケアが必要である．

## 10.1 ● ● ● ● ● 身 体 特 性

### 1）感覚機能

**視力**を低下させるおもな原因である水晶体の混濁は，水晶体のたんぱく質の変性によって起こり，50歳を過ぎると程度の差はあるが，ほとんどすべての人にみられる．

**周波数**
1秒間に何周期分の波が繰り返されるのかを示したのが周波数であり，ヘルツ（Hz）で表される．波の最も高い所から一度沈み，再び高い所に戻ってくることを「1周期」という．1秒間に波10個繰り返されると10ヘルツとなる．

**色覚**では，加齢に伴い短波長の感度が低下することから，青や緑の色が見えにくくなる．しかし，長波長では加齢の影響が少なく，橙や赤は比較的よくみえる．

**聴力**は，加齢に伴い高い周波数が聞こえにくくなり，徐々に会話に重要な**周波数**帯に及んでいく（図10-1）．男性は女性に比べて聴力低下の程度が著しいとされている．高い音を聞き取りづらい，言葉の聞き分けが難しい，雑音のなかから聞きたい音を聞き取れない，電話の呼び出し音や体温計の音などが聞こえにくいという特徴がある．また，小さい音は聞こえないが，大きい音はうるさく感じる．

**嗅覚**は，聴覚や視覚に比べて比較的変化を受けにくいが，嗅覚機能低下を引き起こす要因は，同時に罹患している疾患の影響も大きい．嗅覚は，食品の腐敗，ガス漏れなどの危険を察知するだけでなく，食品の風味を感じることで食欲を高めるのに役立っている．嗅覚の低下は，危険な臭いの察知や香り，食べ物への楽しみが薄れていくという問題が生じる．

**味覚**感受性は加齢により低下する．これは，味蕾数の減少や小型化のみならず，味覚の受容から伝達，さらに認知の過程における機能低下に起因するとされている．老年者は塩味，甘味，酸味，苦味，旨味の5味の閾値が高くなり

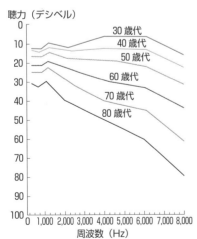

聴力（デシベル）
30歳代
40歳代
50歳代
60歳代
70歳代
80歳代

周波数（Hz）

●図10-1● 各周波数における聴力の加齢変化[1]

味を感じにくくなる[2].

　加齢による唾液分泌量の減少や服薬の影響でも味覚障害は生じる. 老年者の味覚障害は, 食欲低下から体重減少を引き起こすため早期に発見することが重要である.

　**皮膚感覚**では, 加齢により神経終末の数が減少するため, 痛み, 温度, 圧力に関する感受性が鈍くなり怪我をしやすくなる. また, 皮下脂肪の層が薄くなるため, しわができやすくなり, 寒さに弱くなる. 皮膚の汗腺数の減少により, 高齢者は暑くても汗をかきにくく, 汗の量も少なくなる. したがって, 熱中症を生じやすくなる.

### 2) 咀嚼機能

　老年者では, 健康の維持や食生活を楽しむためには咀嚼機能がきわめて重要だが, 加齢とともに残存歯数は減少し, 個人差も大きくなる. 自分の歯が80歳で20本残っている人は約4割で, 全く歯がない人（無歯顎者）も2割近くいる. 歯を失うと咬む力である咬合力, 味覚などの口腔機能が低下する.

　咀嚼能力の高い群と低い群で栄養摂取状況を比較した調査では, よく噛める群に対して噛めない群は, 多くの栄養素, 食品群別摂取量が低値であることが示唆されている（図10-2）. 咀嚼機能が低下している群は, 噛み応えのある食品を避けることや偏食傾向があることが要因となっている. また, 咬合力は年齢が上がるにつれ急激に低下するが, 咬合力が低い人は舌の力と握力が低いとされている. たんぱく質摂取量が減少し, 歩行速度も遅くなることが指摘されている.

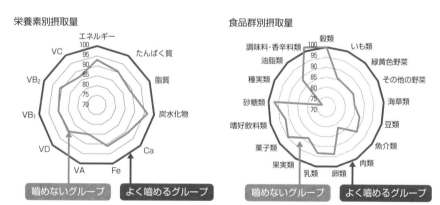

※Ca：カルシウム, Fe：鉄, VA：ビタミンA, VD：ビタミンD, VB₁：ビタミンB₁, VB₂：ビタミンB₂, VC：ビタミンC

●図10-2● **咀嚼機能と栄養素別摂取量・食品群別摂取量**（文献[3]より引用改変）
よく噛めるグループの1日の摂取量を100％としたときの, 噛めないグループの摂取量の割合.
咀嚼機能は咀嚼能力判定ガムを用いて客観的に評価した.

### 3) 消化・吸収機能

　老年者では若年者と比べて消化吸収機能は低下しないとされているが, 消化器系のいくつかの病気では, 加齢が要因になっている.

　胃酸やペプシンなどの胃液を分泌する機能は, 加齢による影響はほとんどないが, 胃腺の収縮により胃酸分泌が減少するので消化能力が低下する. 加齢とともに胃の弾力性が低下するために, 小腸に食べ物を送り出す速度も低下する. **ラクターゼ**の

---

**ラクターゼ**
牛乳や母乳, ミルクに含まれる乳糖をグルコースとガラクトースに分解する乳糖分解酵素.

生成量が減少するため，乳糖不耐症を発症しやすくなる．また，便が大腸を通過する速度が遅くなるため，便秘になりやすく，また**大腸憩室症**もみられる．

**大腸憩室症**
憩室と呼ばれる風船状の袋が大腸に多数できる状態で，S状結腸に最も多くみられる．80歳以上では多くの憩室がみられる．憩室では症状はみられないが，ときに炎症や出血が起こる．

**ライフイベント**
誕生，就学，結婚，出産，定年退職など人生における大きなできごとをいう．

### 4）食欲不振，食事摂取量の低下

老年期では，貧困や社会的孤立，大病や配偶者，きょうだいとの死別などの負の**ライフイベント**を経験することから食欲不振となり，食事摂取量が低下する．さらに，独居老人では，孤立感や調理がおっくうになりおにぎりやバナナなどの単品で済ますなど食欲不振や食事摂取量が低下する．

### 5）カルシウム代謝の変化

老年者ではカルシウムの摂取不足により血中のカルシウム濃度が低下するため，**PTH** が分泌されて**骨吸収**が進む．閉経後の女性ではエストロゲンが低下するので，PTH の抑制が解除され，カルシウムの血中への移動が促進されて骨量が減少する（図10-3）．

カルシウム摂取不足や血中ビタミンD濃度の低下は骨粗鬆症のリスクであり，カルシウムとビタミンD の摂取により高齢者に多い大腿骨近位部骨折を予防できることが報告されている．骨粗鬆症の予防と治療ガイドライン 2015 年版（日本骨粗鬆症学会）では，$10\sim20\,\mu g$/日のビタミン D 摂取量が推奨されている．

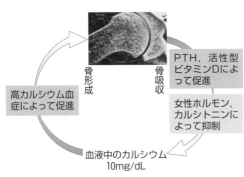

●図10-3● カルシウムの代謝と骨吸収

**PTH（parathyroid hormone）**
副甲状腺から分泌されるホルモンで，血液中のカルシウム濃度が低下すると分泌され，骨に含まれるカルシウムを血液中に放出させ，腎臓に作用してリンの再吸収を抑制し，カルシウムの再吸収を促す．

**骨吸収**
骨は，新しい骨に生まれ変わるための新陳代謝を繰り返している．古くなった骨のカルシウムやコラーゲンを分解，吸収する破骨細胞の働きによって古い骨が壊れることをいう．

**廃用症候群**
身体の不活動状態により生じる二次的障害をいう．筋骨格系，循環系，呼吸系，内分泌・代謝系，精神神経系など各臓器の症状として多岐に現れ日常生活の自立度を低下させる．

### 6）身体活動レベルの低下

身体活動レベルの低下は，転倒と密接に関連し，寝たきりのハイリスクとなる．1日の安静によって生じた機能低下を回復させるためには1週間かかり，1週間の安静では回復に1カ月かかるといわれている．

過度の安静や日常生活の不活発に伴って生じる身体的，精神的諸症状の総称を**廃用症候群**といい，高齢者では病気やけがなどで身体活動が低下する状態が続くと発症する確率が高くなる．

### 7）ADL（日常生活活動作），IADL（手段的日常生活活動作）の低下

WHO は高齢者の生活機能の自立度を健康の指標とすることを提唱している．**日常生活活動作（ADL）**と**手段的日常生活活動作（IADL）**で表される．IADL は，個人が社会的環境に適応するための活動能力を反映している．IADL の低い高齢者は閉じこもりになりやすく，放置されると**廃用症候群**となり寝たきりに移行することや脳卒中の発症リスクが高いことが指摘されている．

わが国では，より高次の生活機能の評価を行うことを目的として開発された老研式活動指標が知られている．IADL，**知的能動性**，社会的役割の3つの尺度について評価することが可能である（表10-1，表10-2）．また，**バーセルインデックス（BI）**はリハビリテーション医学の領域で広く普及している．

●表10-1● 老研式活動指標[4]

| | 質問 | 1 | 0 | 1か0を記入 |
|---|---|---|---|---|
| 1 | バスや電車を使って1人で外出できますか | はい | いいえ | |
| 2 | 日用品の買い物ができますか | はい | いいえ | |
| 3 | 自分で食事の用意ができますか | はい | いいえ | |
| 4 | 請求書の支払いができますか | はい | いいえ | |
| 5 | 銀行預金・郵便貯金の出し入れが自分でできますか | はい | いいえ | |
| 6 | 年金などの書類が書けますか | はい | いいえ | |
| 7 | 新聞を読んでいますか | はい | いいえ | |
| 8 | 本や雑誌を読んでいますか | はい | いいえ | |
| 9 | 健康についての記事や番組に関心がありますか | はい | いいえ | |
| 10 | 友だちの家を訪ねることがありますか | はい | いいえ | |
| 11 | 家族や友だちの相談にのることがありますか | はい | いいえ | |
| 12 | 病人を見舞うことができますか | はい | いいえ | |
| 13 | 若い人に自分から話しかけることがありますか | はい | いいえ | |
| | | | 合計得点 | 点 |

点数が高いほど自立していることを表す．

●表10-2● 老研式活動能力判定のための性・年齢別得点[4]

| | 男性 | 女性 | 計 |
|---|---|---|---|
| 65〜69歳 | 11.8±1.9 (316) | 11.8±2.0 (352) | 11.8±2.0 (668) |
| 70〜74歳 | 11.1±2.8 (236) | 11.0±2.4 (301) | 11.0±2.6 (537) |
| 75〜79歳 | 10.4±3.2 (134) | 10.5±2.9 (211) | 10.5±3.0 (345) |
| 80歳〜 | 8.7±4.2 (96) | 7.6±4.2 (163) | 8.0±4.2 (259) |
| 計 | 11.0±3.0 (782) | 10.6±3.1 (1,027) | 10.8±3.0 (1,809) |

（　）は標本数．

## 10.2····· 栄 養 特 性

### 1）摂食・嚥下障害

摂食・嚥下の過程は「先行期（認知期），準備期（咀嚼期），口腔期，咽頭期，食道期」の5期で説明される（図10-4）．

嚥下障害の症状としては，飲み込みづらさ，むせや痰絡みとガラガラ声（嗄声），食べこぼしや口腔内の食べかす（食渣）の残留などがあげられる．加齢性の骨格筋量と筋力の低下によって生じ，残存歯数の減少や唾液分泌量の減少によって咀嚼が困難になる．嚥下障害があると脱水や低栄養，窒息や誤嚥性肺炎などの問題が引き起こされ，食べる楽しみも奪われる[6]．

### 2）生活環境と栄養状態

老年期では，負のライフイベントを経験することで一時的に抑うつ状態に陥る場合がある．日常的にさまざまな人や物への感謝の念をもっている人や自分をポジティブに受け入れている人では，負のライフイベントを複数経験しても心の健康が悪化しないとされている[7]．独居老人の場合，楽しい食事や品数の多い食事を実現することが難しくなり，小食や粗食（栄養素密度が少ない食事）が問題となる．

**10**

老年期の栄養ケア

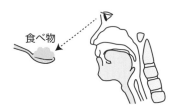
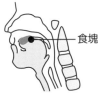
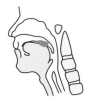

1. 先行期（認知期）
飲食物の形や質・量を認識．
食べ方の判断やだ液の分泌
を促進する．

2. 準備期（咀嚼期）
食べ物を咀嚼し，飲み
込みやすい形状（食
塊）にする

3. 口腔期
舌の運動によって，
口腔から咽頭へ食塊
を送る

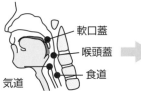
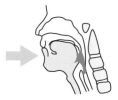

軟口蓋
喉頭蓋
食道
気道

4. 咽頭期
口峡（口腔と咽頭との境）粘膜への接触刺激により，舌，
口蓋，咽頭が食塊を咽頭に送る．①〜④の咽頭反射が起こる

①口蓋筋が口峡を狭め，食塊の口腔への逆流を防ぐ
②軟口蓋が挙上され，食塊の鼻腔への逆流を防ぐ
③口腔底や咽頭，喉頭が挙上され，喉頭口を閉鎖
④咽頭収縮筋により食塊を食道へと送り込む

5. 食道期
食道の蠕動運動により
食塊を噴門へと送る．
食道の蠕動運動の速度
は毎秒4cm程度

●図10-4● 摂食，嚥下の過程[5]

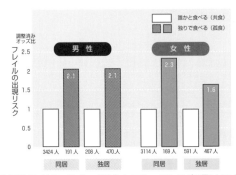

●図10-5● 共食，孤食とフレイルの出現リスク[8]

同居の有無にかかわらず，3食ほとんど孤食の高齢者は，共食の機会がある高齢者に比べて，食品摂取の多様性スコアが落ちている．また，フレイルや抑うつの有病率が2倍高いことが報告されている（図10-5）．

## 10.3 ····· 栄養アセスメントと栄養ケア

**Fried**

Rockwoodらが，疾病や老年症候群などが積み重なるほど要介護率と死亡率が高いことを指摘したのに対して，Freidは5つの要因の有無でフレイルを評価する表現型モデルを2001年に提唱した．現在では多くの研究者がFreidのモデルをもとにして研究を行っている．

### 1）フレイル

フレイルは，加齢とともに筋力や認知機能などの心身の活力が低下し，生活機能障害，要介護状態，さらに死亡などの危険性が高くなった状態をいう．

Friedは，①1年間で4〜5kgの体重減少，②疲れやすくなった，③身体の活動性の低下，④歩行速度の低下，⑤筋力（握力）の低下，のうち3つ以上該当すればフレイルとして診断し，1つまたは2つ以上該当する場合はフレイル前段階とした．高齢者が要介護状態に至る過程は，脳血管障害などの疾病が要因になるケース（疾病モデル）以外に，フレイルを要因としている（図10-6）．

### 2）サルコペニア

サルコペニアは，筋肉が減少し，筋力や身体機能が低下している状態を指す．

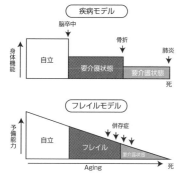

●図10-6● 要介護に至る疾病モデルと
フレイルモデル
（文献[9] より引用改変）

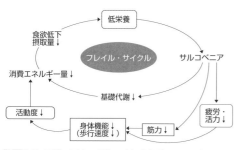

●図10-7● フレイル・サイクル（文献[10] を改変）

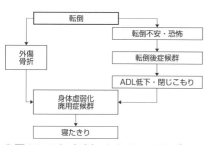

●図10-8● 転倒のもたらすさまざまな
影響[11]

Fried は，骨格筋量低下により基礎代謝自体が低下し，それにより活動量の低下も加わり，消費エネルギー量の低下を伴い，さらに摂食量が低下するという悪循環のサイクルを提唱した（図10-7）．歩行速度 0.8 m/秒以下は，サルコペニアの診断基準の1つとして使用されている．サルコペニアは男性で食品摂取の多様性がない者，女性では咀嚼機能が低下した者に有意に多発することが示唆されている．

### 3）ロコモティブシンドローム

骨，関節，軟骨，椎間板，筋肉などの運動器のいずれか，あるいは複数に障害が起こり，立つ，歩くなどの機能が低下していることをいい，特に歩行速度が低下した状態を指す．要支援・要介護状態の原因の1位となっている．低栄養は，ロコモティブシンドロームの要因となる骨粗鬆症やサルコペニアが起こりやすくなる．毎日の運動に加えて，たんぱく質やカルシウム，ビタミンD，ビタミンKを積極的に摂取することが重要である．

### 4）転倒，骨折の予防

転倒は加齢とともに発生が増え，大腿部近位部骨折も増加する．転倒は骨折のみならず，転倒を経験することで，その後の転倒に対する恐怖心から ADL を低下させ，寝たきりとなる可能性も少なくない（図10-8）．

転倒予防を目的とした運動や生活指導は，身体機能を改善し転倒恐怖感の解消にも有効である．そのため，精神心理的，身体的ケアは重要である．

### 5）認知症の対応

寿命の延伸に伴い認知症の割合は増加し，近年では要介護状態の主原因となっている．認知症疾患は，初期には嗜好の変化や鍋を焦がすなどの調理行動に関する支障が多く，進行に伴い食べ過ぎる（過食），飲み込めないなどの摂食行為に問題が生じるようになる．

一般的な心理検査として改定長谷川式簡易知能評価スケール（Hasegawa's Dementia Scale-Revised：HDS-R）が使われている．世界的には認知症スクリーニング検査（MMSE）が標準の評価基準として利用されている．

認知症のステージは，軽度では嗅覚，味覚の低下がみられ，中～重度では，買い物，食事準備などの実行機能の低下をきたす．重度では拒食があげられ，4.5 kg 以上の体重減少の頻度が高く，低栄養状態と関連することが報告されている．BMIの変化がなく，維持されている状態が最も認知症リスクが低いとされている．

認知症スクリーニング検査(mini-mental examination：MMSE)

見当識，記銘力，注意，計算，言語機能，口頭命令動作，図形模写など複数の認知機能を簡便に評価できる検査．

## 6）咀嚼・嚥下障害への対応

摂食・嚥下機能に対する検査は，EAT-10（表10-3）と聖隷式嚥下質問紙が広く用いられている．聖隷式嚥下質問紙は，より頻繁に起こる，または重症を疑わせる回答に答えた項目（A）が1つ以上ある場合を嚥下機能低下としている．

実測法では，反復唾液嚥下テスト（RSST），改定水飲みテスト（MWST），フードテスト（FT），頸部聴診法があげられる．精密検査には，嚥下内視鏡検査（VE）と嚥下造影検査（VF）がある．

摂食・嚥下障害が口腔期なのか，咽頭期なのか，その重症度に応じて適切な食物物性を決める必要がある．食形態はやわらかく，均一でまとまりがよく，べたつかず，滑りがよいゼリーやとろみ水が適する．崩れずに咽頭を通過しやすく嚥下反射の遅れや残留や誤嚥を軽減できるゼリースライス法が紹介されている．とろみについては，日本摂食・嚥下リハビリテーション学会の基準が用いられる．咀嚼・嚥下障害では誤嚥性肺炎を起こしやすく，肺炎は高齢者の死因の第1位で，肺炎による死亡者の96％が誤嚥性肺炎である．

---

**反復唾液嚥下テスト（repetitive saliva swallowing test：RSST）**
口を湿らせたのちに30秒間に何回唾液を嚥下できるかを観察する．第2指で舌骨を第3指で甲状軟骨を触知し，甲状軟骨が指を十分に乗り越えた場合のみ1回とカウントする．2回/30秒以下を陽性，3回以上を正常とする．

**改定水飲みテスト（modified water swallowing test：MWST）**
3 mLの冷水を嚥下させて嚥下運動およびそのプロフィールより咽頭期障害を評価する方法．

**フードテスト（food test：FT）**
茶さじ1杯（約4 g）のプリンを食べさせて評価するスクリーニング法で，主に口腔における食塊形成と咽頭への送り込みを評価するために考案された方法．

**頸部聴診法**
嚥下時に発生する嚥下音や呼吸音を頸部から聴診し，これらの音の特徴や発生するタイミングを聴取して嚥下障害を評価する．ベッドサイドで簡便に実施できる方法である．

**嚥下内視鏡検査（videoendoscopic evaluation of swallowing：VE）**
鼻腔から内視鏡を咽頭に挿入し，嚥下の様子を観察する検査．食物の咀嚼状態，残留の有無，気管への流入の有無などを確認できる．

**嚥下造影検査（videofluoroscopic examination of swallowing：VF）**
レントゲン室でX線を照射しながら行う飲み込みの検査．食物の咀嚼状態，残留の有無，気管への流入の有無などを確認できる．

---

### ●表10-3● EAT-10（嚥下スクリーニングツール）

| 氏名： | 性別： | 年齢： | 日付： 年 月 日 |
|---|---|---|---|

**目的**

EAT-10は，嚥下の機能を測るためのものです．
気になる症状や治療についてはかかりつけ医にご相談ください．

**A.指示**

各質問で，あてはまる点数を四角の中に記入してください．
問い：以下の問題について，あなたはどの程度経験されていますか？

質問1：飲み込みの問題が原因で，体重が減少した
0＝問題なし
1
2
3
4＝ひどく問題

質問6：飲み込むことが苦手だ
0＝問題なし
1
2
3
4＝ひどく問題

質問2：飲み込みの問題が外食に行くための障害になっている
0＝問題なし
1
2
3
4＝ひどく問題

質問7：食べる喜びが飲み込みによって影響を受けている
0＝問題なし
1
2
3
4＝ひどく問題

質問3：液体を飲み込む時に，余分な努力が必要だ
0＝問題なし
1
2
3
4＝ひどく問題

質問8：飲み込む時に食べ物がのどに引っかかる
0＝問題なし
1
2
3
4＝ひどく問題

質問4：固形物を飲み込む時に，余分な努力が必要だ
0＝問題なし
1
2
3
4＝ひどく問題

質問9：食べる時に咳が出る
0＝問題なし
1
2
3
4＝ひどく問題

質問5：錠剤を飲み込む時に，余分な努力が必要だ
0＝問題なし
1
2
3
4＝ひどく問題

質問10：飲み込むことはストレスが多い
0＝問題なし
1
2
3
4＝ひどく問題

**B.採点**

上記の点数を足して，合計点数を四角の中に記入してください．
合計点数（最大40点）

**C.次にすべきこと**

EAT-10の合計点数が3点以上の場合，嚥下の効率や安全性について専門医に相談することをお勧めします．

誤嚥性肺炎
嚥下機能障害のため
唾液や食物，あるい
は胃液などと一緒に
細菌を気道に誤って
吸引することにより
発症する．嚥下機能
の低下した老年者，
脳梗塞後遺症や寝た
きりの患者に多く発
生する．

咳嗽力
咳嗽反射は気道内に
貯留した分泌物や吸
い込まれた異物を気
道外に排除するため
の生体防御反応であ
る．呼吸の筋力が弱
くなると肺活量が低
下し，痰を出すため
の咳嗽力（痰の力）
の低下を引き起こし，
結果として痰が溜ま
りやすくなる．

## 7）ADL の支援

　老年者における加齢変化として運動時の換気量の減少が認められ，日常動作の低下要因の 1 つとなっている．運動機能が低い者は嚥下障害のリスクが高く，誤嚥を予防するには呼吸機能，特に**咳嗽力**は重要であるとされている．嚥下体操，口唇，舌，頬のマッサージ，舌咽頭筋力強化練習を行うことにより ADL，QOL が向上することも報告されている．

## 8）脱水と水分補給

　体液量が減少した状態を脱水という．老年者の脱水症をきたしやすい背景因子（表 10-5）を示す．脱水は，総水分量の減少とともにナトリウムやカリウムなどの電解質も減少する．

　腋の下が乾いている，口のなかや唇が乾燥している，腕の皮膚をもち上げて放し

### ●表10-4● 嚥下調整食学会分類2013 とろみ早見表
（文献[12]より引用）

| | 段階1 薄いとろみ | 段階2 中間のとろみ | 段階3 濃いとろみ |
|---|---|---|---|
| 英語表記 | Mildly thick | Moderately thick | Extremely thick |
| 性状の説明 （飲んだとき） | 「drink」するという表現が適切なとろみの程度 口に入れると口腔内に広がる液体の種類・味や温度によっては，とろみが付いていることがあまり気にならない場合もある 飲み込む際に大きな力を要しない ストローで容易に吸うことができる | 明らかにとろみがあることを感じかつ，「drink」するという表現が適切なとろみの程度 口腔内での動態はゆっくりですぐには広がらない 舌の上でまとめやすい ストローで吸うのは抵抗がある | 明らかにとろみが付いていて，まとまりがよい 送り込むのに力が必要 スプーンで「eat」するという表現が適切なとろみの程度 |
| 性状の説明 （見たとき） | スプーンを傾けるとすっと流れ落ちる フォークの歯の間から素早く流れ落ちる カップを傾け，流れ出た後には，うっすらと跡が残る程度の付着 | スプーンを傾けるととろとろと流れる フォークの歯の間からゆっくりと流れ落ちる カップを傾け，流れ出た後には，全体にコーティングしたように付着 | スプーンを傾けても，形状がある程度保たれ，流れにくいフォークの歯の間から流れ出ない カップを傾けても流れ出ない（ゆっくりと塊になって落ちる） |
| 粘度（mPa・s） | 50-150 | 150-300 | 300-500 |
| LST値（mm） | 36-43 | 32-36 | 30-32 |

### ●表10-5● 老年者が脱水症をきたしやすい背景因子[13]

| 体内総水分量が少ない | 細胞数が減少し，特に筋肉，皮下組織などにおける備蓄水分量が少ない |
|---|---|
| 水分摂取量の減少 | 渇中枢機能の低下による口渇感が減弱している 頻尿・尿失禁を恐れて，飲水を抑える 排泄行動へのためらいから飲水を抑える 嚥下障害による飲水制限 食欲低下をきたす基礎病態がある |
| 腎臓における Na 保持能の低下 | 抗利尿ホルモンに対する反応性の低下 腎濃縮能の減少 |
| 多薬剤の使用 | 利尿薬の使用 下剤や浣腸剤の使用 食欲低下をきたす薬剤の使用 |

**10**

老年期の栄養ケア

等張性脱水
下痢や嘔吐によって
体液が一気に失われ
たときに起こり，水
分と電解質が同等の
割合で失われる脱水
のことをいう．

経口補水液
p.62 参照

たときにしわができたままになっている，といった症状がある場合は脱水を起こしている可能性がある．

　激しい発汗，発熱による発汗や嘔吐，下痢などで混合性（等張性）脱水症を起こしたときに水飲みの補給，または電解質濃度の低いスポーツドリンクを飲むと体液が薄くなり，利尿作用が促進され，水分とともに電解質も排泄されるため脱水状態は改善されない．このようなときは，水分と塩分の両方が含まれた経口補水液を補給する．

　老年者の1日に必要な水分摂取量は，1,000～1,500 mL，または体重1 kg 当たり25～35 mL であることが推奨されている．

　水分補給では，嚥下障害のある場合，誤嚥性肺炎を予防するためにとろみをつけたり，シャーベット状にして供する．

### 9）低栄養の予防・対応

　高齢者の代表的な低栄養の要因を表10-6に示した．低栄養が進むと，筋肉，骨の衰えや免疫力の低下，さらには認知症を招く．多種類の食品を食べ，バランスよく栄養を摂ることによりやせと低栄養を防ぐことが重要である．また，多種類の食品から栄養を摂取するには，口の健康に留意することが大切であり，普段から口腔衛生に努めることは咀嚼力を維持することにつながる．

　「健康長寿のための12か条」は，特に高齢者向けに日常生活の過ごし方や健康管理の方法を示したものである（表10-7）．

　低栄養に陥りやすいのは独居や夫婦のみの世帯が多く，配食サービスや栄養調整食品を利用することも考えられる．

●表10-6● 高齢者のさまざまな低栄養の要因[14]

| | |
|---|---|
| 1. 社会的要因<br>　独居<br>　介護力不足・ネグレクト<br>　孤独感<br>　貧困 | 4. 疾病要因<br>　臓器不全<br>　炎症・悪性腫瘍<br>　疼痛<br>　義歯など口腔内の問題<br>　薬物副作用<br>　咀嚼・嚥下障害<br>　日常生活動作障害<br>　消化管の問題（下痢・便秘） |
| 2. 精神的・心理的要因<br>　認知機能障害<br>　うつ<br>　誤嚥・窒息の恐怖 | 5. その他<br>　不適切な食形態の問題<br>　栄養に関する誤認識<br>　医療者の誤った指導 |
| 3. 加齢の関与<br>　嗅覚，味覚障害<br>　食欲低下 | |

●表10-7● 健康長寿のための12ヵ条[15]

| | | |
|---|---|---|
| 1. | 食生活 | いろいろ食べて，やせと栄養不足を防ごう！ |
| 2. | お口の健康 | 口の健康を守り，かむ力を維持しよう！ |
| 3. | 体力・<br>身体活動 | 筋力＋歩行力で，生活体力をキープしよう！ |
| 4. | 社会参加 | 外出・交流・活動で，人やまちとつながろう！ |
| 5. | こころ（心理） | めざそうウェル・ビーイング．百寿者の心に学ぼう！ |
| 6. | 事故予防 | 年を重ねるほど増える，家庭内事故を防ごう！ |
| 7. | 健康食品や<br>サプリメント | 正しい利用の目安を知ろう！ |
| 8. | 地域力 | 広げよう地域の輪．地域力でみんな元気に！ |
| 9. | フレイル | 「栄養・体力・社会参加」3本の矢で，フレイルを防ごう！ |
| 10. | 認知症 | よく食べ，よく歩き，よくしゃべり，認知症を防ごう！ |
| 11. | 生活習慣病 | 高齢期の持病を適切にコントロールする知識を持とう！ |
| 12. | 介護・終末期 | 事前の備えで，最期まで自分らしく暮らそう！ |

# III

# 運動・ストレス・環境と栄養ケア・マネジメント

　1964（昭和39）年に開催された東京オリンピックを契機として，わが国では健康に関する国民の関心が高まり，その後に健康づくりに関する種々の施策が展開されることとなった．運動に関しては，1989（平成元）年に「健康づくりのための運動所要量」が，そして2006（平成18）年には「健康づくりのための運動基準2006」，「運動指針2006（エクササイズガイド2006）」が，さらに2013（平成25）年には「健康づくりのための身体活動基準2013」および「健康づくりのための身体活動指針（アクティブガイド）」が策定され，生活習慣病予防に対する運動の効果がより期待されている．

　運動は，効果を上げるようにするには，生理機能や生体内代謝に及ぼす運動の一過性の影響や累積（トレーニング）効果を知り，そのうえで運動時の食事摂取や飲食物補給を考えることが必要である（第11章）．

　ストレス状態に陥ることによって，食欲の減退や消化・吸収機能不全，ひいては胃潰瘍など消化器の器質的変化が起こること，逆に過食による肥満が引き起こされることは深刻な問題である．また，ストレスが栄養と無関係に単独で生活習慣病の危険因子となることもよく知られた事実である．基本的なストレス反応や生体リズムを知り，ストレスに対する栄養ケアができることも重要である（第12章）．

　ストレスとも密接に関係する問題として，特殊環境下での生活をあげることができる．また，通常の環境下においても，動揺の少ない安静条件下での生活は1日24時間のうちでわずかな時間を占めるにすぎない．特殊環境下や動的状態での生体反応を知り，これらの状況下での栄養問題に関する知識を蓄え，栄養ケアができることもまた必要である（第13章）．

相対的なエネルギー摂取量の過剰と運動不足は，肥満や種々の生活習慣病を引き起こす．エネルギー収支をゼロにするためには摂取量を低く抑える方法も考えられるが，その場合には運動不足や体力低下が助長されるだけでなく，各種の栄養素が摂取不足となる危険性が生じる．以上の理由により，「第三次改定日本人の栄養所要量」（1984 年）で「日常生活活動強度別付加運動量の目安」が示され，2013 年には「健康づくりのための身体活動基準・身体活動指針」が示された．

体重を維持しながら運動を行う場合には，基本的にはエネルギー摂取量の増加分をバランスのよい食事で補うことが必要となる．一方，体重減量を行う場合には，「エネルギー摂取量を減らす」か「エネルギー消費量を増やす」，あるいはその両方を行うことになり，栄養管理は体重を維持する場合よりも難しくなる．また，競技力の向上を目指す場合には，食事の内容や摂取タイミングが問題となる．体重減量時と競技スポーツでは，サプリメントの活用に関する知識も必要となる．

> **メッツとメッツ・時**
> 「健康づくりのための身体活動基準・身体活動指針」では，強度の指標としてメッツが，身体活動量の指標としてメッツ・時が用いられている．座って安静にしている状態が 1 メッツで，時速 4 km の歩行が 3 メッツに相当する．3 メッツの身体活動を 1 時間実施した場合の身体活動量は，3 メッツ×1 時間＝3 メッツ・時のように計算する（付表 6 を参照）．

## 11.1 ····· 運動時の生理的特徴とエネルギー代謝

### 1）骨格筋とエネルギー代謝

#### （1）骨格筋線維の分類

骨格筋線維は，その収縮速度に基づき遅筋線維と速筋線維に大きく分類される．遅筋線維は有酸素性エネルギー産生能力に優れており，一方の速筋線維は無酸素性エネルギー産生能力に優れている（表 11-1）．

#### （2）エネルギー供給系の分類

##### ①無酸素性エネルギー産生機構

a. 非乳酸性エネルギー産生機構（ATP-CP 系）： 筋肉中には，アデノシン三リン酸（ATP：adenosine triphosphate）と同様の高エネルギーリン酸化合物であるクレアチンリン酸（CP：creatine phosphate）が含まれている．CP が分解される際に生ずるエネルギーによって，ATP がアデノシン二リン酸（ADP：adenosine diphosphate）から無酸素下できわめて短時間に再合成される．

●表11-1● 骨格筋線維の特性[1, 2]

| | 遅筋線維 | 速筋線維 |
|---|---|---|
| ミオグロビン含有量 | 高い | 低い |
| トリグリセリド貯蔵 | 高い | 低い |
| クレアチンリン酸貯蔵 | 低い | 高い |
| ミトコンドリア密度 | 高い | 低い |
| 毛細血管密度 | 高い | 低い |
| 酸化酵素活性 | 高い | 低い |
| 解糖系酵素活性 | 低い | 高い |
| 収縮速度 | 遅い | 速い |
| 疲労性 | 遅い | 速い |

したがって，この系は瞬発的な運動で有効なエネルギー産生機構となるが，最大運動を行った場合にはエネルギー源である ATP と CP の枯渇（こかつ）が限定要因となって 10 秒以内で停止する．

　b．**乳酸性エネルギー産生機構（乳酸系）**：　グルコースまたはグリコーゲンが酸素がない状態でピルビン酸を経て乳酸にまで分解する過程である．最大運動を行った場合，この系は筋肉への無機リン酸の蓄積などによって生じる筋疲労のため，1分以内でストップする．

　**②有酸素性エネルギー産生機構**

　解糖系→TCA（tricarboxylic acid）サイクル・電子伝達系における完全酸化の過程である．原材料のエネルギー源と酸素の供給が十分ならば，無限にエネルギーを産生することができる．

　これら3つのエネルギー産生機構の特徴を，表11-2に示した．

●表11-2● エネルギー産生機構の特徴

| | 無酸素性 | | 有酸素性 |
| --- | --- | --- | --- |
| | ATP-CP系 | 乳酸系 | |
| 酸素の必要性 | 不要 | 不要 | 必要 |
| エネルギー産生量 | 少ない | かなり多い | きわめて多い |
| 持続性 | 短い | 中間 | 長い |
| エネルギー発生速度 | きわめて速い | 速い | 遅い |
| 反応の起こる場所 | 細胞質 | 細胞質 | ミトコンドリア |

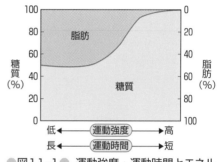

●図11-1● 運動強度・運動時間とエネルギー源との関係[2]

### （3）糖質と脂肪の利用割合

　運動時の主たるエネルギー源は，糖質（グルコース）と脂肪（主として脂肪酸）である．これらの利用状況は，運動の強度・時間によって大きな影響を受ける．すなわち，運動強度が高いほど糖質の使われる割合が多くなる．これは，短時間の激しい運動では無酸素性のエネルギー産生機構の動員が大きくなるためである．一方，運動時間が長いほど脂肪の使われる割合が多くなる．しかし，この場合に脂肪のみがエネルギー源となることはなく，同時に糖質も消費される（図11-1）．糖質の体内貯蔵量は脂肪のそれに比べてはるかに少ないことから，体内グリコーゲン量が持久性運動の遂行能力を規定する要因となる（p.111参照）．

## 2）運動時の呼吸・循環応答

### （1）酸素需要量と定常状態

　運動が始まると酸素摂取量が増加するが，初期には酸素が不足する状態（酸素借）が起こる．これは，呼吸・循環系が運動に対して適応するのに時間を要するためである．その後，運動強度が低い場合には，酸素摂取量がほぼ一定となり長時間にわたって運動を持続できる状態が生まれる．この場合，運動に必要な酸素量と実際に摂取している酸素量とが等しく，この状態を定常状態という．一方，運動強度が高い場合には，定常状態は成立しない（図11-2）．

閾値
ある反応が起きるときに必要な作用の大きさ・強度の最小値．

### （2）無酸素性作業閾値：　運動強度が漸増すると，換気量と二酸化炭素排泄量
が運動強度に比例して増加していくが，ある強度以上になると急増するようになる．この強度を，無酸素性作業閾値（AT：anaerobic threshold）という（図11-3）．

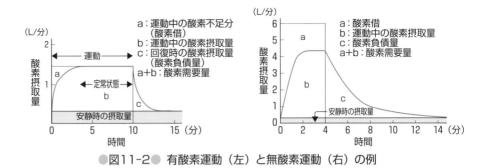

●図11-2● 有酸素運動（左）と無酸素運動（右）の例

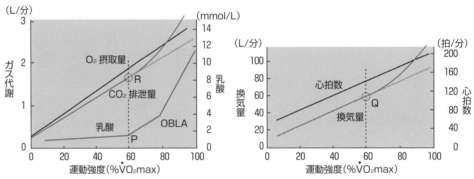

運動強度を高めると，酸素摂取量と心拍数は直線的に増大するのに対して，その他のパラメーター
はある運動強度から急上昇し始める．この点（P，Q，R）が無酸素性作業閾値（AT）である．

●図11-3● 無酸素性作業閾値[3]

これは，血液中の乳酸が増加して pH が低下し呼吸が促進されるためである．すなわち，無酸素性作業閾値とは，無酸素性エネルギー産生機構の動員開始点である．

　健康の保持・増進のためには，通常，無酸素性作業閾値以下の強度で成立する定常状態が得られる運動が推奨される．

### （3）最大酸素摂取量

　大気中から肺に取り込まれた酸素は，肺胞～静脈血間でのガス交換である肺呼吸（外呼吸）の後に動脈血中を運ばれ，動脈血～組織間でのガス交換である組織呼吸（内呼吸）によって組織中に取り込まれる（図11-4）．

### ①肺呼吸からみた酸素摂取量

　肺呼吸の場面での酸素摂取量は，次式により求めることができる．

　　　酸素摂取量（肺胞→混合静脈血）＝換気量×酸素摂取率

　成人の場合には，安静時では換気量が 8～9 L/分，酸素摂取率が 3%前後であり，酸素摂取量は次のようになる．

$$250 \, mL/分 ≒ 8～9 \, L/分 × 3\%$$

　運動時には，運動強度が高くなるにつれて主として換気量の増大によって酸素摂取量が高まる．持久的運動能力に優れた人では，換気量が 150 L/分程度にまで達し，最大酸素摂取量（$\dot{V}O_2$ max：maximal oxygen intake）は次のようになる．

$$4.5 \, L/分 ≒ 150 \, L/分 × 3\%$$

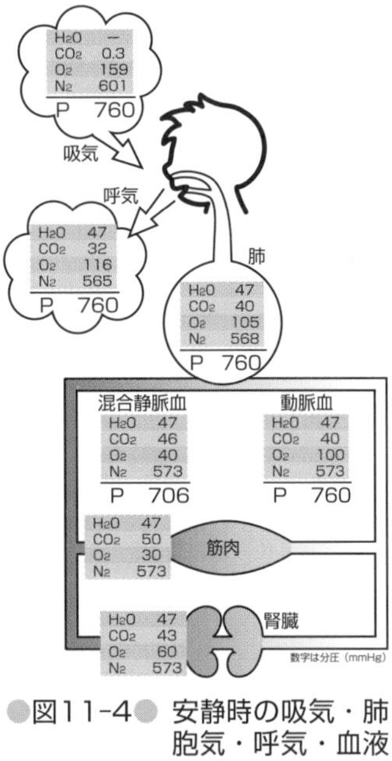

●図11-4● 安静時の吸気・肺胞気・呼気・血液中ガス分圧の代表的な値（mmHg）

### ②組織呼吸からみた酸素摂取量

組織呼吸の場面での酸素摂取量は，次式により求めることができる．

酸素摂取量（動脈血→全身の各組織）
＝心拍出量×動静脈血酸素較差

血液中の酸素の大部分は，ヘモグロビンと結合して存在する．ヘモグロビン1g は酸素 1.34 mL と結合できるので，血中ヘモグロビン濃度を 15 g/dL とすると，肺でのガス交換を終えたばかりの動脈血中酸素濃度は約 20 mL/dL となる．

成人の場合には，安静時では心拍出量が 5 L/分程度，動静脈血酸素較差が約 5 mL/dL 程度であり，酸素摂取量は次のようになる．

$$250 \text{ mL/分} \fallingdotseq 5 \text{ L/分} \times (20-15) \text{ mL/dL}$$

運動時には，運動強度が高くなるにつれて心拍出量と動静脈血酸素較差の増大によって酸素摂取量が高まる．持久的運動能力に優れた人では，心拍出量が 30 L/分程度，動静脈血酸素較差が約 15 mL/dL にまで達し，**最大酸素摂取量**（$\dot{V}O_2 \text{ max}$）は次のようになる．

$$4.5 \text{ L/分} \fallingdotseq 30 \text{ L/分} \times (20-5) \text{ mL/dL}$$

> **最大酸素摂取量**
> 体内に取り込むことのできる酸素量の，単位時間（1分間）当たりの最大値．有酸素性全身持久力の指標として用いられる．

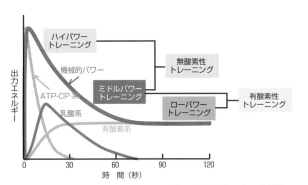

●図11-5● 運動時間とエネルギー供給系の動員状態に基づくトレーニングの分類[4]

### 3) 体 力

瞬発力は，短時間（通常10秒以内）に発揮される単位時間当たりの最大仕事量であり，力とスピードの積で表される．また，瞬発力は狭義にはパワーと呼ばれ，パワーの大きな人は力型，スピード型，中間型のハイパワーに分類できる．

持久力は，無酸素性持久力と有酸素性持久力に，また全身持久力と局所的な筋肉の持久力とに分類できるが，一般には有酸素性全身持久力（全身持久力）を指す．成人期以降では，全身持久力が一定以上あれば循環器系疾患や代謝性疾患の罹患率が，また筋力（筋肉量）が一定以上あれば筋肉減弱症（サルコペニア，sarcopenia）の罹患率がそれぞれ低くなる．これらのことから，全身持久的運動と軽レジスタンス運動の併用が，健康の保持・増進のための運動として推奨されている．

### 4) 運動トレーニング

一般に，パワーが大きくて時間の短い運動がパワー系スポーツ，逆にパワーが小さくて時間の長い運動が持久力系スポーツである．エネルギー産生機構（p.96 参照）との関係からみると，ATP-CP 系がハイパワー運動，乳酸系がミドルパワー運動，有酸素系がローパワー運動にそれぞれ対応する（図11-5）．

### 1）健康づくりのための身体活動基準および身体活動指針

2013 年 3 月に，「健康づくりのための運動基準 2006」・「健康づくりのための運動指針 2006（エクササイズガイド 2006)」の改定版として，「健康づくりのための身体活動基準 2013」・「健康づくりのための身体活動指針（アクティブガイド）」が策定された．

身体活動基準の概要は，ライフステージに応じた健康づくりのための身体活動（生活活動・運動）を推進することで健康日本 21（第二次）の推進に資するよう，「健康づくりのための運動基準 2006」を改定し，「健康づくりのための身体活動基準 2013」を策定した（付表 6 も参照）．また，身体活動指針[5]では，『いつでもどこでも +10（プラス・テン）』の標語のもと，今より 10 分多くからだを動かすことが推奨されている．

### 2）運動の健康への影響；メリット・デメリット

#### （1）運動と糖代謝

**①糖代謝の一過性の変動に及ぼす運動の影響：** 血糖値は，比較的短時間の激運動時には上昇し，ときにはグルコース負荷後でさえ達しないレベルになることもある（図 11-6）．この現象は，高い運動強度に伴う肝臓からのグルコース動員に起因するものである．したがって，糖代謝改善を目的として運動を行う場合には，強度が高すぎる運動は負の効果をもたらすことになる．一方，運動時間が長くなると血糖値は低下するが，これは筋肉および肝臓中のグリコーゲンの枯渇に起因する．

中等度の強度の有酸素運動中に，**インスリン**分泌は低下するが，それにもかかわらず筋へのグルコースの取り込みが増大することは以前より知られていた．近年になって，骨格筋における糖取り込みの主役がグルコーストランスポーター（糖輸送担体）4（GLUT 4：glucose transporter 4）であること，GLUT 4 による糖の輸送経路にはインスリンによる経路と筋収縮による経路があること，などが明らかになってきた（図 11-7）．また，筋のインスリン感受性は，運動後十数時間にわたり亢進することが知られている．すなわち，運動は筋収縮とインスリンの互いに独立の経路を介しながら糖代謝の是正に貢献していることになる．

> **インスリン**
> 血糖値を下げる唯一のホルモンで，膵臓の β 細胞から分泌される．

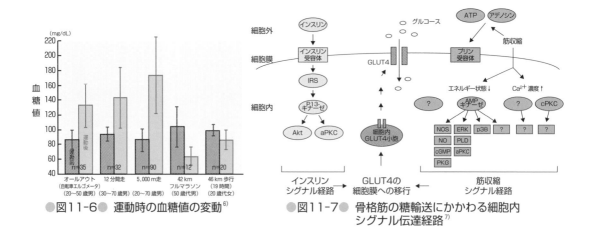

●図11-6● 運動時の血糖値の変動[6]

●図11-7● 骨格筋の糖輸送にかかわる細胞内シグナル伝達経路[7]

食後高血糖に対しては，高糖質食摂取後30〜60分経過した時点から中等度の強度の有酸素運動を行うことにより，インスリンを節約しながら血糖値を低下させることができる．

### ②糖代謝に及ぼす運動トレーニングの効果

糖尿病の運動療法を安全かつ効果的に行うためには，運動に対する適応の有無を的確に鑑別することが重要である．その点では，1型糖尿病（IDDM：insulin dependent diabetes mellitus，インスリン依存型糖尿病）に対する運動療法の有効性については必ずしも意見の一致をみていない．すなわち，インスリン注射と運動実施のタイミングによっては低血糖が誘発され，また脂質代謝の亢進により**ケトーシス**が起こりやすく，これらの事実は糖代謝増悪時の運動はひかえるべきとする根拠にもなる．これに対して，2型糖尿病に対する運動療法の有効性は広く認められている．すなわち，インスリン抵抗性症候群の場合にはグルコース負荷後の血糖値の低下とともにインスリン反応も低下し，末梢組織におけるインスリン感受性が増大する（図11-8，11-9）．

ケトーシス<br>p.44 参照

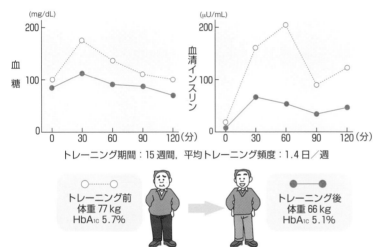

トレーニング期間：15週間，平均トレーニング頻度：1.4日／週

トレーニング前
体重 77 kg
HbA1c 5.7%

トレーニング後
体重 66 kg
HbA1c 5.1%

●図11-8● 食事療法とトレーニングにより耐糖能（グルコース100 g負荷試験成績）が改善された例[8]

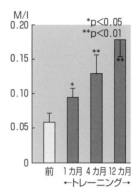

M/I: グルコース代謝量/インスリンクランプ中の平均血中インスリン濃度（インスリン感受性の指標）

●図11-9● トレーニング前後におけるインスリン感受性の変動[9, 10]

### (2) 運動と脂質代謝

**①脂質代謝の一過性の変動に及ぼす運動の影響：** 中性脂肪（TG，トリグリセリド，トリアシルグリセロール）の燃焼は，短時間激運動時では抑制され，長時間運動時では亢進する（p.97参照）．すなわち，血中中性脂肪値は長時間運動により低下し，遊離脂肪酸値の上昇は脂肪酸の燃焼亢進の裏づけとなる．血中中性脂肪値の低下については，リポたんぱくリパーゼ（LPL：lipoprotein lipase）の活性亢進によるカイロミクロンや超低比重リポたんぱく（VLDL：very low density lipoprotein）の異化亢進がその原因として考えられている．一方，血中コレステロール値は，各分画とも一過性の運動では大きな変動を示さない（図11-10）．

食後高脂血症に対しては，高脂肪食摂取後3時間程度経過した時点から中等度の強度の有酸素運動を行うことにより，血中中性脂肪値を低下させることができる．

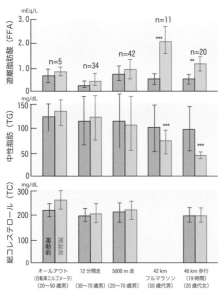

●図11-10● 運動時の血中脂質値の変動[6]

②脂質代謝に及ぼす運動トレーニングの効果： 有酸素運動を中心とする運動トレーニングにより，血中中性脂肪値は低下して高比重リポたんぱく（HDL：high density lipoprotein）コレステロール値が上昇する．総コレステロール値は一定の変動を示さないが，動脈硬化指数は改善される（図11-11）．血中中性脂肪値の低下は，一過性の変動の場合と同様に LPL 活性の上昇によるものと考えられている．血中 HDL コレステロール値の上昇については，LPL 活性の増大に伴いカイロミクロンや VLDL が代謝されて HDL の生成が増大すること，レシチン・コレステロールアシルトランスフェラーゼ（LCAT：lecitin-cholesterol aciltransferase）活性が上昇することなどがその原因として考えられている．また，これらのトレーニング効果は，食事療法単独の場合よりも運動療法が併用された場合に大きい（図11-12）．

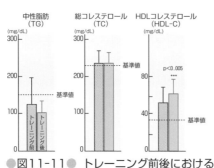

●図11-11● トレーニング前後における血中脂質値の変動[11]

等尺性収縮
筋肉が長さを変えないで収縮している状態．

これに対して，筋肉の収縮力が対抗する外力よりも大きく，外力に打ち勝って筋肉が短縮しながら力を発揮している状態を短縮性収縮という．また，筋肉の収縮力が対抗する外力よりも小さく，筋肉が短縮しようとしながらも伸びながら力を発揮している状態を伸張性収縮という．

●図11-12● 脂質代謝に及ぼす1年間の減量食または運動の効果[12]

（3）運動と高血圧

①血圧の一過性の変動に及ぼす運動の影響

a. 動的運動と静的運動： 動的運動は，歩行，ジョギング，サイクリング，水泳などのように筋が短縮と伸張をくり返す運動である．静的運動は，ウエイトリフティング中にみられる関節の角度が変わらずに力のみを発揮している状態，すなわち筋が等尺性（アイソメトリック）に収縮している状態である．動的運動の場合には，心拍出量が増加して総末梢血管抵抗が低下する結果，収縮期血圧は上昇するが拡張期血圧は不変かあるいはかえって低下する．一方，静的運動の場合には，活動筋中の血管が筋の強い組織圧によって圧迫されたままとなる．そのために血圧の上昇が大きく，ことに拡張期血圧の上昇が動的運動とは対照的である（図11-13）．

**b. 全身運動と局所運動：**　血圧の上昇は，全身運動に比べ身体の一部を使う局所運動で大きい．これは，局所運動では運動に参加しない非活動筋の血管が収縮するためである．この現象は活動筋への血流配分を高める点では理にかなっているかもしれないが，全身的にみれば総末梢血管抵抗を高めることになるのでその分血圧の上昇が大きくなる．

**c. 運動強度の影響：**　運動強度が高くなると，収縮期血圧はどのような運動でも上昇する．一方，拡張期血圧は静的運動で上昇し，動的運動ではほとんど変わらない．

　以上のことから，高血圧の人や高齢者に対しては静的，局所的そして強度の高い運動は勧められない．

### ②高血圧に及ぼす運動トレーニングの効果

　高血圧は運動トレーニングにより改善される（図11-14）が，その低下度は収縮期血圧で25 mmHg以内，拡張期血圧では15 mmHg以内とする報告が多い．運動の質については，有酸素運動（動的運動）がよい．運動強度については最大酸素摂取量の40〜70％の範囲で効果が上がるとする報告が多いが，有酸素運動であっても一過性の運動中には収縮期血圧が上昇することから，高血圧の程度が大きな場合には運動強度を低くするか，あるいは運動をひかえることが必要である．

　運動トレーニングによる高血圧改善のメカニズムは多岐にわたるものと考えられるが，交感神経の緊張低下，体脂肪量の減少に伴う血中インスリン濃度の低下，動脈伸展性の増加，レニン-アンジオテンシン-アルドステロン系をはじめとする体液性因子の影響などが考えられている．

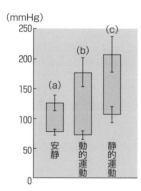

動的運動では収縮期血圧は上昇するが拡張期血圧は低下する傾向があるのに対して，静的運動（アイソメトリック運動）では収縮期血圧も拡張期血圧も著しく上昇する．

●図11-13●　動的運動および静的運動と血圧との関係[13]

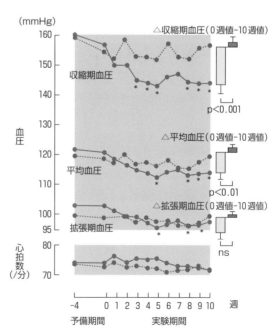

●図11-14●　運動群（実線）と非運動群（点線）の血圧の比較対照試験[14]

### (4) 運動と骨密度

　骨代謝と運動との関連は，骨密度や骨代謝マーカーを指標として数多く検討されている．運動トレーニングは骨密度を増加させるとする報告が多い．その原因としては，主として力学的負荷が局所に作用する機序が考えられている．しかし，運動の様式（種目）や強度によってはその効果は小さい．すなわち，運動の骨形成効果は運動のタイプや強度に依存し，荷重負荷がかかる部位で効果が大きく，歩行をはじめとする持久的運動の効果は小さい（図11-15）．しかし一方で，高い荷重負荷のかかる運動は，特に高齢者において骨関節症の危険を増大させることになる．歩行や軽い筋力運動のような低荷重負荷の運動は，骨密度への効果が相対的に小さいとしても筋力，バランスや安定性を維持・発達させることになり，このことは最終的に転倒の防止につながるものとなる．

### (5) 運動と寿命

　寿命には多くの要因が関与するため，運動の単一の影響を検証することは困難である．これまでに報告されている運動と寿命に関する研究のなかには，運動が寿命の延長を可能にするという見解がある一方で，達しうる最高年齢には運動をしてもしなくても差がないとする見解もある．後者は，運動の効果は40〜60歳を中心とする年齢階層の心筋梗塞などによる死亡数を減少させる点では有効であるが，運動が人類の寿命という本質に影響するものではないことを示している（図11-16）．

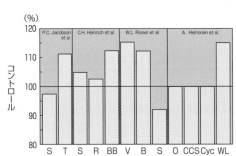

結果は，各研究のコントロール群の値に対する相対値で表してある．
S：競泳選手，T：テニスプレーヤー，R：ランナー，BB：ボディービルダー，V：バレーボール選手，B：バスケットボール選手，O：オリエンテーリング，CCS：クロスカントリースキーヤー，Cyc：サイクリスト，WL：ウェイトリフター．
●図11-15● 正常月経を有する若年の女性競技者（17〜38歳）の腰椎骨塩密度[15-19]

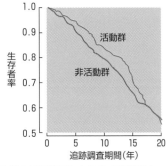

45〜64歳の健康者636人を20年間追跡し，その間の生存者率について，よく運動している活動群と非活動群とに分けて検討した結果，運動群のほうが生存者率が高い傾向を示した．しかし超高齢になると両群の生存者率に差はなくなった．このことは運動は50〜60歳の人の死亡率を低下させることによって平均寿命を延長させるが，ヒトの生物としての寿命に影響するものでないことを示唆している．
●図11-16● 運動がヒトの寿命に及ぼす影響[13, 20]

### (6) 運動と適応力・抵抗力

　激しい運動を行った競技会の後には，免疫能力が低下することが知られている．一方で，極端に運動が不足する状況では，やはり免疫能力が低下する．図11-17は上気道感染症の発症頻度と運動の程度との間の関係を示したものであるが，免疫能力の観点からも適度の運動が推奨される．

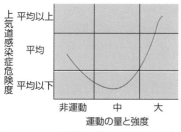

●図11-17● 運動の量・強度と上気道感染症危険度との関係[21]

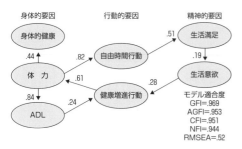

モデル適合度はこの因果関係モデルがデータに対して適合している程度を示す統計量である．RMSEAは0.0に近いほど，その他の指標は1.0に近いほど適合度がよいことを示す．矢印はパスと呼ばれ，「原因」→「結果」の間に引かれている．矢印上の数値はパス係数であり，影響の強さを示し，0.0～1.0の範囲をとり，1.0に近いほど影響の程度が強くなる．

●図11-18● 高齢者における健康増進生活要因の因果関係[22]

## （7）運動とQOL

図11-18は，運動教室に参加している高齢者における健康増進生活要因の因果関係である．図中には，健康増進行動から始まる2つの主要なパスサイクルが含まれており，運動がQOL向上に重要な位置を占めていることがわかる．

## （8）運動のデメリット

### ①摂食障害

神経性食欲不振症（AN：anorexia nervosa），神経性大食症（BN：bulimia nervosa）および両者を合わせた摂食障害の発生率を表11-3に示した．女子アスリート，特に持久系（中・長距離走，マラソンなど）や審美系（体操，新体操，チアリーディングなど）種目のアスリートでは，一般女性に比べると摂食障害の発生率が高い．これらの競技種目では，体重当たりの最大酸素摂取量あるいは容姿が競技力に影響するが，運動トレーニング時に過度の食事制限が加えられると下垂体–性腺系に障害が生じて無月経を招く．無月経は，骨塩量，免疫能，認知能力などが低下するという悪循環を招く．

### ②活性酸素

運動により酸素消費量が増大するにつれて，体内での活性酸素の生成が増加する．活性酸素は反応性が高いため，過度の運動では大量の発生によって細胞内のDNAの損傷，過酸化脂質の生成などの生体への悪影響が引き起こされる可能性が大きくなる．

●表11-3● 一般女性とアスリートの摂食障害の発生率（％）[23]

| | | 神経性食欲不振症 | 神経性大食症 | 摂食障害 |
|---|---|---|---|---|
| 一般女性 | 米国心理学会 | 0.125～1.0 | | |
| | Schotte & Stunkard | | 1.3 | |
| | Drewnowski *et al.* | | 1.0 | |
| | Kurtzman *et al.* | | | 2.1～4.8 |
| ダンス | Broocks-Gunn | | | 33 |
| | Evers *et al.* | 33 | | |
| | Garner *et al.* | 16 | 14 | |
| | Hamilton *et al.* | 15 | 19 | |
| フィギュアスケート | Rucinski *et al.* | 48 | | |
| 体操 | Rosen *et al.* | | | 25 |
| ランナー | Brownell *et al.* | | | 4～6 |
| | Weight *et al.* | 14 | | |

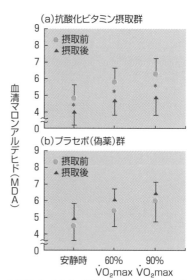

●図11-19● 運動による血清過酸化脂質の増加と抗酸化ビタミン剤の抑制効果（＊ p＜0.05）[24]

活性酸素
地球の大気中に最も
多く存在する分子状
の酸素よりも活性化
された酸素とその関
連分子の総称である。
生体内では，スーパ
ーオキシド，過酸化
水素，ヒドロキシラ
ジカルの3種類が特
に問題となる。

これに対し，生体には発生した活性酸素を速やかに除去してDNAの損傷や脂質の過酸化などを防御・修復する機構があり，これは酵素的防御系と非酵素的防御系の2つに分類される。前者にはスーパーオキシドジスムターゼ，グルタチオンペルオキシダーゼなど，後者にはビタミンE，ビタミンC，$\beta$-カロテンなどがある。運動時の活性酸素発生に対する対策は，激しい運動時ほど重要となる（図11-19）。

## 11.3 運動と栄養ケア

### 1）運動時の食事摂取基準の活用

食事摂取基準は，健康の保持・増進，生活習慣病の予防のために参照するエネルギーおよび栄養素の摂取量の基準を示すものである。推定エネルギー必要量は身体活動レベル別に設定されているが，レベルⅡに対するⅢの増加分は18～29歳の男性で400 kcal/日，女性で300 kcal/日（2020年版）であり，激しいトレーニングを行っているスポーツ選手は食事摂取基準の対象ではない。

運動時の栄養素摂取量を考えるにあたっては，日常の食生活が推奨量・目安量を満たすことが前提となる。体重を維持する場合には，基本的には「エネルギー摂取量に比例して栄養素摂取量を増大させる方法」が推奨される。これは，いわゆる「主食と副食とをバランスよく増やす」方法である。主食と副食とをまんべんなく増した場合には，各々の栄養素の摂取量は表11-4に示したレベルになる。

●表11-4● 運動時に主食と副食とをまんべんなく増した場合の栄養素摂取量（例）

「非運動時の望ましい内容の食事を構成する主食・副食（主菜・副菜）をまんべんなく増す」
＝エネルギー摂取量に比例して栄養素摂取量を増大させる
【例】非運動時2,000 kcal/日・運動時2,500 kcal/日で，P：F：C＝15：25：60の場合。非運動時の無機質とビタミンについては，日本人の食事摂取基準，国民健康・栄養調査の成績を参考に日常摂取されている一例として示した。

| | エネルギー (kcal) | たんぱく質 (g) | 脂質 (g) | 糖質 (g) | Na (g) | K (g) | Ca (mg) | Mg (mg) | P (mg) | Fe (mg) | VB₁ (mg) | VB₂ (mg) |
|---|---|---|---|---|---|---|---|---|---|---|---|---|
| 非運動時 | 2,000 | 75.0 | 55.6 | 300 | 4.0 | 2.0 | 600 | 300 | 800 | 10.0 | 1.10 | 1.20 |
| 運動時 | 2,500 | 93.8 | 69.4 | 375 | 5.0 | 2.5 | 750 | 375 | 1,000 | 12.5 | 1.38 | 1.50 |
| /1,000kcal | — | 37.5 | 27.8 | 150 | 2.0 | 1.0 | 300 | 150 | 400 | 5.0 | 0.55 | 0.60 |

食事摂取基準では，たんぱく質に対して耐容上限量は設定されていないが過剰摂取の影響が指摘されており，スポーツ選手が多量のたんぱく質を摂取する場合には注意が必要である。トレーニングの初期，運動量が極端に大きな期間，体重減量時，登山などで食糧の供給が十分ではない場合，食欲不振時などでは，サプリメントの必要性が高まるが，その一方で栄養素によっては耐容上限量の超過が起こらないよう気を付けなければならない。

水分・電解質補給，食事内容と摂取のタイミング，グリコーゲンローディング，ウェイトコントロール，栄養補助食品の利用などの諸問題は，食事摂取基準のなかでは直接には扱われていないため，メリットとデメリットを整理してその在り方を考えることが必要である。

●表11-5● スポーツマンに推奨されるP：F：C比率

| ヤコーレフ[*1]<br>（Yakovlev） | たんぱく質 | ……………14%……14%[*3] |
| | 脂　　　肪 | ……………31%……22%[*3] |
| | 炭 水 化 物 | ……………55%……64%[*3] |
| | 動物性たんぱく比 | ……………55〜60% |
| フォックス[*2]<br>（Fox） | たんぱく質 | ……………10〜15% |
| | 脂　　　肪 | ……………25〜30% |
| | 炭 水 化 物 | ……………55〜60% |
| わが国の現状<br>平成30年国民健康・<br>栄養調査結果から | たんぱく質 | ……………14.9% |
| | 脂　　　肪 | ……………28.3% |
| | 炭 水 化 物 | ……………56.8% |
| | 動物性たんぱく比 | ……………53.5% |

*1 非公式資料.
*2 文献[2].
*3 持久性スポーツの場合.

### 2）糖質摂取・たんぱく質摂取

#### （1）糖質摂取

運動選手に推奨されているP：F：C比率（エネルギー産生栄養素バランス）は，わが国の現状とほぼ等しい（表11-5）．糖質（炭水化物）のエネルギー比が高い日本型の食生活は，トレーニングを行う場合に好都合であると考えられている．

#### （2）たんぱく質摂取

##### ①運動時のたんぱく質必要量に影響を及ぼす要因

**筋肉肥大：** 運動により筋肉量が増大する場合には，筋肉たんぱく質の合成が必要である．したがって，筋肉肥大が起こっている期間中には，たんぱく質必要量は明らかに高まる．

**たんぱく質代謝の亢進：** 運動中には体たんぱく質の分解が亢進するが，運動後には体たんぱく質の合成が分解を上回ることが多い．しかし，運動非鍛練者の場合，高強度や長時間など運動条件が厳しい場合，さらには環境条件が過酷な場合などでは，運動が生体にとって大きなストレッサーとなる．このような場合には，体たんぱく質の分解が亢進するためにたんぱく質必要量が高まる．

**発汗に伴う経皮窒素損失量の増大：** 発汗が起こると，水や無機質のほか体たんぱく質由来の窒素化合物もまた汗中に排出される．その量は，窒素で2g（たんぱく質換算（6.25倍）で12.5g）を超えることも珍しくない（図11-20）．したがって，著しい発汗時に腎臓による代償作用が働かない（すなわち尿中窒素排泄量が減少しない）場合には，たんぱく質必要量が高まることになる．

**エネルギー供給条件：** エネルギー供給条件は，上記の3つの要因の影響を増幅させることになる．

##### ②運動時のたんぱく質摂取量

運動不足時には体たんぱく質の異化が進み，適度な運動はたんぱく質の利用効率を高め，激しい運動では前述のように体たんぱく質の分解が亢進するので，たんぱく質必要量は運動の程度に応じてU字型を描く（図11-21）．健康づくりのための軽度または中等度の運動では，たんぱく質摂取量の増大を考える必要はあまりない．

運動時のたんぱく質摂取量に関する公式の見解では，次のように記載されている．

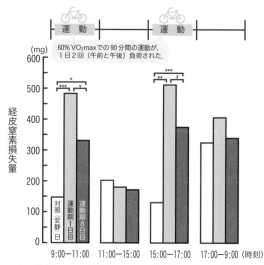

*p＜0.05, **p＜0.01, ***p＜0.005, #0.05＜p＜0.10.
●図11-20● 対照（安静）日，運動期1日目と8日目の経皮窒素損失量の比較[25]

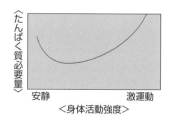

●図11-21● たんぱく質必要量と身体活動強度[26, 27]

エネルギーの供給が十分ならば運動時のたんぱく質必要量は増加しない場合が多いと思われるが，筋肉肥大を伴うようなトレーニングの初期や筋力トレーニング時，長時間にわたる中等度以上の持久性運動時にはたんぱく質摂取量を増加させることが望ましい．筋力トレーニング時は1.7〜1.8 g/kg，持久性運動時は1.2〜1.4 g/kgが望ましい摂取量と考えられている．激しい運動時にたんぱく質摂取量を増す必要がある場合においても，たんぱく質エネルギー比12〜15％の食事をとることで十分にまかなえると考えられている．日常生活において，運動による消費エネルギーの増大に伴い食事摂取量も増すのが普通なので，摂取エネルギーの10〜15％に相当するたんぱく質で供給すればよいと考えられる．

（第六次改定日本人の栄養所要量より）

### 3）スポーツ性（運動性）貧血

#### (1)「運動性貧血」の用語の由来

　運動性貧血は，運動とたんぱく質栄養に関連して，特にわが国で取り上げられてきた問題である．1950年代に吉村寿人らは，運動未熟練者に運動トレーニングを負荷した際，動物性たんぱく比20〜30％（当時の日常食のレベル），たんぱく質摂取量1.0〜1.5 g/kg体重/日の食事で初期に血中ヘモグロビンと血漿アルブミンのレベルが低下することを観察し，これを運動性貧血（スポーツ貧血，sports anemia）と名づけた．実際に運動性貧血は，動物性たんぱく比が20〜30％の場合にはたんぱく質摂取量が1.8 g/kg体重/日以上ならば起こらず，たんぱく質摂取量が1.2 g/kg体重/日の場合には動物性たんぱく比が47％以上ならば起こらないことが報告されている．現在では，運動トレーニング時に起こる貧血を広くスポーツ性（運動性）貧血という場合が多い．

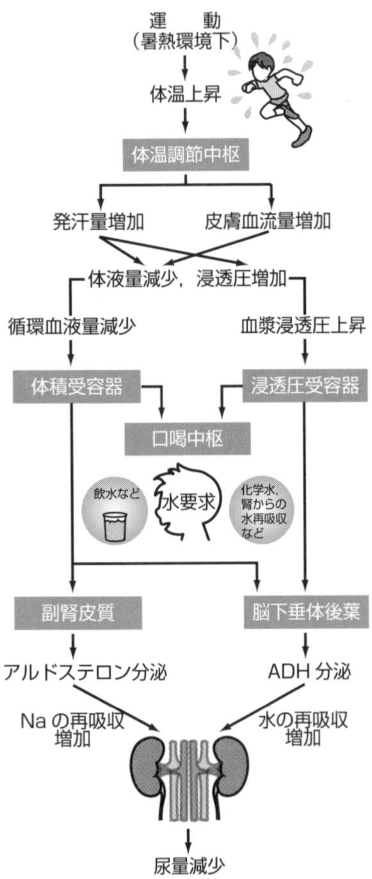

#### (2) 運動性貧血を引き起こす要因

　**a. 赤血球の破壊亢進（溶血）：** 物理的な溶血に対しては着地時などの衝撃が，また，化学的な溶血に対しては乳酸産生によるpHの低下，交感神経刺激によって脾臓から放出される溶血物質リゾレシチンなどが，その要因として考えられている．

　**b. 赤血球・ヘモグロビンの産生不足：** 赤血球とヘモグロビンの材料であるたんぱく質と鉄の摂取不足があげられる．鉄は，ヘモグロビン，ミオグロビンなどの材料となるほか汗中にも排泄されることから，運動時に不足しやすくなる．

　**c. その他の要因：** トレーニングを始めるとその初期に血漿量が増大し，これが全身持久力向上の一要因であると考えられている．この場合には血液が希釈されるため，見かけ上の赤血球数および血中ヘモグロビン濃度の低下が起きる．

運　動
（暑熱環境下）

体温上昇

体温調節中枢

発汗量増加　　皮膚血流量増加

体液量減少，浸透圧増加

循環血液量減少　　血漿浸透圧上昇

体積受容器　　浸透圧受容器

口喝中枢

飲水など　　化学水，腎からの水再吸収など

水要求

副腎皮質　　脳下垂体後葉

アルドステロン分泌　　ADH分泌

Naの再吸収増加　　水の再吸収増加

尿量減少

●図11-22● 運動時の水要求の仕組み

### 4）水分・電解質補給

#### （1）運動時の水・電解質代謝

　運動時には発汗が起こるが，発汗による脱水は高張性脱水であるため，その際には血漿の浸透圧を低下させてその量を増大させるための調節が働く（図11-22）．

　中等度以上の強度の運動時には，運動強度が高まるにつれてバソプレッシン（ADH：anti-diuretic hormone）による水の調節とレニン-アンジオテンシン-アルドステロン（RAA：renin-angiotensin-aldosterone）系などによるナトリウムの調節が行われる．血中 ADH，レニン活性，アンジオテンシン I・II，アルドステロンの各レベルは，運動強度が高まるにつれて，また運動時間が長くなるにつれて上昇し，環境温度が高いほど高値を示す（図11-23）．また，運動時の交感神経系の活動亢進は，レニンの分泌やアンジオテンシンの生成を高める．

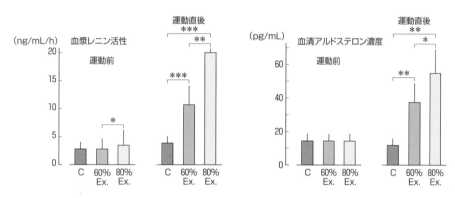

C：対照，60% Ex.：60% 強度の運動，80% Ex.：80% 強度の運動
*p＜0.05, **p＜0.01, ***p＜0.001.
（a）運動強度と血漿レニン活性，血清アルドステロン濃度[28]

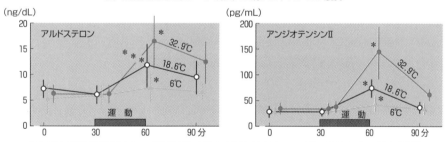

（b）種々の環境下でのトレッドミル走による血中アルドステロン，アンジオテンシンIIの変動[29]
●図11-23● 運動とレニン-アンジオテンシン-アルドステロン系[28, 29]

#### （2）運動時の飲料水補給

　軽度の脱水時には循環器系への影響は小さいが，発汗量が大きくなると心拍出量の減少や頻脈，持久力の低下などが引き起こされることになる．そのため飲料水の補給が必要となるが，運動中と運動後とでは補給方法の原則が異なる．

　**a. 運動中に摂取する場合：**　運動中の飲料水補給の目的は，通常，体温上昇の抑制，体液の浸透圧と量の維持，そしてエネルギーの補給である．

　飲料水の組成に関しては，エネルギー補給の観点からは吸収の速い単糖類の濃度が問題となるが，高濃度になるほど水の吸収が遅くなることから，グルコースで2.5%（体液の浸透圧の半分に相当）程度の低張がよいという見解が得られている．

一方，ナトリウムの補給については，運動中には体液の浸透圧が上昇し続けることから，少なくとも飲料水中のナトリウム濃度は汗中のそれよりも低くなければならない．一般の人々が健康増進のために行う通常の環境下での比較的短時間の運動ならば，多くの場合に冷たい水やお茶などで十分であると考えられる．

そして，条件（運動時間や環境温・湿度）が厳しくなるにつれて，低張のナトリウム摂取の必要性が高まることになる．

飲料水の量に関しては，発汗量に対する補充度が大きいほどその有効性が高くなることが考えられるが，その一方で真水のとりすぎに起因する低ナトリウム血症に対する警戒が必要である．多量の発汗時には自由に飲水させても脱水の程度に見合うだけの水の摂取がみられないことが以前より知られており，この現象は自発的脱水と呼ばれている．したがって，無理や苦痛を伴わない範囲での積極的な摂取が，一応の目安となる．

過酷な条件下，すなわちトライアスロンのような超長時間運動時，あるいは高熱環境下での労働時には，エネルギー消費量や体液損失量が著しく増大することになる．このような場合には，溶液以外の固形物や低張食塩水を積極的に摂取することによって，エネルギーやナトリウムを補給することが必要となる（p.121 参照）．

**b. 運動後に摂取する場合：** 運動後の飲料水補給の目的は，体液の浸透圧と量の早期回復である．

運動後には，血漿浸透圧の回復が体液量の回復よりも早く起こるため，飲料水摂取の方法は運動中の場合とは異なる．すなわち，脱水からの回復時には，水のみが与えられた場合には血液の希釈が起こり脱水からの早期の回復が不可能となる．これに対して，体液の浸透圧に近い低張または等張の食塩水の摂取により脱水からの早期の回復が可能となる（図 11-24）．

また，脱水からの回復時における糖摂取の有効性も報告されている．糖もまた溶液中で浸透圧を生じる物質であるために，運動中に比べて相対的にエネルギー消費量が少ない運動後では，飲料水中の糖が電解質と同様の効果をもたらすことが考えられる．

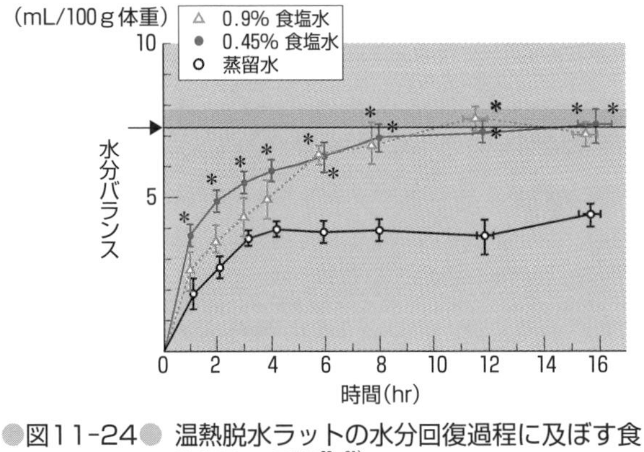

●図11-24● 温熱脱水ラットの水分回復過程に及ぼす食塩摂取の影響[30, 31]

市販のスポーツ飲料

市販のスポーツ飲料は，糖質の濃度が5～6％程度のものが多い．この場合，運動中には水で1：1に薄めて，また運動後にストレートで摂取すれば，一般の人々でもスポーツ飲料を上手に利用することができる．

**5）食事内容と摂取のタイミング**

トレーニングと食事のタイミングの一例としては，図 11-25 のような方法が考えられる．

筋肉づくりに必要なたんぱく質については，運動直後の摂取により体たんぱく質の合成速度が大きくなることが報告されている（図 11-26）．また，その際に糖質を同時に摂取することによって，インスリン分泌の刺激を介して体たんぱく質の同化が促進されると考えられている．

一方，高い持久力を発揮するためには，体内のグリコーゲン貯蔵量を高めておくことが有利である．運動直後の糖質の摂取により筋でのグルコースの取り込み速度が大きくなり（図 11-27），その際にクエン酸を同時に摂取することによって効果

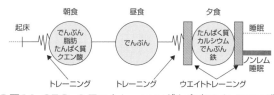

●図11-25● 1日のトレーニングと食事のタイミング[32]

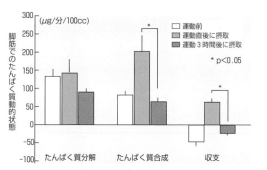

●図11-26● 運動後の食事（サプリメント：たんぱく質10g，炭水化物8g，脂質3gを含む）のタイミングと脚部でのたんぱく質合成・分解速度[33]

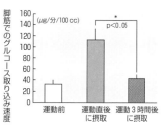

●図11-27● 運動後の食事（サプリメント：たんぱく質10g，炭水化物8g，脂質3gを含む）のタイミングと脚部でのグルコース取り込み速度[33]

が高まることが報告されている.

　筋肉づくりや持久力の向上を目指す場合には，運動後のなるべく早いタイミングでたんぱく質や糖質を摂取することが効果的であると考えられる.

### 6）筋グリコーゲンの再補充（グリコーゲンローディング）

　高糖質食により筋グリコーゲン量を増加させようとする試みを，グリコーゲンローディング（あるいはカーボローディング，炭水化物ローディング）という.

　1962年，ベルグストローム（Bergstrom）によりニードルバイオプシー（筋生検）の手法が開発され，ヒトの骨格筋から筋肉を採取できるようになった．これを契機として筋肉と運動・食事との関係が研究されるようになり，1966年にベルグストロームとハルトマン（Hultman）が，食事と運動を組み合わせることにより筋グリコーゲンに超過回復が起こることを明らかにした（図11-28）.

　グリコーゲンローディングの基本的な手順は，図11-29のとおりである.

　方法3＞方法2＞方法1の順に大きな効果が得られているが，方法2と方法3では試合の前に疲労困憊（ひろうこんぱい）運動を行わなければならず，方法3ではさらにその後に低糖質食を摂取することからコンディションの調整が難しい．また，極端に筋グリコーゲンを増量することによる弊害も予想される．したがって，グリコーゲンローディングの採用にあたっては，トレーニングの段階で各人に応じた最適な方法を見つけ出すことが必要である.

### 7）ウエイトコントロールと運動・栄養

#### （1）体重減量の場合

　運動により消費されるエネルギーは意外と少ない．体重や走能力にもよるが，42.195kmのフルマラソンでは2,400kcal程度が消費される．このエネルギーの8

●長時間の身体活動を行う前日・前々日の食事の工夫

グリコーゲンローディングの【方法1】にあるように，事前に運動を行わなくても筋グリコーゲン量を増加させることができる．一般の人々の場合にも，たとえば引越しや山歩きなど長時間の身体活動を行う前日・前々日には，高炭水化物食を摂取しておくことが有効となる.

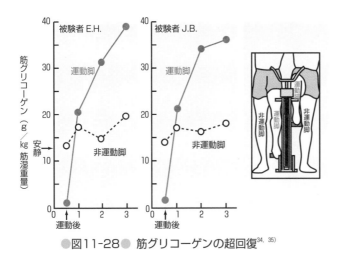

●図11-28● 筋グリコーゲンの超回復[34, 35]

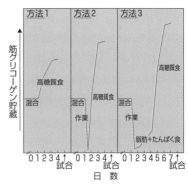

●図11-29● グリコーゲンローティングの方法[35]

割が脂肪由来としても200g前後の脂肪しか消費されず，運動だけで体脂肪1kgを燃焼させるためにはフルマラソンを4〜5回走らなければならない．一方，食事療法だけに頼った体重減量を行うと，体脂肪のほか体たんぱく質も減少してしまう．その結果，筋肉量，基礎代謝量，体力の低下および意欲の減退といった問題が起こり，体重減量の成果は上がらない．したがって，体重減量における運動の最大の意義は体たんぱく質減少の防止であり，そのうえでエネルギー消費量の増大があればさらに望ましいと考えるほうがよい．

### ①運　動

運動の自由度が小さい場合には，ストレッチング（柔軟体操）や軽レジスタンス運動（筋力運動）を中心とする運動による筋肉量（基礎代謝）の維持・増大が目標となる．自由度が大きくなると，無酸素性作業閾値以下の定常状態が得られる強度（p.97参照）での有酸素運動を併用することにより，エネルギー消費量を高めることが可能となる．また，運動による効果には体脂肪量の減少（体組成の改善）のほかにもインスリン感受性の亢進などに伴うほかの生活習慣病の軽減（p.101参照）や**食事誘発性熱産生**（DIT：diet induced thermogenesis，特異動的作用（SDA：specific dynamic action））の増大などがあり，これらの副次的な効果の意義は大きい．

**食事誘発性熱産生**
食物を摂取するときに，安静時を上回るエネルギー消費が起こること．

### ②食　事

基本的には，たんぱく質の質と量をなるべく確保するようにして糖質と脂質の摂取量を減らし，ビタミンと無機質の摂取量を確保することになる．エネルギー摂取量の制限が厳しくなってくると，ビタミンと無機質をサプリメントから摂取する必要度が高まる．また，ケトーシス予防のための糖質を確保することや必須脂肪酸の確保も考えなければならない．

### (2) 体重増量の場合

体重増量については，身体活動を維持したままで（または増加させ），エネルギー摂取量を増やし，体重の増加を目指すことが推奨されている（日本人の食事摂取基準（2005年版））．また，サルコペニアの予防・改善のためには，運動の観点からはレジスタンストレーニングの実施が望ましく，食生活の観点からは充分なエネ

ルギーとたんぱく質の摂取が必要で，ビタミンDの摂取も推奨されている．

### 8）栄養補助食品の利用

スポーツにおけるパワーや持久力をはじめとする競技力の向上を目的として体内に取り入れる物質，あるいはそのような物質の摂取を増加させるような関連技術はスポーツ・エルゴジェニックと呼ばれる．これは栄養学的，薬理学的，生理学的なものに分類される（付表2）．

薬理学的または生理学的なスポーツ・エルゴジェニックは，多くの場合に**ドーピング**の対象となる．禁止薬物としては興奮剤，筋肉増強剤（アナボリックステロイド），利尿剤などが，禁止用法としては血液ドーピング（事前に採取した自分の血液をもとに戻す自己輸血の方法）などが，よく知られている．風邪薬などに禁止薬物が含まれていることもあり，競技者にとっては注意が必要である．

栄養補助食品（サプリメント）は，栄養学的なスポーツ・エルゴジェニックとして摂取され，運動中のエネルギー補給，運動後のたんぱく同化やグリコーゲン補充の促進（p.111参照），活性酸素対策（p.105参照）などの目的で用いられている．

食生活のなかでのサプリメントは，運動条件や環境条件が過酷なとき，グリコーゲンローディングや体重減量などの特殊な食事条件の場合，病的な状態が問題となる際などで用いられるあくまで補助的なものであり，日常的な場面ではその必要性は考えにくい．極端にサプリメントに頼った場合，通常の食事ならば十分摂取される微量栄養素が不足する懸念も考えられる．日常の食事を望ましいものにする努力が先決であり，サプリメントに依存しすぎる姿勢は戒めなければならない．

**ドーピング**
競技能力を増幅させる可能性がある手段（薬物あるいは方法）を不正に使用すること（公益財団法人日本オリンピック委員会ホームページより）．

# ストレス・生体リズムと栄養ケア

現代は，ストレス社会と呼ばれるようになり，生体は日常生活のなかでさまざまなストレス状態に置かれている．ストレスは，生体の代謝を変動させ，摂食行動にも影響を与えている．また，心理社会的ストレスが，生活習慣の乱れを引き起こし，これによって生活習慣病をはじめとする健康への悪影響をもたらしている（図12-1）．身体の代謝や生理機能には一定のリズムがあり，このリズムが乱れることによって消化・吸収機能に悪影響が生じる．

## 12.1 ····· ストレスと栄養ケア

ストレスに対する生体反応の知識，ストレス状態の際に必要な栄養素，日常の食事によるストレス反応を回避する身体づくりなど，ストレスと栄養ケアは，心の問題も含めて必要な知識であり，どのライフステージにおいても重要となる．

**キャノン**
Walter B. Cannon（1871-1945年）．キャノンは動物が興奮したとき，消化管運動が抑制されることに気づき，20年以上にわたって自律神経の機能について研究し，生理的ストレス刺激により交感神経と副腎髄質の活動が促進され，個体の保存に役立つように働くことを見出した[1]．

### 1）恒常性の維持とストレッサー

現代社会において，ストレスという言葉は日常生活で多くの人に使用されているが，ストレスという言葉を生物，医学の分野で初めて用いたのは**キャノン**で，1914年である．外的な刺激が生体に加わると生体はその刺激に合わせて適切な反応を示し，その結果，**恒常性（ホメオスタシス）**を保つことを示した．

ついで1936年に**セリエ**は，多種のストレスに対してラットが同じような生体反応をすることを見出し，ストレスとは，生体に作用する外からの刺激（**ストレッサー**）に対する防御反応の総称であると定義した．

ストレスとストレッサーとは本来異なる概念であるが，一般的にはストレッサーそのもの，またストレッサーとストレスを合わせて，ストレスと呼び，広義に用いられている．また，ストレスが物理的要因にとどまらず心理的な要因も含めて広範囲にとらえられている．

### 2）生体の適応性と自己防衛

生体は種々のストレスに対して共通した適応反応や防御反応を示す．セリエはこの反応を汎（全

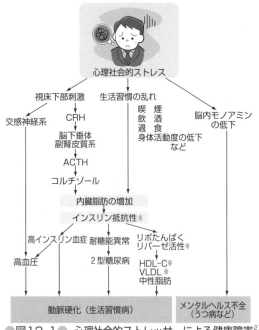

●図12-1● 心理社会的ストレッサーによる健康障害[2]

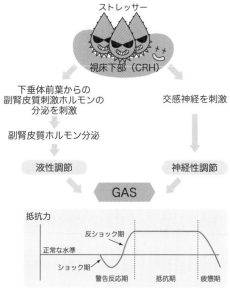

●図12-2● 全身適応症候群（GAS）
（一部文献[3]より引用改変）

身）適応症候群（GAS：general adaptation syndrome）と称した.

ストレス反応は警告反応期, 抵抗期, 疲憊期の3段階からなる時間経過をたどって, 慢性的かつ徐々に重くなるとみなされている（図12-2）.

警告反応期では, 比較的短時間（数分～1日程度）のショック状態に陥り（ショック期）, 心拍, 体温, 血圧, 血糖値が低下する. その後, ショックに対する生体防御反応が現れ始め（反ショック期）, 血圧, 体温, 血糖値が上昇し, 交感神経活動が優位となる. さらに, 持続するストレスに対して適応力が完成された抵抗期では, 副腎肥大や胸腺委縮が認められるようになる. 身体は常に緊張状態にあり, 肩の凝りや腰痛, 身体のだるさなどの症状が出る.

この時期にストレスが取り除かれれば, 身体は回復に向かうが, さらにストレスが持続した場合は, 疲憊期に進行していく. 身体は適応力を維持できなくなり, 再びショック期と似た症状がみられ, 体温低下や体重減少, 副腎皮質の働きの低下, 消化管からの出血や潰瘍などの症状が認められ, 退行性変化が著しい. ストレスが持続すれば死に至る.

### 3）ストレスによる代謝の変動

生体にストレスが作用したとき, 分泌が増加するホルモンが知られている. アドレナリン, ノルアドレナリン, グルココルチコイド（糖質コルチコイドともいい, コルチゾンやコルチゾール, コルチコステロンを含む）で, アドレナリンとノルアドレナリンは副腎髄質から, グルココルチコイドは副腎皮質から分泌される.

脳はストレスを感知するとそのシグナルを視床下部に送る. 視床下部ではシグナルに応じて, 自律神経系に作用してその働きを活発化させ, 自律神経の交感神経を緊張させて, 副腎髄質からアドレナリンを分泌させる.

これは, 視床下部-交感神経-副腎髄質系（sympathetic-adrenal-medullary axis；SAM系, 自律神経系）の反応（図12-3）と呼ばれ, 心拍出量増加, 血圧上昇, 血糖値上昇をもたらす急性のストレスによる反応である. 食欲が低下して食事摂取量が減少すると考えられている.

一方, 視床下部では副腎皮質刺激ホルモン放出ホルモン（コルチコトロピン放出ホルモン：corticotrophin releasing hormone；CRH）を放出して脳下垂体に働きかけ, そこから副腎皮質刺激ホルモン（adrenocorticotropic hormone；

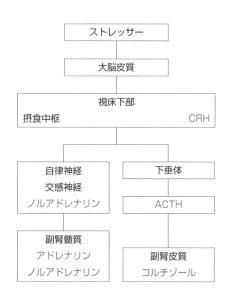

●図12-3● ストレスに対する生体反応

**セリエ**
Hans Selye（1907-1982年）。1977年にモントリオールのマックギル大学内にストレス研究所を開設した。この研究所はストレス生理学のメッカとして世界各地から研究者が集まった。セリエは生涯に1600編に及ぶストレスに関する論文を著した[1]。

ACTH）を分泌させる。これは，**視床下部-下垂体-副腎皮質系**（hypothalamo-pituitary-adrenal axis；**HPA 系，内分泌系**）の反応（図 12-3）と呼ばれ，副腎の肥大や，胸腺や脾臓などさまざまな臓器での収縮が生じる。さらにコルチゾールの分泌は食欲増進作用があり過食につながる。慢性のストレスによって潰瘍を生じる。

## 4）ストレスと栄養必要量

ストレスが加わると，一般的に代謝は亢進し，エネルギー必要量は増加するので，エネルギー源の供給が重要となる。また，糖質のエネルギー産生の補酵素となるビタミン $B_1$，$B_2$，ナイアシン，$B_6$ の必要量も高まる。

手術や外傷などの生体侵襲ストレスに曝されると，通常より体たんぱく質の異化が進み，尿中窒素排泄量が増加することから，たんぱく質の摂取不足に陥らないよう注意が必要である。また，たんぱく質摂取量の増加に伴って，ビタミン $B_6$ の必要量も増加する。一方，日常生活におけるストレスがたんぱく質代謝に与える影響については十分に明らかにされていない。

ビタミン C は，副腎髄質ホルモンや副腎皮質ホルモンの生合成に必要であるから補給に配慮すべきである。

また，生体は常に酸素や紫外線に曝されており，そのために活性酸素などが体内で発生し酸化ストレスを引き起こしている。これを防御するために，抗酸化作用のあるビタミン（ビタミン A・C・E）や β-カロテン，**ポリフェノール類**の補給は重要である。

**ポリフェノール類**
緑茶に含まれるカテキンやブルーベリーに含まれるアントシアニンなどがある。ポリフェノール類には体内で生成する活性酸素を除去する抗酸化作用がある。また，脂質の吸収を阻害する作用やアレルギー症状の緩和作用などがある。

**機能性表示食品**
機能性表示食品は，事業者の責任において科学的根拠にもとづいた機能性を表示した食品である。販売前に安全性や機能性の根拠に関する情報などが消費者庁長官へ届け出されるが，特定保健用食品とは異なり，個別の許可を受けていない。加工食品に限らず，生鮮食品の届け出もされている。

**プロバイオティクス**
腸内細菌の中でも，人に有益な作用をもたらす微生物またはそれらを含む製品のことをプロバイオティクスと呼び，乳酸菌，ビフィズス菌，納豆菌などがある。

**プレバイオティクス**
プロバイオティクスの働きを助ける物質をプレバイオティクスと呼び，食物繊維，難消化性オリゴ糖などがある。これらは腸内細菌によって発酵され短鎖脂肪酸が生成される。腸内は酸性に傾き，大腸に常在する善玉菌は増殖し，悪玉菌は増殖を抑制されるため，腸内細菌叢は改善される。

ストレス社会において，日常の食事からストレスを回避する身体づくりは重要である。ストレスは，免疫機能を低下させることから，抗ストレス作用を示す機能性成分として，野菜や果物をはじめさまざまな食品素材に含まれる γ-アミノ酪酸（gamma-amino butyric acid；GABA）や，緑茶に含まれるテアニンが注目され，**機能性表示食品**の機能性関与成分としても多く用いられている。抗ストレス作用を示す機能性成分を積極的に取り入れることは，ストレスを感じにくく，免疫機能が正常に機能する身体づくりの一助になると考えられる。

さらに，腸内環境や腸内細菌叢のバランスが良好であることが，ストレスを回避する身体づくりを担う可能性が明らかになってきた。リラックスや安心感，幸福感などをもたらすセロトニンは，腸に 90%，血液中に 8%，脳内に 2% 存在している。セロトニンは，食事から摂取した必須アミノ酸のトリプトファンから，腸内細菌によってつくられる。したがって，腸内環境が良好であるとセロトニンの合成は安定し，幸福感を感じやすく，ストレスを回避する身体づくりができる。腸内環境を良好に保つためには，善玉菌（乳酸菌など；**プロバイオティクス**）や，腸内の善玉菌の餌になるオリゴ糖類や水溶性食物繊維などの**プレバイオティクス**を摂取することが重要である。

セリエは，「ストレスは人間が活動するときのエネルギー源である」と提唱した。ストレスがかかる環境があるから人間は適応するために努力し，成長するのである。ストレスへの適応力を高め，休養，栄養によってストレス刺激を緩和したりといったバランスをとることが大切で，ストレスに対する栄養ケアの役割は大きい。

## 12.2・・・・・ 生体リズムと栄養

　朝目覚め昼活動して，夜には入眠する．私たちは朝・昼・夜と，ほぼ決まった時間におなかが空き食事をとる．人には，決まった周期で身体の働きを変動させる生体リズムが備わっている．生活習慣病は，長期にわたる継続的な生体リズムの変調がもたらす結果であるといえる．

　生体リズムには，秒単位で刻まれる心拍や呼吸から，年単位のものまでさまざまな種類がある．なかでも特に健康や栄養にかかわっているのが，地球の自転に伴って約24時間周期で刻まれるサーカディアンリズム（概日リズム）で，一般的には体内時計といわれている（図12-4）.

### 1）生体機能の日内リズム

　地球上の生物は地球の自転と公転の影響を受けている．ほぼ1日で一回りする自転周期に合わせて人では，1日のサーカディアンリズムが存在する．この内在的リズムは脳の視交叉上核に存在する体内時計（**中枢性体内時計**）によって刻まれている．

　体内時計の周期的リズムは，複数の時計遺伝子の働きによって細胞内で形成される[4].これらの時計遺伝子の多くはほかの多くの遺伝子の転写を調節するので，その結果多くの遺伝子が同期してリズムを刻むことになり，細胞レベルで体内時計が形成される．体内時計には2つの種類があり，親時計系と子時計系がある．

　親時計系は，脳の視床下部にある時計で，外部からの刺激（朝日などの光）を受けてリズムを調節するので内因性リズムと呼ぶ．そのリズムは神経やホルモンなどの伝達系を介

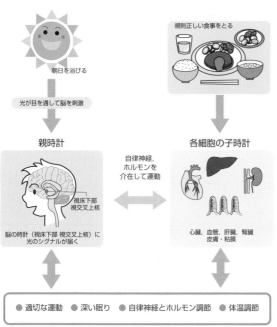

●図12-4● 人体の生体リズムを調整している体内時計の仕組み

在して，複数の子時計に伝わる．子時計系は，心臓・血管・肝臓・腎臓・皮膚・粘膜など，ほとんどの末梢組織に存在する時計である．人の細胞のうち，親時計の指揮に合わせて時を刻む働きと，それぞれに独立して時を刻み，代謝などを促進する働きの2つをもっている．

　ヒトの体内時計の周期は約25時間であり，地球の周期とは約1時間のずれがある．私たちは日常生活において，さまざまな刺激を受けることにより，体内時計が外界の周期に同調して約1時間のずれが修正され，その結果24時間周期の環境変化に従って生活することができている．例えば，朝の光刺激はこの遅れをリセットする．

　サーカディアンリズムは睡眠・覚醒のサイクルをはじめ，自律神経やホルモン，体温や血圧など体の基本的な動きを約24時間のリズムで変動させている．例えば，日中，心身ともに活動的になるのは，自律神経の1つである交感神経の働きが高まるためである．一方，夜になると自律神経である副交感神経が優位になり，心身を

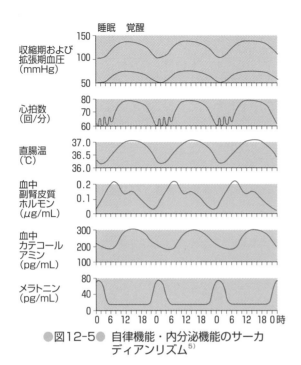

睡眠　覚醒

|  |
| 収縮期および拡張期血圧（mmHg） |
| 心拍数（回/分） |
| 直腸温（℃） |
| 血中副腎皮質ホルモン（μg/mL） |
| 血中カテコールアミン（pg/mL） |
| メラトニン（pg/mL） |

●図12-5● 自律機能・内分泌機能のサーカディアンリズム[5]

リラックスさせて眠りにつきやすい状態へと導く（図12-5）.

ヒトの生体リズムは，大きく2系統（**睡眠・覚醒リズムと体温リズム**）に分かれる. 睡眠・覚醒リズムは生後4カ月頃から認められ（図12-6），初めはサーカディアンリズムよりも短い約2〜4時間周期の「多相型睡眠」を示すが，学童期から老年期までは夜間集中型の「単相型睡眠」となる. 体温リズムのピークは午後3時から8時の間にあり，午前3時から6時には低くなることが知られている.

睡眠・覚醒リズムと体温リズム以外の生体リズムは，これらのリズムのどちらかに同調する（表12-1）. 睡眠・覚醒が強制的に逆転された場合に，それに同調してただちにリズムが逆転するのが睡眠・覚醒リズムであり，一方，リズムが逆転するまでに時間がかかるのが体温リズムである. 成長ホルモンやプロラクチンのリズムはただちに逆転するが，コルチゾールやメラトニンのリズムが逆転するまでには時間がかかる. レム（REM：rapid eye movement，急速眼球運動）睡眠は，筋の緊張は消失しているが脳波は非常に浅い眠りの状態の睡眠であるが，このリズムは体温リズムの周期と一致し，ノンレム睡眠は睡眠・覚醒リズムと一致する.

本来のリズムが生活環境因子などの影響を受けて，身体機能に障害の出る場合がある. これは，体内時計がつくり出す内因性リズムと生活環境のリズムとのずれが原因である.

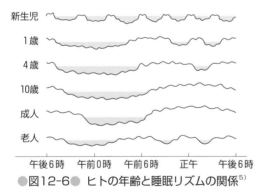

| 新生児 |
| 1歳 |
| 4歳 |
| 10歳 |
| 成人 |
| 老人 |

午後6時　午前0時　午前6時　正午　午後6時

●図12-6● ヒトの年齢と睡眠リズムの関係[5]

●表12-1● ヒトの生体リズムの2大系統[6]

| 体温リズム系 | 睡眠・覚醒リズム系 |
| --- | --- |
| レム睡眠 | ノンレム睡眠 |
| 深部体温 | 皮膚温 |
| 血中コルチゾール | 血中成長ホルモン |
| 血中メラトニン | 血中プロラクチン |
| 尿中ナトリウムイオン排泄 | 尿中カルシウムイオン排泄 |

このようにして概日リズムは，内因性リズムと外界からの刺激によって地球のどこにいてもその地域での朝と夜に合わせて周期的に刻まれている. 内因性リズムの外界への適応能力には個人差が大きい. 飛行機に乗って移動した場合には，その場所に合わせてリセットするのに数日から数週間かかり，いわゆる時差ボケ状態が続く. また，交代制勤務など夜間に長時間強い光を浴びて活動していると内因性リズムをリセットできず，覚醒・睡眠リズムの障害や食欲不振・胃痛・下痢などの消化器症状を呈することがある.

**2）食事摂取による同調**

消化管は「第2の脳」「小さな脳」ともいわれ，睡眠・昏睡・麻酔下などでも消化・吸

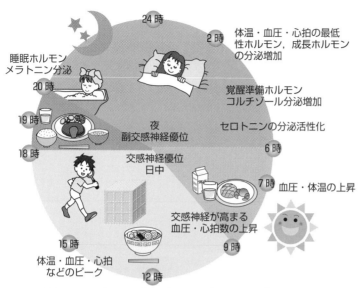

●図12-7● 概日リズム（サーカディアンリズム）と同調

収機能は脳の意識レベルにかかわらず独立して働いている．また体内の臓器には**末梢性体内時計**があることが知られている．

　摂食に同調して形成される日内リズムが知られている．ラットでは，数日間以上の絶食によって，血中コルチコステロンの日内リズムは消失する．また，小腸粘膜上皮細胞の細胞膜に存在する終末消化酵素の活性が，絶食や食事時間の変更などによって食事のリズムが乱された場合でも，それまでの習慣による時刻にあらかじめ活性が高まることも観察されている．終末消化酵素は栄養素の最終的な消化を触媒する酵素であり，栄養素の吸収においても摂食のタイミングに同調して自律神経系のかかわる新たなリズムを形成すると考えられている．

　ヒトの場合にも，食事摂取による同調の現象が観察されている．24時間連続の経腸栄養では，血中コルチゾールの日内リズムが消失する．また，消化管ホルモンやインスリンなどの分泌リズムは，食生活習慣の影響を受けることが知られている．このように，摂食のタイミングが日内リズムの形成や変動に対して強力に作用する．これらの事実は，摂食に同調していったん形成されたリズムに反して行われる食事が全身的な異常を招く原因となることを示している．

　摂食に同調するホルモン分泌や酵素活性などの日内リズムの形成や変動は，食物を積極的に体内に取り込むことによって生命を維持しようとするための適応現象としてとらえることができる．そのため，食物の質・量のみならず食物摂取のタイミングを重視して朝食欠食や夜間過食などを避ける「規則正しい食生活」を送ることは，日内リズムの形成・維持や生活習慣病を予防するための条件として，生理学的根拠（エビデンス）に基づいた重要な意味をもっている．

### 3）代謝の月周・年周リズム

　ヒトの体が刻むリズムには概日リズム以外に，ほぼ1カ月（28日）周期である女性の月経周期が知られている．これは，視床下部-下垂体系によってつくられる性腺刺激ホルモンの周期的分泌の結果として起こる，卵巣からの排卵によってつくり出される．ほぼ14日目に起こる排卵の後には，卵巣からプロゲステロンが分泌されて基礎体温が高くなる．季節の変化に伴う年周リズムの例としては小動物の冬眠などがあげられるが，人では明らかに自律的なものは知られていない．ただ外界の環境に合わせ，睡眠時間は夏には短く冬には長く，基礎代謝率は寒い冬には体温を維持するために上昇し，夏には低下するという事象はみられる．

# 13 環境と栄養ケア

　温度（高温・低温），気圧（高圧・低圧），無重力，騒音，振動などが通常から逸脱した特殊環境下では，生理機能や代謝に恒常性（ホメオスタシス）が働き，平常時に比べて栄養ケアによる配慮が必要となる．また近年，地震など災害時における栄養ケアの必要性も高まっている．

## 13.1 高温・低温環境と栄養ケア

### 1）高温環境下の代謝変化と栄養補給

　体温（核心温度，深部体温）は，代謝・食事・運動・睡眠・排泄などの内的因子と外気温などの外的因子で変動するが，生体機能を維持するため体温を一定（深部体温：約37℃）に保つ機構がある．生体は熱産生と熱放散を平衡状態にするために，間脳の視床下部にある体温調節中枢の支配を受けており，セットポイント（約37℃）を基準として熱の産生と放散の調節を行う（図13-1）．皮膚血管の拡張・収縮反応だけで熱産生と熱放散のバランスがとれる環境温度の範囲（裸体で29～31℃）を快感帯という（図13-2）．

　環境温度が高くなるにつれて皮膚血管が拡張し，さらに調節が必要になると発汗がおもな調節手段となり，身体内部の体液・血液量が減少し心拍数が増大する．さらに高温適応限界を超えると高体温となる（図13-2）．

　高温環境下での栄養問題としては，食欲低下への対応，代謝量増大，発汗が著しく大きい際の窒素や無機質の損失などがあげられ，エネルギーおよび各栄養素の補給が重要である．汗中にはNaClのほかにも多くの無機質や窒素化合物が含まれているため，主食と副食からも消費したエネルギーおよび各栄養素を補給する．

---

**核心温度・深部体温**
核心温度は核心部（頭腔，胸腹腔など身体深部）の温度で，直腸温，口腔温，腋窩温，鼓膜温で測定される．一方環境温度の影響を受けやすいのは皮膚温度（外殻温度）である．人の生存可能な中心温度は33～42℃であり，42℃からたんぱくが変性し始め，44～45℃で死に至る．

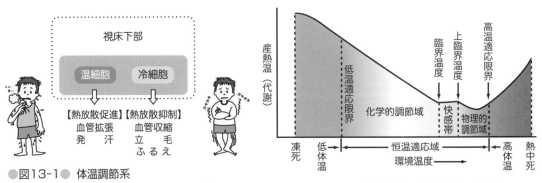

●図13-1● 体温調節系
（文献[1]を一部改変して作成）

●図13-2● 体温調節の範囲とその区分[2]

120

| 分類 | 症状 | 重症度 | 治療 | 症状分類 |
|---|---|---|---|---|
| Ⅰ度<br>（応急処置と見守り） | めまい，立ちくらみ，生あくび，大量の発汗<br>筋肉痛，筋肉の硬直（こむら返り）<br>意識障害なし | | 冷所で安静<br>体表冷却<br>水分とNaを経口補給 | 熱けいれん<br>熱失神 |
| Ⅱ度<br>（医療機関へ） | 頭痛，嘔吐，倦怠感，虚脱感，<br>集中力・判断力の低下 | 重症 | 医療機関において，<br>体温管理，安静<br>水分，Na補給（点滴） | 熱疲労 |
| Ⅲ度<br>（入院加療） | 下記のいずれかを含む場合<br>●中枢神経症状（意識障害，小脳障害，けいれん発作）<br>●肝・腎機能障害（入院加療が必要な程度）<br>●血液凝固異常 | | 入院加療（集中治療）<br>体温管理，呼吸，<br>循環管理 | 熱射病 |

### 2）熱中症と水分・電解質補給

　熱中症は「暑熱環境における身体適応の障害によって起こる状態の総称」と定義され，熱失神，熱けいれん，熱疲労，熱射病の順に重篤である．これらの症状は総称して熱中症と呼ばれ，治療は，「熱中症ガイドライン2015」が活用される（表13-1）．

　高温環境下では，体液の浸透圧と量の維持のために，水分と電解質を補給する．汗は体液よりも低張であるため，汗と同量程度の補給であれば飲料のNaClは約0.1〜0.2％が望ましい．多量の発汗時に水分だけをとり続けると，体内の電解質濃度が薄まるのを避けるため，尿として水分を排出し，体内水分の回復ができなくなり，けいれん，運動能力の低下，体温上昇，熱中症の原因となる．

　多量の発汗時に自由に飲水させても脱水の程度に見合うだけの身体の水分の回復が見られない（自発的脱水）ことから，電解質やミネラルの不足に留意した無理や苦痛を伴わない範囲での水分摂取が目安となる．

### 3）低温環境下の代謝変化と栄養補給

　低温環境下では，視床下部から交感神経に皮膚温の低下が伝達され，体表や末端は血管収縮や立毛筋収縮（鳥肌）により血流量を減少（熱放散を抑制）させ，身体中心部は血流を増加させ体温を維持する．

　体幹の血液量が増えるため，1回の心拍出量は増えて心拍数は減少する．また，"ふるえ"が生じ，肝臓や骨格筋の**不随意的収縮**によって産熱する．

　交感神経の刺激は，副腎髄質からのアドレナリンやノルアドレナリンの分泌を高め，非ふるえ産熱（NST：non-shivering thermogenesis）を引き起こす．アドレナリンは肝臓でのグリコーゲン分解や糖新生によって熱産生を促進し，体温の低下を防止する（図13-1, 13-2）．ノルアドレナリンは中性脂肪を分解して血中遊離脂肪酸濃度を上昇させる．血中遊離脂肪酸は褐色脂肪細胞のエネルギーとなり，非ふるえ産熱を増強させる．

　裸体での皮膚血流量減少による体温調節が可能な下限温度は26℃，被服を着用した場合には10℃程度である．体温適応限界を超えると低体温（直腸温35℃）となり直腸温20〜25℃で凍死となる．

　寒冷に**馴化**した場合は，平均気温とエネルギー摂取量との間に負の相関関係が報告されている（図13-4）．極北ツンドラ地方に居住するイヌイット（エスキモー）

---

**低張**
二つの異なる浸透圧の溶液のうち低い方のこと．体液（血漿）の浸透圧は285±5 mOsm/Lに保持されており，これと等しい浸透圧の液は等張液，低い浸透圧の液は低張液，高い浸透圧の液は高張液という．

**不随意的収縮**
代謝性熱産生だけでは足りないほどの寒冷ではふるえ熱産生（shivering）がおこる．身震いなど骨格筋が不随意的に（意識せずに）周期的に起こす収縮（不随意運動）である．安静時に比べ最大6倍の熱を産生できるが酸素消費量は約2〜3倍となり体内は低酸素状態になる．また，交感神経の緊張による眼圧や脳圧の上昇もある．

**馴化**
寒さに体が馴れて順応することをいう．その結果，非ふるえ熱産生能が増大する．一方，暑さに馴れて順応することを暑熱順化という．

は高脂肪食で，耐寒性が高く産熱能力が大きい（図13-3）．低温環境下の栄養ケアは脂肪の摂取量を確保してエネルギー摂取量を増大させ，さらにビタミンB₁，B₂，マグネシウムなどさまざまなビタミン，ミネラルの補給も重要となる．

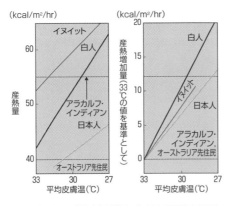

平均皮膚温低下に伴う産熱量増加の比率は，耐寒性の指標として用いられる．この図からは，日本人のほうが，イヌイットや白人よりも耐寒性があることになる．

●図13-3● 平均皮膚温と産熱量の関係の人種差（文献[4]）を一部改変）

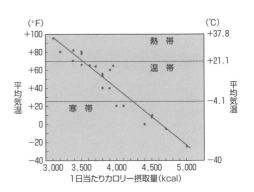

種々の気候地域に駐屯する兵士の調査結果である．

●図13-4● 気温とエネルギー摂取量との関係（Rothmanによる）（文献[5]）を一部改変）

## 13.2 ••••• 高圧・低圧環境，無重力環境と栄養ケア

日常私たちが生活している環境（海抜0m）は1気圧であり，水中へ潜るほど高圧に，高所へ登るほど低圧環境となる．

### 1）高圧環境下の代謝変化と栄養補給

高圧環境は，例えばダイビングや潜水下の業務がある．水中下では，10m下がるごとに1気圧ずつ圧力が増大する．高圧環境下では中耳や肺などの中空器官への圧力障害，呼吸ガス分圧の増大などが問題となる．高圧で酸素は濃縮されるため，酸素濃度が高すぎる場合は**酸素中毒**が起こる．一方急速な水面への浮上（減圧）を行うと，高圧下で体内に溶けていた窒素が気泡化する潜函病（ケイソン病：急性減圧症候群）が起こる（図13-5）．

高圧環境の水中においては，1気圧の地上よりも熱放散が大きくなるのは次の2つの理由による．

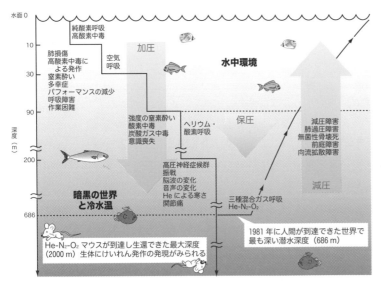

●図13-5● 高圧環境下におけるさまざまな傷害[6]）

●表13-2● 正常空気と高圧混合ガスの熱特性の比較[7]

| 項目 | 正常空気（1気圧） | 高圧混合ガス（7気圧） |
|---|---|---|
| 密度（g/L） | 1.150 | 2.648 |
| 比熱（J/g/℃） | 1.072 | 4.299 |
| 熱容量（J/L/℃） | 1.235 | 11.382 |
| 比熱容量 | 1.0 | 9.2 |
| 熱伝導特性 | 1.0 | 40.8 |

\* 混合ガスは，He：5.5気圧，N$_2$：1.2気圧，O$_2$：0.3気圧.
\* 1cal＝4.186Jとして変換した.

（1）空気に比べて水の密度が約1,000倍，比熱が約4倍，熱伝導度が約25倍に増大するため，低温の水に浸ると皮膚からの熱の伝導・対流が増大する.
（2）高圧環境下で用いられるヘリウム・窒素・酸素混合ガスでは比熱，熱容量が大きいため，呼吸ガスへの熱伝導が増大する（表13-2）.

　以上のことから，高圧環境下では体温の低下を防止するためにエネルギー摂取量を増やす必要がある.

### 2）低圧環境下の代謝変化と栄養補給

　気圧は，高度が上がるにつれ低下し，海抜0mは1気圧（1013 hPa，760 mmHg）であるが，10m上昇するごとに0.001気圧低下し標高5000mで1/2気圧に，チョモランマ（エベレスト；8,850m）では1/3気圧になる. 低圧になるほど酸素分圧は低くなるため酸素運搬能が低下し，低酸素症が発症する. 急性低圧環境における生体反応を表13-3に示した. 脳と肺が影響を受けやすく，急性高山病（頭痛，嘔吐，眠気，めまい），高地肺水腫・脳浮腫，長期間生活後に発症する慢性高山病（モンゲ病）などがある.

　登山では多くのエネルギーを要する. 高度が上がると気温も下がり（100m上昇ごとに0.6℃低下）風も強くなるため，熱放散の増大に応じて熱産生も増大させる必要がある. 体重を維持するためには少なくとも約4,500 kcal/日程度のエネルギー摂取が必要であるが，高度が上がると食欲が減退し，高度5,500～6,000mを超えると3,500 kcal以下，7,000mを超えると2,500 kcal/日以下の摂取しかできなくなる. 登山中は低脂肪・高糖質が好まれることが知られているが，糖質食の摂取は，登山活動に有利である（p.111参照）. 登山中は負のエネルギー出納によって体たんぱく質分解が亢進しやすいため，可能な限りエネルギーの補給が重要で，ビタミンと無機質については現在ではサプリメントの利用も考慮する.

　低圧・乾燥下での皮膚からの水分蒸発量増大，換気亢進に伴う呼気中への水分損失量増加，登山活動による発汗量増大など水負債の条件が重なるため，1日3～4Lの水分を摂取することが推奨される.

酸素中毒
2-3気圧以上の高気圧酸素では，生体の細胞代謝が障害され，心窩部や前胸部の不快感・嘔吐・めまい・視野狭窄，稀に痙攣発作と昏睡が起こる（急性酸素中毒）. 人工呼吸器等，吸入気酸素濃度50％以上を長時間吸入すると気道粘膜や肺胞が障害され，重篤な場合は呼吸不全に陥る.

●表13-3● 急性低圧環境曝露時の生理的高度区分と低酸素症[7]

| 生理的高度区分 | 高度（m） | 肺胞酸素分圧（mmHg） | 動脈血の酸素飽和度（%） | 症状 |
|---|---|---|---|---|
| 不関域 | 3,000 以下 | 109～60 | 97～90 | 夜間視力が低下するほか，ほとんど症状は現れない |
| 代償域 | 3,000～4,500 | 60～45 | 90～80 | 呼吸・循環系の機能亢進による代償作用がほぼ完全に行われるので，酸素欠乏による障害は普通現れない |
| 障害域 | 4,500～6,000 | 45～35 | 80～70 | 代償が不完全なため，組織の酸素欠乏をきたし，中枢神経症状，循環器系症状などが現れる |
| 危険域 | 6,000 以上 | 35 以下 | 70 以下 | 意識喪失，ショック状態となり生命の危険が生じる |

### 3）無重力（微小重力）下の代謝変化と栄養ケア

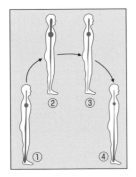

① は地上. ② は宇宙飛行初期.体液頭方移動.
③ は宇宙滞在1カ月半.
④ は地球帰還直後.脳貧血.
●図13-6● 無重力下の血液分布[8]

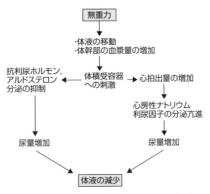

●図13-7● 無重力環境における体液調
節機構（文献[9]を一部改変）

国際宇宙ステーション（ISS：International Space Station）には人が交代で常駐し，1回の滞在は3～6カ月にわたる．宇宙船内では，飛行により生じる遠心力が重力（地球の引力）と常につり合った状態になるため，無重力の状態となる．

体液バランスと循環系：地上では1Gの重力下で生活しているため，体液は下肢へ引っ張られる状態で生活している（図13-6）．無重力では，上半身へ体液シフトが起こり，図13-7の機構によって地球帰還後には脳貧血や起立耐性障害が起こる．

わずか数日間の飛行であっても骨格筋の萎縮が起こり，窒素損失も増大する．また，血流は上肢よりも下肢で顕著に減少する．特に毛細血管が発達している抗重力筋（ヒラメ筋等）は血流減少の影響が大きい[10]．骨密度は下肢骨や脊柱でより顕著に低下し，骨からのカルシウムやリンの損失が増大する．骨量や筋量の維持のために，無重力環境において運動トレーニングが行われている．

無重力環境下での食事には，標準食とボーナス食（宇宙飛行士の希望に基づき認証に合格したもの）がある．宇宙食には高度な衛生性，食品や容器（限られた調理設備，無重力環境では水分は飛び散るため），長期保存について特殊な工夫が施され，厳しい条件が求められる（表13-4）．

ISSは宇宙食提供の認証基準（ISS FOOD PLAN）を設け，宇宙日本食はJAXAが認証している．現在，宇宙日本食として認証されている食品は6種類30品目がある．宇宙の長期滞在における1日のエネルギーは，地上での中等度の身体活動レ

**重力**
重力は地球の引力と地球の自転による遠心力の合力であり，地球の遠心力は高緯度ほど小さく，重力値が大きいので物の重量は重くなる．重力の強さはGで表す．1Gは地表での標準的な重力の強さ，0Gは無重力である．ISSでは別のわずかな加速度の影響を受けているため厳密には「微小重力」環境である．

**JAXA**
宇宙航空研究開発機構（Japan Aerospace Exploration Agency）．日本の航空宇宙開発政策を担う．2003年に宇宙科学研究所（ISAS）・航空宇宙技術研究所（NAL）・宇宙開発事業団（NASDA）が統合されて発足した．

●表13-4● 宇宙食の種類

| 宇宙食の種類 | 内容 | 食品 |
| --- | --- | --- |
| 加水食品 | 水や湯を加えて戻して食べる食品 | 白飯, 赤飯, 山菜おこわ, おにぎり(鮭), わかめスープ, 醤油ラーメン, カレーラーメン, シーフードラーメン, イオンドリンク |
| 温度安定化食品（レトルト食品・缶詰） | 開封してそのまま食べられる食品 | ポークカレー, ビーフカレー, チキンカレー, サバみそ煮, イワシのトマト煮, サンマの蒲焼 |
| 自然形態食品　半乾燥食品 | そのまま食べられる加工食品 | 粉末緑茶, 粉末ウーロン茶, 羊羹, ガム, キャンディ, チョコ, 黒飴, ドライフルーツ |
| 調味料 | 食品に味つけをするための調味料 | 粉末塩, 粉末コショウ, ケチャップ, マスタード, マヨネーズ, チリソース, 野菜ソース |
| 生鮮食品 | 新鮮な野菜, 果物(早めに食べる)など | パン, オレンジ, リンゴ, グレープフルーツ, キュウリ, プチトマト, 玉ねぎ |
| 放射線照射食品 | 放射線照射により殺菌を行った食品 | ビーフステーキ |

ベルとほぼ同じである．船外活動を行う場合は 1 日当たり 500 kcal の上乗せが必要となる．

　例）男性 30～60 歳の場合，$1.7 \times (11.6 \times$ 体重$(kg) + 879)(kcal)$

## 13.3 騒音・振動環境と栄養ケア

　職業などで日常において騒音環境や振動環境下に曝される人も多く存在する．労働基準によって職業病を予防する対策がとられているものの，通常の栄養ケアとは異なる配慮が必要である．

### 1）騒音環境下の代謝変化と栄養ケア

　騒音環境下では交感神経が高まり，血圧，脈拍，呼吸数，発汗量などが増加し，長期間の曝露で聴覚障害（難聴）や，副腎皮質ホルモンが増加し，ストレス状態が生じる．食事内容は交感神経の亢進とストレス状態における食事摂取方法を参考にする．

### 2）振動環境下の代謝変化と栄養ケア

　振動環境は，削岩機，鋲打ち機，チェーンソーなどの機械器具の使用や電子機器への反復入力やその他上肢に過度な負担のかかる業務に携わる職業があり，また，乗り物の振動は姿勢保持のため筋緊張が亢進し，エネルギー消費量が増大する．

　一般的なストレス環境下での食事摂取方法が基本になるが，全身的な振動の影響に対しては，エネルギー摂取量を増加させ，休養をとることも重要である．

## 13.4 災害時の栄養ケア

　災害時には，自宅で食事ができなくなり，被災地域には避難所が開設される．災害発生後のフェーズ 0～4（初動期，緊急対策期，応急対応期，復旧期，復興期）に対応して，初動期ではエネルギー源と水の確保が，次にたんぱく質の摂取量が優先され順次ビタミン，ミネラル不足への対応へと移行する．避難時に必要な食関連物品は，飲料水（500 mL × 人数分），エネルギー源となる食品（乾パン，チョコレート，あめなど）× 1 日分である．乳幼児や高齢者，障害者，その他配慮を要する人では約 3 日分の乳児用ミルク，アレルギー対応食，とろみ剤などの備蓄が必要である[10]．

　支援物資はおにぎりやパンなど炭水化物に偏りやすいため，生鮮食品の不足，塩分摂取量の増加，栄養の偏りなどの問題が生じる．備蓄品の内容や食中毒，感染予防のための衛生管理にも配慮することが大切である（図 13-8）．

　長期にわたる避難所生活は生活不活発病（廃用症候群）のリスクが高まる．①体の一部（筋萎縮，筋力低下）②全身（心肺機能の低下）③精神や神経の働き（うつ状態）に影響が出るため，軽い運動を頻回行う身体活動が推奨される．

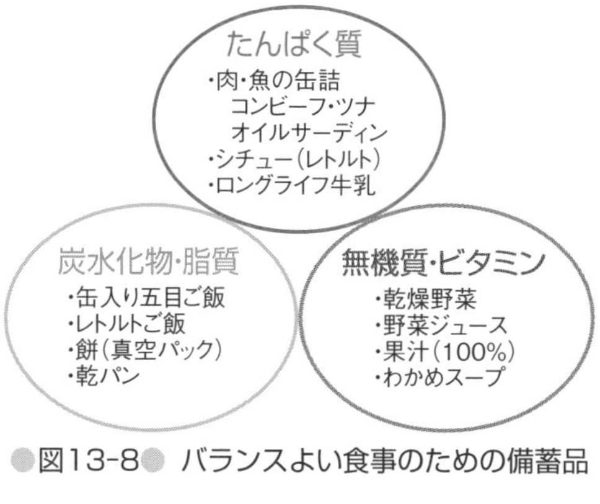

**たんぱく質**
・肉・魚の缶詰
　コンビーフ・ツナ
　オイルサーディン
・シチュー（レトルト）
・ロングライフ牛乳

**炭水化物・脂質**
・缶入り五目ご飯
・レトルトご飯
・餅（真空パック）
・乾パン

**無機質・ビタミン**
・乾燥野菜
・野菜ジュース
・果汁（100%）
・わかめスープ

●図13-8● バランスよい食事のための備蓄品

# 参考図書

**第1章**

1）細谷　憲・松田　朗監修，小山秀夫・杉山みち子編：これからの高齢者の栄養管理サービス―栄養ケアとマネージメント―，p.7，第一出版，1998 を一部改変．

2）厚生労働省：栄養マネジメント加算及び経口移行加算等に関する事務処理手順例及び様式例の提示について
https://www.mhlw.go.jp/topics/kaigo/housyu/dl/c23.pdf

3）渡邉早苗・松田早苗・真野由紀子編：N ブックス 応用栄養学概論 第 2 版，p.12，建帛社，2020 を一部改変．

4）伊藤貞嘉・佐々木敏：日本人の食事摂取基準（2020年版），p.23，第一出版，2020．

**第2章**

1）伊藤貞嘉・佐々木敏監修：日本人の食事摂取基準（2020 年版）；厚生労働省日本人の食事摂取基準策定検討会報告書，第一出版，2020．

2）国立研究開発法人 医薬基盤・健康・栄養研究所 監修：国民健康・栄養の現状―平成 30 年厚生労働省国民健康・栄養調査報告より―，第一出版，2020．

3）佐々木敏：わかりやすい EBM と栄養疫学，同文書院，2005．

4）平成 30 年度国民健康・栄養調査結果の概要，厚生労働省，2020．

5）文部科学省科学技術・学術審議会資源調査分科会報告：日本食品標準成分表 2020 年版（七訂），全国官報販売協同組合，2020．

6）Black, A.E., Coward, W.A., Cole, T.J., et al.：Human energy expenditure in affluent societies: an analysis of 574 doubly-labelled water measurements. Eur J Clin Nutr 1996; 50: 72-92.

7）Ishikawa-Takata, K., Tabata, I., Sasaki, S., et al.：Physical activity level in healthy free-living Japanese estimated by doubly labelled water method and International Physical Activity Questionnaire. Eur J Clin Nutr 2008; 62: 885-891.

8）Ishikawa-Takata, K., Naito, Y., Tanaka, S., et al.：Use of doubly labeled water to validate a physical activity questionnaire developed for the Japanese population. J Epidemiol 2011; 21: 114-121.

**第3章**

1）加藤宏一監修：小児思春期産婦人科学，診断と治療社，1989．

2）鈴木　栄ほか編：最新小児医学，p.48，医学図書出版，1972．

3）渡邉早苗ほか編著：保険・医療・福祉のための栄養学（第 3 版），医歯薬出版，2015．

4）萩原俊男編：老化の機序と生理機能の変化，老年医学研修ノート（折茂　肇監修）No.1，メジカルビュー社，1993．

5）片野由美・内田勝雄：新訂版 図解ワンポイント 生理学，サイオ出版，2015．

6）今津ひとみほか編：母性看護学 2．産褥・新生児，医歯薬出版，2001．

7）藤沢良知：子どもの食育を考える，第一出版，1997．

8）鈴木　栄ほか編：小児保健指導の指針，南山堂，1985．

9）小児保健学，日本小児医事出版社，2009．

10）江口正信編著：新訂版 根拠から学ぶ基礎看護技術，サイオ出版，2015．

11）Cooper, R. M., Bilash, I. and Zubeck, J. P.：The effect of age on taste sensitivity. J Gerontol 1959; 14: 56-58.

12）畑江芳郎・小林良二・西　基監修：STEP 小児科 第 3 版 小児の発達，海馬書房，2012．

13）国立障害者リハビリテーションセンター，発達障害情報・支援センターウェブサイト
http://www.rehab.go.jp/ddis/ 発達障害を理解する / 発達障害とは /

14）政府広報オンライン「食べる力」＝「生きる力」を育む 食育 実践の環を広げよう
https://www.gov-online.go.jp/useful/article/201605/3.html

**第4章**

1）玉舎輝彦：産婦人科薬物療法の基礎と応用，p.307，金芳堂，1992．

2）Sadler, T. W. 著，野亙十蔵・安田峯生訳：ラングマン人体発生学―正常と異常―（第 6 版），医歯薬出版，1990．

3）平山宗宏監修：母子健康・栄養ハンドブック，医歯薬出版，2000．

4）宮崎和子監修：改訂版母性 I，p.76，中央法規，2000．

5）前原澄子編：新看護観察のキーポイントシリーズ 母性 II，p.37，中央法規，2011．

6）井戸田　正ほか：最近の日本人人乳組成に関する全国調査（第一報），日本小児栄養消化器学会誌，5（1）：145-158，1991．

7）文部科学省科学技術・学術審議会資源調査分科会編：日本食品標準成分表 2020 年度版（七訂）．

8）厚生労働省政策統括官：平成 30 年 我が国の人口動態，2018．

9）厚生労働省「健やか親子 21」推進検討会：妊産婦のための食生活指針，2006．

10）医療情報科学研究所編：病気がみえる vol.10 産科第 4 版，メディックメディア，2018．

11）日本糖尿病学会：糖尿病治療のガイドライン 2018-2019．

12）日本妊娠高血圧学会：妊娠高血圧症候群の診療指針 2015 ― Best Practice Guide ―，メジカルビュー社，2015．

13）日本人の食事摂取基準（2020 年版）．

14）臨床栄養 Vol.135，p.274-279（五十嵐隆）．

15）臨床栄養 Vol.135，p.280-285（楠田聡）．

16）内田さえほか編：人体の構造と機能（第 5 版），医歯薬出版，2019．

17）本間研一：標準生理学 第9版（STANDARD TEXTBOOK），医学書院，2019.

18）岡井崇ほか編：標準産科婦人科学 第4版（STANDARD TEXTBOOK），医学書院，2011.

19）エレイン N. マリーブ：人体の構造と機能第4版，医学書院，2015.

20）田中敬子ほか編：テキスト食物と栄養科学シリーズ 7 応用栄養学，朝倉書店，2015.

21）日本産婦人科学会編：産科婦人科用語集・用語解説集（改訂第4版），日本産科婦人科学会事務局，2018.

22）木戸康博ほか編：管理栄養士養成課程におけるモデルコアカリキュラム準拠（第3巻）応用栄養学ライフステージ別・環境別．医歯薬出版，2016.

23）厚生労働省「授乳・離乳の支援ガイド」改定に関する研究会：授乳・離乳の支援ガイド，2019.

24）臨床栄養 Vol.135，p.767-774（最上晴太），p.775-780（松本桃代）p.781-788（安日一郎），p.789-796（人見麻美子）．

**第5章**

1）厚生労働省：平成22年乳幼児身体発育調査報告書，2011.

2）厚生労働省「授乳・離乳の支援ガイド」改定に関する研究会：授乳・離乳の支援ガイド，2019，p.34.

**第6章**

1）厚生労働省：平成22年 乳幼児身体発育調査報告書，2011.

2）平山宗宏監修：母子健康・栄養ハンドブック，医歯薬出版，2000.

3）幼児食懇話会編：幼児食の基本，日本小児医事出版社，1998.

4）酒井治子：食育政策の推進を目的とした保育所における食育計画に関する研究 平成18年度児童関連サービス調査研究事業報告書，2007.

5）奈良県健康福祉部こども家庭局こども家庭課：保育所給食の手引き，2010.
http://www.pref.nara.jp/secure/28270/hoikutebiki.pdf

6）厚生労働省：日本人の食事摂取基準（2020年版）

7）児童福祉施設における「食事摂取基準」を活用した食事計画について（令和2年3月31日子母発第0331第1号厚生労働省子ども家庭局母子保健課長通知）

8）髙増哲也：総説：健常児の栄養と病児の栄養療法，臨床栄養，122（5），518-523，2013.

9）渡邉早苗ほか：臨床栄養管理，建帛社，2003.

10）森 基子ほか：応用栄養学 第10版—ライフステージからみた人間栄養学—，医歯薬出版，2015.

11）江澤郁子ほか：Nブックス 四訂応用栄養学（第2版），建帛社，2016.

12）栢下淳ほか：栄養科学イラストレイテッド 応用栄養学，羊土社，2015.

13）渡邊令子ほか：健康・栄養科学シリーズ 応用栄養学（改訂第6版），南江堂，2020.

14）近藤和雄ほか：新スタンダード栄養・食物シリーズ 10 応用栄養学，東京化学同人，2015.

15）小切間美保ほか：Visual 栄養学テキストシリーズ 応用栄養学，中山書店，2020.

16）今村榮一：新々版 育児栄養学—乳幼児栄養の実際—，日本小児医事出版社，1999.

17）太田百合子ほか：子どもの食と栄養 保育現場で活かせる食の基本，羊土社，2019.

18）児玉浩子ほか：子どもの食と栄養 改訂第2版，中山書店，2018.

**第7章**

1）文部科学省：令和元年度学校保健統計調査.
http://www.mext.go.jp/b_menu/toukei/chousa05/hoken/kekka/k_detail/1411711_00003.htm

2）友田明美：体罰や虐待が子どもの脳の発達に与える影響，心理学ワールド2018年1月号，13-16.

3）内閣府：令和元年版 子供・若者白書.

4）征矢秀昭：運動による成長促進効果と成長ホルモン～視床下部—下垂体軸の検討～体育学研究 42：283-291，1997.

5）文部科学省：全国学力・学習状況調査，平成19～平成30年度.
https://www.nier.go.jp/kaihatsu/zenkokugakuryoku.html

6）上田伸男，坂井堅太郎：食物アレルギーと食育（第3刷），少年写真新聞社，2006.

7）田中延子ら：よくわかる栄養教諭—食育の基礎知識—第二版，同文書院，2016.

8）文部科学省：平成30年度学校給食実施状況等調査.
https://www.mext.go.jp/content/1413836_001_001.pdf

9）文部科学省：学校給食実施基準の一部改正について，30文初第643号，平成30年7月31日.
https://www.mext.go.jp/a_menu/sports/syokuiku/__icsFiles/afieldfile/2019/06/06/1407704_002.pdf

10）日本アレルギー学会：アナフィラキシーガイドライン，2014.

11）文部科学省：食物アレルギー対応指針，平成27年3月.

12）文部科学省：栄養教諭制度の創設に係る学校教育法等の一部を改正する法律等の施行について（通知），16文科第142号，平成16年6月30日.

13）日本小児内分泌学会：日本人小児のメタボリックシンドロームの診断基準（6～15歳）.
http://jspe.umin.jp/public/himan.html

**第8章**

1）大阪大学大学院人間科学研究科・比較発達心理学研究室：発達加速現象の研究—第12回全国初潮調査・参考資料—，2008.

2）文部科学省：令和元年度 学校保健統計調査結果報告書.

3）文部科学省：平成30年度 児童生徒の問題行動・不登校等生徒指導上の諸問題に関する調査.

4）日本学校保健会：平成 30 年度〜令和元年度 児童生徒の健康状態サーベイランス事業報告書.

5）厚生労働省：平成 26 年国民健康・栄養調査結果の概要，2015.

6）日本スポーツ振興センター：平成 17 年度 児童生徒の食生活等実態調査結果報告書.

7）厚生労働省科研 安藤哲也：摂食障害の診療体制整備に関する研究．2016.

8）Nakai Y., et al.：Eating disorder symptoms among Japanese female students in 1982, 1992 and 2002; Phychiatry Res., 219：151-156, 2014.

9）厚生労働省特定疾患・神経性食欲不振症調査研究班：神経性食欲不振症の診断基準，1989.

10）和田　清：依存性薬物と乱用・依存・中毒—時代の狭間を見つめて—，星和書店，2000.

11）文部科学省：平成 24 年度 薬物等に対する意識等調査報告書，2012.

12）嶋根卓也・三砂ちづる：埼玉県下中学生における有機溶剤乱用に関する研究．日本公衆衛生雑誌，51 (12)，997-1007, 2004.

13）嶋根卓也・和田　清：定時制高校生における薬物乱用とその他の問題行動との関連．日本社会精神医学会雑誌，17 (3)，233-244, 2009.

14）日本アディクション看護学会.
http://plaza.umin.ac.jp/~jaddictn/public.html

15）厚生労働省科研：大井田隆：未成年者の喫煙・飲酒状況に関する実態調査研究，2010-2012.

16）齊藤万比古：児童思春期精神障害（摂食障害を含む）の疾患概念と病態—発達危機という文脈での理解—，精神経誌．110 (4)：327-337, 2008.

17）青木省三監修：思春期のこころの病 "悩み" と "病" の見分け方，社会福祉法人 NHK 厚生文化事業団，2009.

### 第9章

1）一戸喜兵衛ほか：更年期の卵巣背景．産婦人科の世界，42，798-806, 1990.

2）厚生労働省：平成 30 年国民健康・栄養調査報告，2020.

3）厚生労働省：メタボリックシンドロームの診断基準.
https://www.e-healthnet.mhlw.go.jp/information/metabolic/m-01-003.html

4）厚生労働省：平成 14 年国民栄養調査，平成 15 年〜平成 30 年国民健康・栄養調査報告，2003-2020.

5）国立がん研究センター：がん情報サービス.

6）日本肥満学会：肥満症診療ガイドライン 2016，ライフサイエンス出版，2016.

7）メタボリックシンドローム診断基準検討委員会：メタボリックシンドロームの定義と診断基準．日本内科学会雑誌 2005；94：188-203.

8）糖尿病の分類と診断基準に関する委員会報告（国際標準化対応版）．糖尿病 2012；55：7：485-504.

9）厚生労働省：日本人の食事摂取基準（2020 年版）「日本人の食事摂取基準」策定検討会報告書.

10）日本動脈硬化学会：動脈硬化性疾患予防ガイドライン 2017 年版.

11）日本産婦人科学会編：産科婦人科用語集・用語解説集（改訂第 4 版）金原書店，2018.

12）骨粗鬆症の予防と治療ガイドライン作成委員会：骨粗鬆症の予防と治療ガイドライン 2015 年版.
http://www.josteo.com/ja/guideline/doc/15_1.pdf

13）藤田拓男：骨粗鬆症—生活からの予防法—，第一出版，1988.

14）厚生労働省：健康日本 21（第二次）.
https://www.mhlw.go.jp/stf/seisakunitsuite/bunya/kenkou_iryou/kenkou/kenkounippon21.html

15）日本脳卒中学会・脳卒中ガイドライン委員会：脳卒中治療ガイドライン 2015，協和企画，2015.

16）虚血性心疾患の一次予防ガイドライン（2012 年改訂版）2011 年度合同研究班報告.

17）急性冠症候群ガイドライン（2018 年改訂版）2017-2018 年度合同研究班報告.

### 第10章

1）堀田晴美：感覚・運動機能の老化とその対策，老化精神医学雑誌，12 (3)：231, 2001.

2）小野　綾：高齢者における味覚の変化と今後の研究課題，弘前学院大学看護紀要，11，1 -11, 2016.

3）本川佳子：高齢期の栄養ケア 歯科と栄養の連携．老年歯科医学 2019; 34: 81-85.

4）古谷野亘ほか：地域老人の生活機能—老研式活動能力指標による測定値の分布—．日本公衆衛生雑誌，40 (6)，468-474, 1993.

5）江口正信編：新訂版 根拠から学ぶ基礎看護技術，サイオ出版，2015.

6）菊谷　武：高齢者の食事と栄養，口腔ケア，摂食・嚥下障害の評価，公益財団法人長寿科学振興財団，73-83, 2020.

7）増井幸恵：悪い出来事（ライフイベント）とこころの健康：健康長寿調査 -SONIC- 2014 年報告書，大阪大学老年医学研究会, 2015.

8）新開省二：高齢者の食事と栄養，口腔ケア，高齢者の栄養問題—健康日本 21（第二次）の視点から—，公益財団法人長寿科学振興財団，29-37, 2020.

9）葛谷雅文：老年医学における Sarcopenia & Fraility の重要性．日老医誌，46，279-85, 2009.

10）Xue ほか：Initial manifestations of frailty criteria and the development of frailty phenotype in the Women's Health and Aging Study II, J Gerontol A Biol Sci Med Sci, 63, 984-90, 2008.

11）鈴木隆雄：転倒の疫学，日老医誌，40，85-94, 2003.

12）日摂食嚥下リハ学誌：17 (3)，255-67, 2013.

13）小長谷百絵：加齢によって起こってくる生活の変化．高齢者の健康と障害，p.151，MC メディカ出版，2006.

14）大内尉義ほか編：新老年学（第 3 版），pp.579-590，東京大学出版会，2010.

15）東京都健康長寿医療センター研究所編：健康長寿新ガイドラインエビデンスブック，社会保険出版社，2018.

第11章

1）高橋徹三，山田哲雄：新栄養士課程講座 運動生理学（改訂第2版），p.18，建帛社，2004.

2）Fox, E. L.: Sports Physiology, W. B. Saunders, 1979.

3）池上晴夫：運動生理学，p.46，朝倉書店，1987.

4）トレーニング科学研究会編：トレーニング科学ハンドブック（新装版），p.22，朝倉書店，2007.

5）厚生労働省：健康づくりのための身体活動指針（アクティブガイド）.
http://www.mhlw.go.jp/stf/houdou/2r9852000002x
pleatt/2r9852000002xpr1.pdf（2017年2月21日確認）

6）井川幸雄：運動負荷と病態情報変動要因の解析. 臨床病理，38，214-232，1979.

7）藤井宣晴：骨格筋収縮時の糖輸送機序. 体力科学，52，313-317，2003.

8）山田哲雄ほか：糖尿病の運動療法に関する研究. 糖尿病治療研究会報，3，37-42，1982.

9）Oshida, Y. et al.: Long-term mild regular jogging increases insulin action despite no influence on body mass index or VO₂max. J. Appl. Physiol., 66, 2206-2210, 1989.

10）佐藤祐造：糖尿病と運動. 体力科学，42，101-110，1993.

11）伊藤　朗ほか：高脂血症の予防，改善のための運動処方. 運動処方研究，173，1982.

12）Wood, P. D. et al.: The effects on plasma lipoproteins of a prudent weight-reduced diet, with or without exercise, in overweight men and women. N. Engl. J. Med., 325, 461-466, 1991.

13）池上晴夫：スポーツ医学Ⅰ—病気と運動—，pp.140，298，朝倉書店，1994.

14）Urata, H. et al.: Antihypertensive and volumedepleting effects of mild exercise on essential hypertension. Hsypertension, 9, 245-252, 1987.

15）Jacobson, P. C. et al.: Bone density in women: College athletes and older athletic women. J. Orthop. Res., 2, 328-332, 1984.

16）Heinrich, C. H. et al.: Bone mineral content of cyclically menstruating female resistence and endurance trained athletes. Med. Sci. Sports Exerc., 22, 558-563, 1989.

17）Risser, W. L. et al.: Bone density in eumenorrheic female college athletes. Med. Sci. Sports Exerc., 22（5），570-574, 1990.

18）Heinonen, A. et al.: Bone mineral density of female athletes in different sports. Bone Miner., 23, 1-14, 1993.

19）七五三木聡：運動と骨. 最新運動生理学—身体パフォーマンスの科学的基礎—，p.68，真興交易医書出版部，1997.

20）Pekkanen, J. et al.: Reduction of premature mortality by high physical activity: a 20 year follow-up of middle-aged Finnish men. Lancet, Jun, 27, 1473-1477, 1987.

21）Nieman, D. C.: Exercise, infection, and immunity. Int. J. Sports Med., 15, S131-141, 1994.

22）西島尚彦：地域における高齢者の健康づくりハンドブック，pp.36-37，ナップ，2001.

23）岡野五郎：アスリートの栄養上の課題—摂食状況と摂食障害，月経異常—. 日本栄養・食糧学会誌，55，367-371，2002.

24）Kanter, M. M. et al.: Effects of an antioxidant vitamin mixture on lipid peroxidation at rest and postexercise. J. Appl. Physiol., 74, 965-969, 1993.

25）高橋徹三：運動とタンパク質栄養に関する基礎的研究—とくに尿中窒素排泄量，経皮窒素損失量に及ぼす運動の影響を中心に—. 日本栄養・食糧学会誌，42，113-121，1989.

26）Millward, D. J. et al.: Physical activity, Protein metabolism and protein requirements. Proc. Nutr. Soc., 53, 223-240, 1994.

27）岸　恭一：運動・スポーツと蛋白質代謝. 臨床スポーツ医学，13（臨時増刊），61-67，1996.

28）山田哲雄ほか：運動時の汗および尿中ナトリウム，カリウム排泄量の一過性の変動に及ぼす運動強度の影響. 日本栄養・食糧学会誌，46，39-46，1993.

29）鈴木政登ほか：種々の環境下で運動事故死の原因を考える. デサントスポーツ科学，2，127-133，1981.

30）Nose, H. et al.: Osmotic factors in restitution from thermal dehydration in rats. Am. J. Physiol., 249, R166-171, 1985.

31）森本武利：水分摂取と塩分バランス. 臨床スポーツ医学，4，1097-1103，1987.

32）鈴木正成：日本人スポーツ選手の食事事情. Jpn. J. Sports Sci., 9, 697-702, 1990.

33）Levenhagen, D. K. et al.: Postexercise nutrient intake timing in humans is critical to recovery of leg glucose and protein homeostasis. Am. J. Physiol. Endocrinol. Metab., 280, E982-993, 2001.

34）Bergstrom, J. and Hultman, E.: Muscle glycogen synthesis after exercise: Enhancing factor localized to the muscle cells in man. Nature（London），210, 309-310, 1966.

35）堀田　昇：グリコーゲンローディング. 体力科学，45，461-464，1996.

第12章

1）平野鉄雄，新島　旭：脳とストレス—ストレスにたちむかう脳，共立出版，1995.

2）竹宮　隆ほか：運動とストレス科学，p.30，杏林書院，2003.

3）ハンス・セリエ著，杉靖三郎ほか訳：現代社会とストレス，法政大学出版局，1988.

4）J.S.Takahashi et al: The Genetics of Mammalian Circadian Order and Disorder: Implications for Physiology and Disease. Nat Rev Genet. 2008 Oct; 9（10）：764-775. doi：10.1038/nrg2430

5）佐藤昭夫ほか：人体の構造と機能，p.382，医歯薬出版，1987.

6）香川靖雄編：時間栄養学—時計遺伝子と食事のリズ

ム，女子栄養大学出版部，2009.

第13章
1）真島英信：生理学（改訂第17版），pp.493-494，498，
　　文光堂，1979.
2）吉村寿人ほか：医科生理学要綱，p.223，南江堂，
　　1979.
3）日本救急医学会：熱中症診療ガイドライン2015，
　　2015.
4）佐藤方彦：人間と気候，pp.114-139，中公新書，
　　1987.
5）中山昭雄編：温熱生理学，pp.467，512，理工学社，
　　1985.
6）関邦　博ほか：潜水生理学，脳と神経のはたらき，
　　pp.125-152，看護医学出版，1985.
7）万木良平：環境適応の生理衛生学，pp.84，122，朝
　　倉書店，1987.
8）御手洗玄洋：宇宙飛行と体力．体力科学，45，245-
　　260，1996.
9）山崎昌廣ほか：環境生理学，p.152，培風館，2000.
10）農林水産省：災害時に備えた食品ストックガイド（一
　　般向け・要配慮者向け），2019.
11）石原昭彦ほか：宇宙環境での疾病と健康管理，骨格
　　筋の萎縮とその予防を目指して，Space Utiliz Res，
　　28，195-198，2012.

# 過去問題

82　栄養アセスメントに用いる，半減期が約20日の血液成分である．最も適当なのはどれか．1つ選べ．
(1) レチノール結合たんぱく質
(2) トランスサイレチン
(3) トランスフェリン
(4) アルブミン
(5) ヘモグロビン

83　栄養アセスメントに関する記述である．最も適当なのはどれか．1つ選べ．
(1) 食事記録法による食事調査では，肥満度が高い者ほど過大申告しやすい．
(2) 内臓脂肪面積は，肩甲骨下部皮下脂肪厚で評価する．
(3) 上腕筋面積は，体重と上腕三頭筋皮下脂肪厚で算出する．
(4) 尿中クレアチニン排泄量は，筋肉量を反映する．
(5) 窒素出納が負の時は，体たんぱく質量が増加している．

84　日本人の食事摂取基準（2015年版）における策定の基本的事項に関する記述である．正しいのはどれか．1つ選べ．
(1) 対象者に，生活習慣病のリスクを有する者は含まれない．
(2) 対象とする摂取源に，ドリンク剤は含まれない．
(3) 示された数値の信頼度は，栄養素間で差はない．
(4) 望ましい摂取量は，個人間で差はない．
(5) エネルギー収支バランスの指標に，成人ではBMI（kg/m²）を用いる．

85　日本人の食事摂取基準（2015年版）と日本食品標準成分表2015年版（七訂）で，定義（対象とする化学物質の範囲）が異なる栄養素である．正しいのはどれか．1つ選べ．
(1) ビタミンA
(2) ビタミンD
(3) ビタミンE
(4) ビタミンK
(5) ビタミンC

86　日本人の食事摂取基準（2015年版）における，成人の推定平均必要量（EAR）の策定根拠に関する記述である．正しいのはどれか．1つ選べ．
(1) ビタミンB₁は，尿中にビタミンB₁の排泄量が増大し始める摂取量から算定された．
(2) ナイアシンは，尿中にナイアシン代謝産物の排泄量が増大し始める摂取量から算定された．
(3) ビタミンCは，壊血病を予防できる摂取量から算定された．
(4) カルシウムは，骨粗鬆症を予防できる摂取量から算定された．
(5) 鉄は，出納試験で平衡状態を維持できる摂取量から算定された．

87　成長・発達に関する記述である．最も適当なのはどれか．1つ選べ．
(1) 精神機能の変化の過程を，成長という．
(2) 身長が伸びる過程を，発達という．
(3) 臓器発育は，一定の速度で進む．
(4) 身長が急激に伸びる時期は，成人までに2回存在する．
(5) 体重1kg当たりの体水分量は，新生児期より学童期で多い．

88　妊娠期の生理的変化に関する記述である．最も適当なのはどれか．1つ選べ．
(1) インスリン抵抗性は，低下する．
(2) 腸管のカルシウム吸収率は，低下する．
(3) 血清アルブミン値は，低下する．
(4) 循環血液量は，減少する．
(5) 血清トリグリセリド値は，低下する．

89　妊娠期の栄養に関する記述である．最も適当なのはどれか．1つ選べ．
(1) 胎児の神経管閉鎖障害の発症リスクを低減させるために，妊娠前からビタミンCを付加的に摂取する．
(2) 妊娠悪阻は，ウェルニッケ脳症の原因になる．
(3) β-カロテンの大量摂取は，胎児奇形をもたらす．
(4) 妊娠中の低体重は，産後の乳汁産生不足の原因にならない．
(5) 鉄の需要は，妊娠初期に比べ後期に低下する．

90　新生児期・乳児期の生理的特徴に関する記述である．最も適当なのはどれか．1つ選べ．
(1) 生理的体重減少は，生後数日で起こる．
(2) 生理的黄疸は，生後1か月頃に出現する．
(3) 第一乳臼歯が生えるのは，生後5か月頃である．
(4) 糸球体濾過量は，生後6か月頃に成人と同程度となる．
(5) 呼吸数は，生後6か月頃に成人と同程度となる．

91　離乳の進め方に関する記述である．最も適当なのはどれか．1つ選べ．
(1) 探索反射が活発になってきたら，離乳食を開始する．
(2) 離乳食を開始したら，母乳をフォローアップミルクに置き換える．
(3) 離乳食開始後1か月頃には，1日3回食にする．
(4) 生後7〜8か月頃（離乳中期）には，舌でつぶせる固さの食事を与える．
(5) 離乳期には，手づかみ食べをさせない．

92　幼児期，学童期の栄養に関する記述である．最も適当なのはどれか．1つ選べ．
(1) 1歳半までに，咀嚼機能は完成する．
(2) 幼児期には，間食を好きなだけ摂取させる．
(3) 学童期の基礎代謝基準値（kcal/kg体重／日）は，幼児期より低い．
(4) 学童期の肥満は，成人期の肥満と関連しない．
(5) 学童期のたんぱく質の目標量は，25〜30％Eである．

93 更年期女性の生理的変化に関する記述である．最も適当なのはどれか．1つ選べ．
(1) 血中黄体形成ホルモン値は，低下する．
(2) 血中プロゲステロン値は，低下する．
(3) 血中エストロゲン値は，上昇する．
(4) 血中 LDL コレステロール値は，低下する．
(5) 骨密度は，上昇する．

94 高齢期の生理的変化に関する記述である．最も適当なのはどれか．1つ選べ．
(1) 細胞内液量に対する細胞外液量の比は，高くなる．
(2) 肺活量は，増加する．
(3) 免疫機能は，亢進する．
(4) 筋たんぱく質代謝は，亢進する．
(5) 胃酸分泌量は，増加する．

95 嚥下機能が低下している高齢者において，最も誤嚥しやすいものはどれか．1つ選べ．
(1) 緑茶
(2) ミルクゼリー
(3) 魚のムース
(4) 野菜ペースト

96 健康づくりのための身体活動基準 2013 に関する記述である．正しいのはどれか．1つ選べ．
(1) 対象者に，65 歳以上は含まれない．
(2) 対象者に，血圧が保健指導レベルの者は含まれない．
(3) 推奨する身体活動の具体的な量は，示されていない．
(4) かなりきついと感じる強度の運動が，推奨されている．
(5) 身体活動の増加で，認知症のリスクは低下する．

97 特殊環境下での生理的変化に関する記述である．最も適当なのはどれか．1つ選べ．
(1) 高温環境下では，皮膚血管は収縮する．
(2) 低温環境下では，ビタミン$B_1$の必要量が減少する．
(3) 低温環境下では，血圧は低下する．
(4) 低圧環境下では，動脈血の酸素分圧は低下する．
(5) 無重力環境下では，尿中カルシウム排泄量が減少する．

**第 33 回　応用栄養学（H31 年 3 月）No.84～99，16 題**

84 動的栄養アセスメントの指標である．正しいのはどれか．1つ選べ．
(1) BMI（kg/m²）
(2) 上腕三頭筋部皮下脂肪厚
(3) 血清トランスフェリン値
(4) クレアチニン身長係数
(5) 遅延型皮膚過敏反応

85 日本人の食事摂取基準（2015 年版）において，1 歳以上で推奨量（RDA）が設定されている栄養素である．正しいのはどれか．1つ選べ．
(1) n-3 系脂肪酸

(2) 炭水化物
(3) ビタミン D
(4) ビタミン$B_1$
(5) カリウム

86 日本人の食事摂取基準（2015 年版）における策定の基本的事項に関する記述である．正しいのはどれか．1つ選べ．
(1) 摂取源には，サプリメントは含まれない．
(2) 参照体位は，望ましい体位を示している．
(3) BMI（kg/m²）は，18 歳以上のエネルギー収支バランスの指標である．
(4) 高齢者の年齢区分は，65 歳以上である．
(5) 目安量（AI）は，生活習慣病の予防を目的とした指標である．

87 日本人の食事摂取基準（2015 年版）の小児に関する記述である．正しいのはどれか．1つ選べ．
(1) 1 歳児の基礎代謝基準値は，4 歳児より低い．
(2) 身体活動レベル（PAL）は，2 区分である．
(3) 炭水化物の目標量（DG）は，成人に比べ高い．
(4) 脂質の目標量（DG）は，男女で異なる．
(5) 鉄の推定平均必要量（EAR）は，要因加算法で算出した．

88 成長・発達・加齢に伴う変化に関する記述である．正しいのはどれか．1つ選べ．
(1) 体水分量に占める細胞外液の割合は，新生児期より成人期の方が大きい．
(2) 胸腺重量は，成人期に最大となる．
(3) 糸球体濾過量は，成人期より高齢期の方が大きい．
(4) 塩味の閾値は，成人期より高齢期の方が高い．
(5) 唾液分泌量は，成人期より高齢期の方が多い．

89 妊娠期の身体的変化に関する記述である．正しいのはどれか．1つ選べ．
(1) 体重は，一定の割合で増加する．
(2) 基礎代謝量は，増加する．
(3) 循環血液量は，減少する．
(4) ヘモグロビン濃度は，上昇する．
(5) インスリン感受性は，高まる．

90 日本人の食事摂取基準（2015 年版）において，授乳婦に付加量が設定されている栄養素である．誤っているのはどれか．1つ選べ．
(1) たんぱく質
(2) ビタミン A
(3) 葉酸
(4) カルシウム
(5) 鉄

91 牛乳より母乳に多く含まれる成分である．正しいのはどれか．1つ選べ．
(1) たんぱく質
(2) 飽和脂肪酸

(3) 乳糖

(4) カルシウム

(5) リン

92 離乳の進め方に関する記述である. 正しいのはどれか. 1つ選べ.
(1) 離乳の開始前に, 果汁を与えることが必要である.
(2) 離乳の開始とは, なめらかにすりつぶした食物を初めて与えた時をいう.
(3) 離乳の開始後ほぼ1か月間は, 離乳食を1日2回与える.
(4) 調味料は, 離乳食の開始時から必要である.
(5) 母乳は, 離乳の開始後与えないようにする.

93 幼児期に関する記述である. 正しいのはどれか. 1つ選べ.
(1) 1年間の体重増加量は, 乳児期より大きい.
(2) 体脂肪率は, 乳児期に比べて高くなる.
(3) カウプ指数による肥満判定基準は, 男女で異なる.
(4) 貧血の主な原因は, 鉄欠乏である.
(5) 間食は, 総エネルギー摂取量の約30%とする.

94 思春期の男子に関する記述である. 正しいのはどれか. 1つ選べ.
(1) 性腺刺激ホルモンの分泌は, 思春期前に比べ低下する.
(2) 年間身長増加量が最大となる時期は, 女子より早い.
(3) 見かけのカルシウム吸収率は, 成人男性より低い.
(4) 1日当たりのカルシウム体内蓄積量は, 思春期前半に最大となる.
(5) 鉄欠乏性貧血は, 思春期の女子より多い.

95 サルコペニアに関する記述である. 誤っているのはどれか. 1つ選べ.
(1) 握力は, 低下する.
(2) 歩行速度は, 保たれる.
(3) 加齢が, 原因となる.
(4) 食事の摂取量低下が, 原因となる.
(5) ベッド上安静が, 原因となる.

96 成人期と比較して高齢期で低下する項目である. 誤っているのはどれか. 1つ選べ.
(1) 基礎代謝量
(2) 体重1kg当たりのたんぱく質必要量
(3) 嚥下機能
(4) 骨密度
(5) 肺活量

97 運動時の身体への影響に関する記述である. 正しいのはどれか. 1つ選べ.
(1) 筋肉中の乳酸は, 無酸素運動では減少する.
(2) 遊離脂肪酸は, 瞬発的運動時の主なエネルギー基質となる.
(3) 瞬発的運動では, 速筋線維より遅筋線維が利用される.

(4) 酸素摂取量は, 運動強度を高めていくと増加し, その後一定となる.
(5) 消化管の血流量は, 激しい運動で増加する.

98 ストレス応答の抵抗期に関する記述である. 正しいのはどれか. 1つ選べ.
(1) エネルギー代謝は, 低下する.
(2) 窒素出納は, 負に傾く.
(3) 副腎皮質ホルモンの分泌は, 減少する.
(4) ビタミンCの需要は, 減少する.
(5) カルシウムの尿中排泄量は, 減少する.

99 特殊環境と栄養に関する記述である. 正しいのはどれか. 1つ選べ.
(1) 外部環境の影響を受けやすいのは, 表面温度より中心温度である.
(2) WBGT (湿球黒球温度) が上昇したときは, 水分摂取を控える.
(3) 低温環境下では, 皮膚の血流量が増加する.
(4) 高圧環境から急激に減圧すると, 体内の溶存ガスが気泡化する.
(5) 低圧環境下では, 肺胞内酸素分圧が上昇する.

**第32回 応用栄養学（H30年3月）No.84～99, 16題**

84 栄養ケア・マネジメントに関する記述である. 正しいのはどれか. 1つ選べ.
(1) 栄養スクリーニングは, 侵襲性が高い.
(2) 栄養アセスメントは, 栄養状態を評価・判定する.
(3) 栄養診断は, 疾病を診断する.
(4) 栄養ケア計画の目標設定には, 優先順位をつけない.
(5) モニタリングは, 最終的な評価である.

85 静的栄養アセスメントの指標である. 正しいのはどれか. 1つ選べ.
(1) 血清トランスサイレチン値
(2) 血清トランスフェリン値
(3) 血清総コレステロール値
(4) 血清レチノール結合たんぱく質値
(5) フィッシャー比

86 日本人の食事摂取基準（2015年版）において, 70歳以上で目標とするBMI（kg/m²）の範囲である. 正しいのはどれか. 1つ選べ.
(1) 18.5～22.0
(2) 18.5～24.9
(3) 20.0～22.0
(4) 20.0～24.9
(5) 21.5～24.9

87 日本人の食事摂取基準（2015年版）における, ビタミンの耐容上限量（UL）に関する記述である. 正しいのはどれか. 1つ選べ.
(1) ビタミンAでは, カロテノイドを含む.
(2) ビタミンEでは, $\alpha$-トコフェロール以外のビタ

ミンEを含む.
(3) ナイアシンでは，ナイアシン当量としての量で設定されている.
(4) ビタミン$B_6$では，食事性ビタミン$B_6$としての量で設定されている.
(5) 葉酸では，プテロイルモノグルタミン酸としての量で設定されている.

88 成長・発達に伴う変化に関する記述である．正しいのはどれか．1つ選べ.
(1) 頭囲と胸囲が同じになるのは4歳頃である.
(2) 体重1kg当たりの摂取水分量は，成人期より幼児期の方が多い.
(3) カウプ指数による肥満判定基準は，年齢に関わらず一定である.
(4) 乳幼児身体発育曲線における50パーセンタイル値は，平均値を示している.
(5) 微細運動の発達は，粗大運動の発達に先行する.

89 母乳に関する記述である．正しいのはどれか．1つ選べ.
(1) 乳糖は，成熟乳より初乳に多く含まれる.
(2) ラクトフェリンは，初乳より成熟乳に多く含まれる.
(3) 吸啜刺激は，プロラクチンの分泌を抑制する.
(4) 母乳の脂肪酸組成は，母親の食事内容の影響を受ける.
(5) 母親の摂取したアルコールは，母乳に移行しない.

90 妊娠期の糖代謝異常に関する記述である．誤っているのはどれか．1つ選べ.
(1) 妊娠糖尿病とは，妊娠中に発症した明らかな糖尿病のことをいう.
(2) 妊娠糖尿病の診断基準は，非妊娠時の糖尿病の診断基準とは異なる.
(3) 妊娠糖尿病では，巨大児を出産する可能性が高い.
(4) 肥満は，妊娠糖尿病発症のリスク因子である.
(5) 糖尿病合併妊娠では，インスリン療法を行う.

91 離乳の進め方に関する記述である．正しいのはどれか．1つ選べ.
(1) 哺乳反射が活発になってきたら，離乳食を開始する.
(2) 離乳を開始して1か月を過ぎた頃から，離乳食は1日3回にする.
(3) 歯ぐきでつぶせる固さのものを与えるのは，生後9か月頃からである.
(4) はちみつは，生後9か月頃より与えてよい.
(5) 卵は，卵白から全卵へ進めていく.

92 新生児期・乳児期の栄養に関する記述である．正しいのはどれか．1つ選べ.
(1) 頭蓋内出血の予防として，ビタミンAを投与する.
(2) 母乳性黄疸が出現した場合には，母親のカロテン摂取量を制限する.
(3) 乳糖不耐症では，乳糖強化食品を補う.
(4) ビタミンDの欠乏により，くる病が起こる.

(5) フェニルケトン尿症では，フェニルアラニンを増量したミルクを用いる.

93 幼児期の栄養に関する記述である．正しいのはどれか．1つ選べ.
(1) 基礎代謝基準値（kcal/kg体重/日）は，成人より低い.
(2) 推定エネルギー必要量は，成長に伴うエネルギー蓄積量を含む.
(3) 間食は，幼児の好きなだけ摂取させてよい.
(4) 咀しゃく機能は，1歳頃に完成される.
(5) クワシオルコル（kwashiorkor）では，エネルギー摂取量が不足している.

94 思春期の女子に関する記述である．正しいのはどれか．1つ選べ.
(1) 思春期前に比べ，エストロゲンの分泌量は減少する.
(2) 思春期前に比べ，皮下脂肪量は減少する.
(3) 貧血の多くは，巨赤芽球性貧血である.
(4) 急激な体重減少は，月経異常の原因となる.
(5) 神経性やせ症（神経性食欲不振症）の発症頻度は，男子と差はない.

95 更年期の女性に起こる変化である．正しいのはどれか．1つ選べ.
(1) 血清HDL-コレステロール値の上昇
(2) エストロゲン分泌量の増加
(3) 黄体形成ホルモン（LH）分泌量の増加
(4) 卵胞刺激ホルモン（FSH）分泌量の減少
(5) 骨吸収の抑制

96 嚥下障害の高齢者に適した調理法に関する記述である．誤っているのはどれか．1つ選べ.
(1) バナナをつぶす.
(2) きゅうりを刻む.
(3) にんじんを軟らかく煮る.
(4) ジュースをゼリー状に固める.
(5) お茶にとろみをつける.

97 高齢者の栄養管理に関する記述である．誤っているのはどれか．1つ選べ.
(1) ロコモティブシンドロームでは，要介護になるリスクが高い.
(2) サルコペニアでは，筋萎縮がみられる.
(3) フレイルティ（虚弱）の予防では，除脂肪体重を維持する.
(4) 褥瘡の予防では，たんぱく質を制限する.
(5) 誤嚥性肺炎の予防では，口腔ケアを実施する.

98 ストレス応答の抵抗期に関する記述である．正しいのはどれか．1つ選べ.
(1) 交感神経の活動は，低下する.
(2) 糖新生は，亢進する.
(3) 血中遊離脂肪酸値は，低下する.
(4) 血清ビタミンC値は，上昇する.

(5) 尿中カルシウム排泄量は，低下する．

99　環境温度と身体機能の変化に関する記述である．正しいのはどれか．1つ選べ．
(1) 低温環境では，ふるえ熱産生が起こる．
(2) 低温環境では，アドレナリンの分泌が減少する．
(3) 高温環境では，熱産生が増加する．
(4) 高温環境では，皮膚血管が収縮する．
(5) 夏季は，冬季に比べ基礎代謝量が増加する．

## 第34回　応用力問題（R2年3月）No.187～189

「K市保健センターの管理栄養士である．相談者は，K市在住の35歳，女性．第1子妊娠中である．」

187　プレママ・パパ教室の際に，「姉の子どもが卵アレルギーだったので，自分の子どもも心配です．今後，私や子どもの食事で気を付けることは何ですか．」と相談を受けて助言した内容である．最も適切なのはどれか．1つ選べ．
(1) 初めて卵を与える際には，よく加熱した卵黄にしましょう．
(2) 出生後に母乳を与える際には，あなた自身の卵の摂取を控えましょう．
(3) 離乳食を開始する時期を遅らせましょう．
(4) 妊娠中の今から，あなた自身の卵の摂取を控えましょう．

188　7か月乳児健康診査の際に，「卵を初めて与えてしばらくしたら，湿疹がひどくなって心配です」との相談を受けた．最初にすべきこととして助言した内容である．最も適切なのはどれか．1つ選べ．
(1) 湿疹の治療を含めて，医師に相談してください．
(2) 卵を原料とした食品を全て除去してください．
(3) 卵白特異IgE抗体の検査を受けてください．
(4) 離乳食を一時中止してください．

189　児が3歳になって，保育所に預けることが決まった．医師からは卵アレルギーの診断がなされている．この児を受け入れることが決まった民間保育所から，給食での対応をできる限り行いたいということで，K市保健センターに相談があった．助言内容として，誤っているのはどれか．1つ選べ．
(1) 月別の献立表に使用食品について記載し，家族に配布してください．
(2) 家庭でこれまで摂取したことのある食品の種類を把握し，記録してください．
(3) 調理室でアレルゲンの混入が起こりにくい献立にしてください．
(4) 給食対応の単純化のために，完全除去を基本としてください．
(5) 除去食を開始した場合には，在園中は見直しの必要はありません．

## 第33回　応用力問題（H31/R元年3月）No.183～185

「K市の市立保育園に勤務する管理栄養士である．保育園に通う女児A子（9か月）の母親への栄養の指導を行っている．母親から，A子が家庭で離乳食をあまり食べないので心配との相談を受けた．A子は，身長72.5cm，体重8.7kg．精神・運動機能の発達は良好である．」

183　A子の出生時からの身長と体重の変化を乳児身体発育曲線に示した（図：このページの最下部にあります）．A子の栄養アセスメントの結果である．最も適切なのはどれか．1つ選べ．
(1) 身長，体重ともに標準的な成長状態である．
(2) 身長，体重ともに離乳食開始後の発育不良が懸念される．
(3) 身長は標準的な発育曲線であるが，低体重である．
(4) 体重は標準的な発育曲線であるが，低身長である．

184　離乳食の与え方について，母親にたずねた．現在，離乳食は歯ぐきでつぶせる固さで1日3回与えており，母乳は欲しがるときに飲ませているという．この内容に対する栄養アセスメントである．最も適切なのはどれか．1つ選べ．
(1) お子さんに母乳をあげる回数を，決めましょう．
(2) 月齢どおりの与え方ができていますね．あまり心配せず，見守ってあげましょう．
(3) 食べないことが心配であれば，離乳食を2回に減らしてみては，いかがですか．
(4) お子さんが食べやすい，ペースト状のおかずにしてはいかがですか．

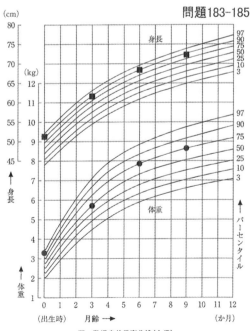

問題183-185

図　乳児身体発育曲線（女子）

# 付　表

| | 母乳の場合 | 育児用ミルクを用いる場合 |
|---|---|---|
| 妊娠期 | ・母子にとって母乳は基本であり，母乳で育てたいと思っている人が無理せず自然に実現できるよう，妊娠中から支援を行う．<br>・妊婦やその家族に対して，具体的な授乳方法や母乳（育児）の利点等について，両親学級や妊婦健康診査等の機会を通じて情報提供を行う．<br>・母親の疾患や感染症，薬の使用，子どもの状態，母乳の分泌状況等の様々な理由から育児用ミルクを選択する母親に対しては，十分な情報提供の上，その決定を尊重するとともに，母親の心の状態に十分に配慮した支援を行う．<br>・妊婦及び授乳中の母親の食生活は，母子の健康状態や乳汁分泌に関連があるため，食事のバランスや禁煙等の生活全般に関する配慮事項を示した「妊産婦のための食生活指針」を踏まえた支援を行う． | |
| 授乳の開始から授乳のリズムの確立まで | ・特に出産後から退院までの間は母親と子どもが終日，一緒にいられるように支援する．<br>・子どもが欲しがるとき，母親が飲ませたいときには，いつでも授乳できるように支援する．<br>・母親と子どもの状態を把握するとともに，母親の気持ちや感情を受けとめ，あせらず授乳のリズムを確立できるよう支援する．<br>・子どもの発育は出生体重や出生週数，栄養方法，子どもの状態によって変わってくるため，乳幼児身体発育曲線を用い，これまでの発育経過を踏まえるとともに，授乳回数や授乳量，排尿排便の回数や機嫌等の子どもの状態に応じた支援を行う．<br>・できるだけ静かな環境で，適切な子どもの抱き方で，目と目を合わせて，優しく声をかえる等授乳時の関わりについて支援を行う．<br>・父親や家族等による授乳への支援が，母親に過度の負担を与えることのないよう，父親や家族等への情報提供を行う．<br>・体重増加不良等への専門的支援，子育て世代包括支援センター等をはじめとする困った時に相談できる場所の紹介や仲間づくり，産後ケア事業等の母子保健事業等を活用し，きめ細かな支援を行うことも考えられる． | |
| | ・出産後はできるだけ早く，母子がふれあって母乳を飲めるように支援する．<br>・子どもが欲しがるサインや，授乳時の抱き方，乳房の含ませ方等について伝え，適切に授乳できるよう支援する．<br>・母乳が足りているか等の不安がある場合は，子どもの体重や授乳状況等を把握するとともに，母親の不安を受け止めながら，自信をもって母乳を与えることができるよう支援する． | ・授乳を通して，母子・親子のスキンシップが図られるよう，しっかり抱いて，優しく声かけを行う等暖かいふれあいを重視した支援を行う．<br>・子どもの欲しがるサインや，授乳時の抱き方，哺乳瓶の乳首の含ませ方等について伝え，適切に授乳できるよう支援する．<br>・育児用ミルクの使用方法や飲み残しの取扱等について，安全に使用できるよう支援する． |
| 授乳の進行 | ・母親等と子どもの状態を把握しながらあせらず授乳のリズムを確立できるよう支援する．<br>・授乳のリズムの確立以降も，母親等がこれまで実践してきた授乳・育児が継続できるように支援する． | |
| | ・母乳育児を継続するために，母乳不足感や体重増加不良などへの専門的支援，困った時に相談できる母子保健事業の紹介や仲間づくり等，社会全体で支援できるようにする． | ・授乳量は，子どもによって授乳量は異なるので，回数よりも1日に飲む量を中心に考えるようにする．そのため，育児用ミルクの授乳では，1日の目安量に達しなくても子どもが元気で，体重が増えているならば心配はない．<br>・授乳量や体重増加不良などへの専門的支援，困った時に相談できる母子保健事業の紹介や仲間づくり等，社会全体で支援できるようにする． |
| 離乳への移行 | ・いつまで乳汁を継続することが適切かに関しては，母親等の考えを尊重して支援を進める．<br>・母親等が子どもの状態や自らの状態から，授乳を継続するのか，終了するのかを判断できるように情報提供を心がける． | |

※混合栄養の場合は母乳の場合と育児用ミルクの場合の両方を参考にする．

（樋口満：スポーツ選手のサプリメント摂取－コンディション維持とパフォーマンス向上のために－，栄養学雑誌，60，167-172，2002）

### (a) 栄養学的スポーツ・エルゴジェニック

1. 炭水化物
   炭水化物補給
2. 脂肪
   脂肪補給
   中鎖トリグリセリド
   $\omega$-3脂肪酸
3. たんぱく質/アミノ酸
   たんぱく質サプリメント
   アルギニン，リシン，オルニチン
   アスパラギン酸
   分岐鎖アミノ酸（BCAA）
   トリプトファン

4. ビタミン
   抗酸化ビタミン
   チアミン（B₁）
   リボフラビン（B₂）
   ナイアシン
   ピリドキシン（B₆）
   パントテン酸
   葉酸
   ビタミンB₁₂
   アスコルビン酸（C）
   ビタミンE

5. ミネラル
   ホウ素
   カルシウム
   塩素
   鉄
   マグネシウム
   リン酸
   セレン
   バナジウム
   亜鉛
6. 水
   水分補給

7. 植物性抽出物
   たんぱく同化植物ステロール
   朝鮮人参
   ヨヒンビン
8. その他
   ハチ花粉
   工学的食事サプリメント
   HMB（$\beta$-ヒドロキシ-$\beta$メチルブチレート，ロイシンの代謝物質）
   マルチビタミン/ミネラル
   ビタミンB₁₅（バンガミン酸）

### (b) 国際オリンピック委員会（IOC）によって禁止されている薬物や用法の主要分類

1. 禁止薬物
   興奮剤（アンフェタミン，コカイン，エフェドリン）
   麻酔剤（麻薬性鎮痛剤）
   たんぱく同化剤（たんぱく同化ステロイド，クレンブテロール）
   利尿剤
   ペプチドホルモン，糖たんぱくホルモン，それらの類似体
2. 禁止用法
   血液ドーピング
   薬理学的，化学的，身体的操作
3. 規制を受けている薬物
   アルコール
   カフェイン
   マリファナ
   局所麻酔剤
   コルチコステロイド
   $\beta$-遮断剤
   特殊な$\beta$-2アゴニスト（クレンブテロール）

注：（ ）内にいくつかの例を示した．

### (c) 生理学的スポーツ・エルゴジェニック

1. 細胞代謝
   カルニチン
   コエンザイムQ₁₀
   クレアチン
   重炭酸塩
2. ホルモン/神経伝達物質活性
   コリン　ヒト成長ホルモン
   DHEA（デヒドロエピアンドロステロン）
   ヒトコリン性ゴナドトロピン
   テストステロン
3. 酸素運搬
   血液ドーピング
   エリスロポエチン
   グリセロール
   イノシン
   酸素

## ●付表3● 栄養教諭制度の概要

| 1. 趣旨 | 食生活を取り巻く社会環境が大きく変化し，食生活の多様化が進む中で，朝食をとらないなど子どもの食生活の乱れが指摘されており，子どもが将来にわたって健康に生活していけるよう，栄養や食事のとり方などについて正しい知識に基づいて自ら判断し，食をコントロールしていく「食の自己管理能力」や「望ましい生活習慣」を子どもたちに身につけさせることが必要となっている． このため，食に関する指導（学校における食育）の推進に中核的な役割を担う「栄養教諭」制度が創設され，2005（平成17）年度から施行される． |
|---|---|
| 2. 職務 | 食に関する指導と給食管理を一体のものとして行うことにより，地場産物を活用して給食と食に関する指導を実施するなど，教育上の高い相乗効果がもたらされる． (1) 食に関する指導 　①肥満，偏食，食物アレルギーなどの児童生徒に対する個別指導を行う． 　②学校活動，教科，学校行事等の時間に，学級担任等と連携して，集団的な食に関する指導を行う． 　③他の教職員や家庭・地域と連携した食に関する指導を推進するための連絡・調整を行う． (2) 学校給食の管理 　栄養管理，衛生管理，検食，物資管理等． |
| 3. 資格 | 栄養教諭普通免許状（専修，一種，二種）を新設． 大学における所要単位の修得により免許状を取得することが基本． 他方，現職の学校栄養職員は，一定の在職経験と都道府県教育委員会が実施する講習等において所定の単位を修得することにより，栄養教諭免許状を取得できるよう法律上特別の措置が講じられている． |
| 4. 配置 | すべての義務教育諸学校において給食を実施しているわけではないことや，地方分権の趣旨等から，栄養教諭の配置は地方公共団体や設置者の判断によることとされている． 公立小中学校の栄養教諭は県費負担教職員であることから，都道府県教育委員会の判断によって配置される． |
| 5. 身分 | 公立学校の栄養教諭については，採用や研修等について養護教諭と同様の措置が講じられる． |

●付表4● 対象特性別食生活指針（厚生労働省，1990年）

1. 成人病予防のための食生活指針
   1. いろいろ食べて成人病予防
      主食，主菜，副菜をそろえ，目標は1日30食品
      いろいろ食べても，食べ過ぎないように
   2. 日常生活は食事と運動のバランスで
      食事はいつも腹八分目
      運動十分で食事を楽しもう
   3. 減塩で高血圧と胃癌予防
      塩からい食品を避け，食塩摂取は1日10g以下
      調理の工夫で，無理なく減塩
   4. 脂肪を減らして心臓病予防
      脂肪とコレステロール摂取を控えめに
      動物性脂肪，植物油，魚油をバランスよく
   5. 生野菜，緑黄色野菜で癌予防
      生野菜，緑黄色野菜を毎食の食卓に
   6. 食物繊維で便秘・大腸癌を予防
      野菜，海藻をたっぷりと
   7. カルシウムを十分とって丈夫な骨づくり
      骨粗鬆症の予防は青壮年期から
      カルシウムに富む牛乳，小魚，海藻を
   8. 甘い物はほどほどに
      糖分を控えて肥満を予防
   9. 禁煙，節酒で健康長寿
      禁煙は百益あっても一害なし
      百薬の長のアルコールも飲み方次第

2. 高齢者のための食生活指針
   1. 低栄養に気をつけよう
      体重低下は黄信号
   2. 調理の工夫で多様な食生活を
      何でも食べよう，だが食べ過ぎに気をつけて
   3. 副食から食べよう
      年をとったらおかずが大切
   4. 食生活をリズムに乗せよう
      食事はゆっくり欠かさずに
   5. よく体を動かそう
      空腹感は最高の味つけ
   6. 食生活の知恵を身につけよう
      食生活の知恵は若さと健康づくりの羅針盤
   7. おいしく，楽しく，食事をとろう
      豊かな心が育む健やかな高齢期

3. 子どもと親を結ぶ絆としての食事－乳児期
   1. 食事を通してのスキンシップを大切に
   2. 母乳で育つ赤ちゃん，元気
   3. 離乳の完了，満1歳
   4. いつでも活用，母子健康手帳

4. 食習慣の基礎づくりとしての食事－幼児期
   1. 食事のリズム大切，規則的に
   2. 何でも食べられる元気な子
   3. 薄味と和風料理に慣れさせよう
   4. 与えよう，牛乳，乳製品を十分に
   5. 一家そろって食べる食事の楽しさを
   6. 心がけよう，手づくりおやつの素晴らしさを
   7. 保育所や幼稚園での食事にも関心を
   8. 外遊び，親子そろって習慣に

5. 食習慣の完成期としての食事－学童期
   1. 1日3食規則的，バランスとれたよい食事
   2. 飲もう，食べよう，牛乳，乳製品
   3. 十分に食べる習慣，野菜と果物
   4. 食べ過ぎや偏食なしの習慣を
   5. おやつは，いろいろな食品や量に気配りを
   6. 加工食品，インスタント食品の正しい利用
   7. 楽しもう，一家団らんおいしい食事
   8. 考えよう，学校給食のねらいと内容
   9. つけさせよう，外に出て体を動かす習慣を

6. 食習慣の自立期としての食事－思春期
   1. 朝，昼，晩，いつもバランスよい食事
   2. 進んでとろう，牛乳・乳製品を
   3. 十分に食べて健康，野菜と果物
   4. 食べ過ぎ，偏食，ダイエットにはご用心
   5. 偏らない，加工食品，インスタント食品に
   6. 気をつけて，夜食の内容，病気のもと
   7. 楽しく食べよう，みんなで食事
   8. 気を配ろう，適度な運動，健康づくり

7. 女性（母性を含む）のための食生活指針
   1. 食生活は健康と美のみなもと
      ①上手に食べてからだの内から美しく
      ②無茶な減量，貧血のもと
      ③豊富な野菜で便秘を予防
   2. 新しい生命と母によい栄養
      ①しっかり食べて，一人二役
      ②日常の仕事，買い物，よい運動
      ③酒とたばこの害から胎児を守ろう
   3. 次の世代に賢い食習慣を
      ①薄味のおいしさを，愛児の舌にすり込もう
      ②自然な生活リズムを幼いときから
      ③よく噛んで，よく味わう習慣を
   4. 食事に愛とふれ合いを
      ①買ってきた加工食品にも手のぬくもりを
      ②朝食はみんなの努力で勢ぞろい
      ③食卓は"いただきます"で始まる今日の出来ごと報告会
   5. 家族の食事，主婦はドライバー
      ①食卓で，家族の顔見て健康管理
      ②栄養バランスは，主婦のメニューで安全運転
      ③調理自慢，味とみばえに安全チェック
   6. 働く女性は正しい食事で元気はつらつ
      ①からだが資本，食で健康投資
      ②外食は新しい料理を知るよい機会
      ③食事づくりに趣味をみつけてストレス解消
   7. "伝統"と"創造"で新しい食文化を
      ①"伝統"に"創造"を和えて，わが家の食文化
      ②新しい生活の知恵で環境の変化に適応
      ③食文化，あなたとわたしの積み重ね

●付表5● 健康日本21（第二次）－栄養・食生活，身体活動・運動，休養，飲酒，喫煙及び歯・口腔の健康に関する生活習慣及び社会環境の改善に関する目標－

| | 目標項目 | | 目標項目 |
|---|---|---|---|
| 栄養・食生活 | ①適正体重を維持している者の増加（肥満，やせの減少）<br>②適切な量と質の食事をとる者の増加<br>　ア　主食・主菜・副菜を組み合わせた食事が1日2回以上の日がほぼ毎日の者の割合<br>　イ　　食塩摂取量の減少<br>　ウ　野菜と果物の摂取量の増加<br>③共食の増加（食事を1人で食べる子どもの割合の減少）<br>④食品中の食塩や脂肪の低減に取り組む食品企業及び飲食店の登録の増加<br>⑤利用に応じた食事の計画，調理及び評価，改善を実施している特定給食施設の割合の増加 | 飲酒 | ①生活習慣病のリスクを高める量を飲酒している者（1日あたりの純アルコールの摂取量が男性40g以上，女性20g以上の者）の割合の減少<br>②未成年者の飲酒をなくす<br>③妊娠中の飲酒をなくす |
| | | 喫煙 | ①成人の喫煙率の減少（喫煙をやめたい人がやめる）<br>②未成年者の喫煙をなくす<br>③妊娠中の喫煙をなくす<br>④受動喫煙（家庭・職場・飲食店・行政機関・医療機関）の機会を有する者の割合の減少 |
| 身体活動・運動 | ①日常生活における歩数の増加<br>②運動習慣者の割合の増加<br>③住民が運動しやすいまちづくり・環境整備に取り組む自治体数の増加 | 歯・口腔の健康 | ①口腔機能の維持・向上<br>②歯の喪失防止<br>③歯周病を有する者の割合の減少<br>④乳幼児・学齢期のう蝕のない者の増加<br>⑤過去1年間に歯科検診を受診した者の割合の増加 |
| 休養 | ①睡眠による休養を十分とれていない者の減少<br>②週労働時間60時間以上の雇用者の割合の減少 | | |

●付表6● 健康づくりのための身体活動基準2013（厚生労働省，2013年）

| 血糖・血圧・脂質に関する状況 | | 身体活動<br>（生活活動・運動）*1 | | 運動 | | 体力<br>（うち全身持久力） |
|---|---|---|---|---|---|---|
| 健診結果が基準範囲内 | 65歳以上 | 強度を問わず，身体活動を毎日40分<br>（=10メッツ・時/週） | 今より少しでも増やす<br>例えば10分多く歩く | ― | 運動習慣をもつようにする<br>（30分以上・週2日以上） | ― |
| | 18～64歳 | 3メッツ以上の強度の身体活動*2を毎日60分<br>（=23メッツ・時/週） | | 3メッツ以上の強度の運動*3を毎週60分<br>（=4メッツ・時/週） | | 性・年代別に示した強度での運動を約3分間継続可能 |
| | 18歳未満 | ― | | ― | | ― |
| 血糖・血圧・脂質のいずれかが保健指導レベルの者 | | 医療機関にかかっておらず，「身体活動のリスクに関するスクリーニングシート」でリスクがないことを確認できれば，対象者が運動開始前・実施中に自ら体調確認ができるよう支援した上で，保健指導の一環としての運動指導を積極的に行う. | | | | |
| リスク重複者又はすぐ受診を要する者 | | 生活習慣病患者が積極的に運動をする際には，安全面での配慮がより特に重要になるので，まずかかりつけの医師に相談する. | | | | |

*1 「身体活動」は，「生活活動」と「運動」に分けられる．このうち，生活活動とは，日常生活における労働，家事，通勤・通学などの身体活動を指す．また，運動とは，スポーツ等の，特に体力の維持・向上を目的として計画的・意図的に実施し，継続性のある身体活動を指す．
*2 「3メッツ以上の強度の身体活動」とは，歩行又はそれと同等以上の身体活動．
*3 「3メッツ以上の強度の運動」とは，息が弾み汗をかく程度の運動．
*4 年齢別の基準とは別に，世代共通の方向性として示したもの．

●付表7● 健康づくりのための休養指針（厚生省，1994年）

1. 生活にリズムを
　● 早めに気づこう，自分のストレスに
　● 睡眠は気持ちよい目覚めがバロメータ
　● 入浴で，からだもこころもリフレッシュ
　● 旅に出かけて，心の切り換えを
　● 休養と仕事のバランスで能率アップと過労防止
2. ゆとりの時間でみのりある休養を
　● 1日30分，自分の時間をみつけよう
　● 活かそう休暇を，真の休養に
　● ゆとりの中に，楽しみや生きがいを
3. 生活の中にオアシスを
　● 身近な中にもいこいの大切さ
　● 食事空間にもバラエティーを
　● 自然とのふれあいで感じよう，健康の息吹きを
4. 出会いときずなで豊かな人生を
　● 見出そう，楽しく無理のない社会参加
　● きずなの中ではぐくむ，クリエイティブ・ライフ

〈生活活動および運動のメッツ表〉

| | メッツ | 生活活動の例 | 運動の例 |
|---|---|---|---|
| 3メッツ未満 | 1.8 | 立位（会話，電話，読書），皿洗い | |
| | 2.0 | ゆっくりした歩行（53m/分未満），料理，洗濯 | |
| | 2.2 | 子どもと遊ぶ（座位，軽度） | |
| | 2.3 | ガーデニング，ピアノの演奏 | ストレッチング，全身を使ったテレビゲーム（バランス運動，ヨガ） |
| | 2.5 | 植物への水やり，仕立て作業 | ヨガ，ビリヤード |
| | 2.8 | ゆっくりした歩行（53m/分） | 座って行うラジオ体操 |
| 3メッツ以上 | 3.0 | 普通歩行（67m/分），ギター演奏（立位） | ボウリング，バレーボール，ピラティス，太極拳 |
| | 3.3 | 掃除機，配線工事 | |
| | 3.5 | 歩行（75～85m/分），風呂掃除，原付・オートバイの運転 | 自転車エルゴメーター（30～50W），自重による筋トレ |
| | 3.8 | | 全身を使ったテレビゲーム（スポーツ・ダンス） |
| | 4.0 | 自転車に乗る（≒16km/時未満），階段を上る（ゆっくり） | 卓球，パワーヨガ，ラジオ体操第1 |
| | 4.3 | やや速歩（93m/分），苗木の植栽 | やや速歩（93m/分），ゴルフ |
| | 4.5 | 耕作，家の修繕 | テニス（ダブルス）*，水中歩行（中等度），ラジオ体操第2 |
| | 4.8 | | 水泳（ゆっくりとした背泳） |
| | 5.0 | かなり速歩（107m/分），動物と遊ぶ | かなり速歩（107m/分），野球，サーフィン，バレエ |
| | 5.3 | | 水泳（ゆっくりとした平泳ぎ），スキー，アクアビクス |
| | 5.5 | シャベルで土や泥をすくう | バドミントン |
| | 5.8 | 子どもと遊ぶ（歩く/走る），家具の移動・運搬 | |
| | 6.0 | スコップで雪かきをする | ジョギング，ウェイトトレーニング（高強度），バスケットボール |
| | 6.5 | | 登山（0～4.1kgの荷物） |
| | 6.8 | | 自転車エルゴメーター（90～100W） |
| | 7.0 | | ジョギング，サッカー，スキー，スケート，ハンドボール* |
| | 7.3 | | エアロビクス，テニス（シングルス）*，登山（4.5～9.0kgの荷物） |
| | 7.8 | 農作業（干し草をまとめる，納屋の掃除） | |
| | 8.0 | 運搬（重い荷物） | サイクリング（約20km/時） |
| | 8.3 | 荷物を上の階へ運ぶ | ランニング（134m/分），水泳（46m/分未満），ラグビー* |
| | 8.8 | 階段を上る（速く） | |
| | 9.0 | | ランニング（139m/分） |
| | 9.8 | | ランニング（161m/分） |
| | 10.0 | | 水泳（69m/分） |
| | 10.3 | | 武道・武術（柔道，柔術，空手，キックボクシング，テコンドー） |
| | 11.0 | | ランニング（188m/分），自転車エルゴメーター（161～200W） |

*試合の場合

1. 良い睡眠で，からだもこころも健康に．
2. 適度な運動，しっかり朝食，ねむりとめざめのメリハリを．
3. 良い睡眠は，生活習慣病予防につながります．
4. 睡眠による休養感は，こころの健康に重要です．
5. 年齢や季節に応じて，ひるまの眠気で困らない程度の睡眠を．
6. 良い睡眠のためには，環境づくりも重要です．
7. 若年世代は夜更かし避けて，体内時計のリズムを保つ．
8. 勤労世代の疲労回復・能率アップに，毎日十分な睡眠を．
9. 熟年世代は朝晩メリハリ，ひるまに適度な運動で良い睡眠．
10. 眠くなってから寝床に入り，起きる時刻は遅らせない．
11. いつもと違う睡眠には，要注意．
12. 眠れない，その苦しみをかかえずに，専門家に相談を．

●付表９● がんを防ぐための12カ条

| 1 | バランスのとれた栄養を摂る | いろどり豊かな食卓にして |
| 2 | 毎日，変化のある食生活を | ワンパターンではありませんか |
| 3 | 食べすぎをさけ，脂肪はひかえめに | おいしい物も適量に！ |
| 4 | お酒はほどほどに | 健康的に楽しみましょう |
| 5 | たばこは吸わないように | 特に，新しく吸いはじめない |
| 6 | 食べ物から適量のビタミンと繊維質のものを多く摂る | 緑黄色野菜をたっぷりと |
| 7 | 塩辛いものは少なめにあまり熱いものはさましてから | 胃や食道をいたわって |
| 8 | 焦げた部分はさける | 突然変異を引きおこします |
| 9 | かびの生えたものに注意 | 食べる前にチェックして |
| 10 | 日光に当たりすぎない | 太陽はいたずら者です |
| 11 | 適度にスポーツをする | いい汗，流しましょう |
| 12 | 体を清潔に | さわやかな気分で |

資料：国立がんセンター監修，（財）がん研究振興財団広報資料「がんを防ぐための12カ条」．

●付表10● 年齢階級別に見た身体活動レベルの群分け（男女共通）

| 身体活動レベル | Ⅰ（低い） | Ⅱ（ふつう） | Ⅲ（高い） |
|---|---|---|---|
| 1〜2（歳） | — | 1.35 | — |
| 3〜5（歳） | — | 1.45 | — |
| 6〜7（歳） | 1.35 | 1.55 | 1.75 |
| 8〜9（歳） | 1.40 | 1.60 | 1.80 |
| 10〜11（歳） | 1.45 | 1.65 | 1.85 |
| 12〜14（歳） | 1.50 | 1.70 | 1.90 |
| 15〜17（歳） | 1.55 | 1.75 | 1.95 |
| 18〜29（歳） | 1.50 | 1.75 | 2.00 |
| 30〜49（歳） | 1.50 | 1.75 | 2.00 |
| 50〜64（歳） | 1.50 | 1.75 | 2.00 |
| 65〜74（歳） | 1.45 | 1.70 | 1.95 |
| 75以上（歳） | 1.40 | 1.65 | — |

## －日本人の食事摂取基準（2020年版）－

●付表11● 身体活動レベル別推定エネルギー必要量（kcal/日）

| 年齢等 | 男性 身体活動レベル[1] | | | 女性 身体活動レベル[1] | | |
|---|---|---|---|---|---|---|
| | Ⅰ | Ⅱ | Ⅲ | Ⅰ | Ⅱ | Ⅲ |
| 0〜 5（月） | — | 550 | — | — | 500 | — |
| 6〜 8（月） | — | 650 | — | — | 600 | — |
| 9〜11（月） | — | 700 | — | — | 650 | — |
| 1〜 2（歳） | — | 950 | — | — | 900 | — |
| 3〜 5（歳） | — | 1,300 | — | — | 1,250 | — |
| 6〜 7（歳） | 1,350 | 1,550 | 1,750 | 1,250 | 1,450 | 1,650 |
| 8〜 9（歳） | 1,600 | 1,850 | 2,100 | 1,500 | 1,700 | 1,900 |
| 10〜11（歳） | 1,950 | 2,250 | 2,500 | 1,850 | 2,100 | 2,350 |
| 12〜14（歳） | 2,300 | 2,600 | 2,900 | 2,150 | 2,400 | 2,700 |
| 15〜17（歳） | 2,500 | 2,800 | 3,150 | 2,050 | 2,300 | 2,550 |
| 18〜29（歳） | 2,300 | 2,650 | 3,050 | 1,700 | 2,000 | 2,300 |
| 30〜49（歳） | 2,300 | 2,700 | 3,050 | 1,750 | 2,050 | 2,350 |
| 50〜64（歳） | 2,200 | 2,600 | 2,950 | 1,650 | 1,950 | 2,250 |
| 65〜74（歳） | 2,050 | 2,400 | 2,750 | 1,550 | 1,850 | 2,100 |
| 75以上（歳） | 1,800[2] | 2,100[2] | — | 1,400[2] | 1,650[2] | — |
| 妊婦（付加量）[3] 初期 | | | | +50 | +50 | +50 |
| 中期 | | | | +250 | +250 | +250 |
| 後期 | | | | +450 | +450 | +450 |
| 授乳婦（付加量） | | | | +350 | +350 | +350 |

*1 身体活動レベルは，低い，ふつう，高いの3つのレベルとして，それぞれⅠ，Ⅱ，Ⅲで示した．
*2 レベルⅡは自立している者，レベルⅠは自宅にいてほとんど外出しない者に相当する．レベルⅠは高齢者施設で自立に近い状態で過ごしている者にも適用できる値である．
*3 妊婦個々の体格や妊娠中の体重増加量及び胎児の発育状況の評価を行うことが必要である．
注1：活用に当たっては，食事摂取状況のアセスメント，体重及びBMIの把握を行い，エネルギーの過不足は体重の変化又はBMIを用いて評価すること．
注2：身体活動レベルⅠの場合，少ないエネルギー消費量に見合った少ないエネルギー摂取量を維持することになるため，健康の保持・増進の観点からは，身体活動量を増加させる必要がある．

| 性　別 | 男性 | | | | 女性 | | | |
|---|---|---|---|---|---|---|---|---|
| 年齢等 | 推定平均必要量 | 推奨量 | 目安量 | 目標量*1 | 推定平均必要量 | 推奨量 | 目安量 | 目標量*1 |
| 0〜5（月） | — | — | 10 | — | — | — | 10 | — |
| 6〜8（月） | — | — | 15 | — | — | — | 15 | — |
| 9〜11（月） | — | — | 25 | — | — | — | 25 | — |
| 1〜2（歳） | 15 | 20 | — | 13〜20 | 15 | 20 | — | 13〜20 |
| 3〜5（歳） | 20 | 25 | — | 13〜20 | 20 | 25 | — | 13〜20 |
| 6〜7（歳） | 25 | 30 | — | 13〜20 | 25 | 30 | — | 13〜20 |
| 8〜9（歳） | 30 | 40 | — | 13〜20 | 30 | 40 | — | 13〜20 |
| 10〜11（歳） | 40 | 45 | — | 13〜20 | 40 | 50 | — | 13〜20 |
| 12〜14（歳） | 50 | 60 | — | 13〜20 | 45 | 55 | — | 13〜20 |
| 15〜17（歳） | 50 | 65 | — | 13〜20 | 45 | 55 | — | 13〜20 |
| 18〜29（歳） | 50 | 65 | — | 13〜20 | 40 | 50 | — | 13〜20 |
| 30〜49（歳） | 50 | 65 | — | 13〜20 | 40 | 50 | — | 13〜20 |
| 50〜64（歳） | 50 | 65 | — | 14〜20 | 40 | 50 | — | 14〜20 |
| 65〜74（歳）*2 | 50 | 60 | — | 15〜20 | 40 | 50 | — | 15〜20 |
| 75以上（歳）*2 | 50 | 60 | — | 15〜20 | 40 | 50 | — | 15〜20 |
| 妊婦（付加量）初期 | | | | | +0 | +0 | — | —*3 |
| 　　　　　　中期 | | | | | +5 | +5 | — | —*3 |
| 　　　　　　後期 | | | | | +20 | +25 | — | —*4 |
| 授乳婦（付加量） | | | | | +15 | +20 | — | —*4 |

＊1　範囲に関しては，おおむねの値を示したものであり，弾力的に運用すること．
＊2　65歳以上の高齢者について，フレイル予防を目的とした量を定めることは難しいが，身長・体重が参照体位に比べて小さい者や，特に75歳以上であって加齢に伴い身体活動量が大きく低下した者など，必要エネルギー摂取量が低い者では，下限が推奨量を下回る場合があり得る．この場合でも，下限は推奨量以上とすることが望ましい．
＊3　妊婦（初期・中期）の目標量は，13〜20％エネルギーとした．
＊4　妊婦（後期）及び授乳婦の目標量は，15〜20％エネルギーとした．

| | 炭水化物の食事摂取基準（％エネルギー）男女共通 | 食物繊維の食事摂取基準（g/日）*1 | | エネルギー産生栄養素バランス（％エネルギー）男女共通（妊婦・授乳婦は除く）　目標量*3,4 | | | |
|---|---|---|---|---|---|---|---|
| 年齢等 | 男女共通 目標量*1,2 | 男性 目標量 | 女性 目標量 | たんぱく質*5 | 脂質 脂質*6 | 飽和脂肪酸 | 炭水化物*2,7 |
| 0〜5（月） | — | | | — | — | — | — |
| 6〜11（月） | — | | | — | — | — | — |
| 1〜2（歳） | | — | — | | | | |
| 3〜5（歳） | | 8以上 | 8以上 | | | 10以下 | |
| 6〜7（歳） | | 10以上 | 10以上 | | | 10以下 | |
| 8〜9（歳） | | 11以上 | 11以上 | | | 10以下 | |
| 10〜11（歳） | | 13以上 | 13以上 | 13〜20 | | 10以下 | |
| 12〜14（歳） | 50〜65 | 17以上 | 17以上 | | 20〜30 | 10以下 | 50〜65 |
| 15〜17（歳） | | 19以上 | 18以上 | | | 8以下 | |
| 18〜29（歳） | | 21以上 | 18以上 | | | 7以下 | |
| 30〜49（歳） | | 21以上 | 18以上 | | | 7以下 | |
| 50〜64（歳） | | 21以上 | 18以上 | 14〜20 | | 7以下 | |
| 65〜74（歳） | | 20以上 | 17以上 | 15〜20 | | 7以下 | |
| 75以上（歳） | | 20以上 | 17以上 | 15〜20 | | 7以下 | |
| 妊婦　初期 | 50〜65 | | 18以上 | 13〜20 | 20〜30 | 7以下 | 50〜65 |
| 　　　中期 | | | | 13〜20 | | | |
| 　　　後期 | | | | 15〜20 | | | |
| 授乳婦 | 50〜65 | | 18以上 | 15〜20 | | | |

＊1　範囲については，おおむねの値を示したものである．
＊2　アルコールを含む．ただし，アルコールの摂取を勧めるものではない．
＊3　必要なエネルギー量を確保した上でのバランスとすること．
＊4　範囲に関してはおおむねの値を示したものであり，弾力的に運用すること．
＊5　65歳以上の高齢者について，フレイル予防を目的とした量を定めることは難しいが，身長・体重が参照体位に比べて小さい者や，特に75歳以上であって加齢に伴い身体活動量が大きく低下した者など，必要エネルギー摂取量が低い者では，下限が推奨量を下回る場合があり得る．この場合でも，下限は推奨量以上とすることが望ましい．
＊6　脂質については，その構成成分である飽和脂肪酸など，質への配慮を十分に行う必要がある．
＊7　食物繊維の目標量を十分に注意すること．

| 性　別 | 脂質の食事摂取基準（％エネルギー） | | | | 飽和脂肪酸の食事摂取基準（％エネルギー）*2,3 | | n-6系脂肪酸の食事摂取基準（g/日） | | n-3系脂肪酸の食事摂取基準（g/日） | |
|---|---|---|---|---|---|---|---|---|---|---|
| | 男性 | | 女性 | | 男性 | 女性 | 男性 | 女性 | 男性 | 女性 |
| 年齢等 | 目安量 | 目標量*1 | 目安量 | 目標量*1 | 目標量 | 目標量 | 目安量 | 目安量 | 目安量 | 目安量 |
| 0〜5（月） | 50 | — | 50 | — | — | — | 4 | 4 | 0.9 | 0.9 |
| 6〜11（月） | 40 | — | 40 | — | — | — | 4 | 4 | 0.8 | 0.8 |
| 1〜2（歳） | — | 20〜30 | — | 20〜30 | — | — | 4 | 4 | 0.7 | 0.8 |
| 3〜5（歳） | — | 20〜30 | — | 20〜30 | 10以下 | 10以下 | 6 | 6 | 1.1 | 1.0 |
| 6〜7（歳） | — | 20〜30 | — | 20〜30 | 10以下 | 10以下 | 8 | 7 | 1.5 | 1.3 |
| 8〜9（歳） | — | 20〜30 | — | 20〜30 | 10以下 | 10以下 | 8 | 7 | 1.5 | 1.3 |
| 10〜11（歳） | — | 20〜30 | — | 20〜30 | 10以下 | 10以下 | 10 | 8 | 1.6 | 1.6 |
| 12〜14（歳） | — | 20〜30 | — | 20〜30 | 10以下 | 10以下 | 11 | 9 | 1.9 | 1.6 |
| 15〜17（歳） | — | 20〜30 | — | 20〜30 | 8以下 | 8以下 | 13 | 9 | 2.1 | 1.6 |
| 18〜29（歳） | — | 20〜30 | — | 20〜30 | 7以下 | 7以下 | 11 | 8 | 2.0 | 1.6 |
| 30〜49（歳） | — | 20〜30 | — | 20〜30 | 7以下 | 7以下 | 10 | 8 | 2.0 | 1.6 |
| 50〜64（歳） | — | 20〜30 | — | 20〜30 | 7以下 | 7以下 | 10 | 8 | 2.2 | 1.9 |
| 65〜74（歳） | — | 20〜30 | — | 20〜30 | 7以下 | 7以下 | 9 | 8 | 2.2 | 2.0 |
| 75以上（歳） | — | 20〜30 | — | 20〜30 | 7以下 | 7以下 | 8 | 7 | 2.1 | 1.8 |
| 妊　婦 | | | — | 20〜30 | | 7以下 | | 9 | | 1.6 |
| 授乳婦 | | | — | 20〜30 | | 7以下 | | 10 | | 1.8 |

＊1　範囲に関しては，おおむねの値を示したものである．
＊2　飽和脂肪酸と同じく，脂質異常症及び循環器疾患に関与する栄養素としてコレステロールがある．コレステロールに目標量は設定しないが，これは許容される摂取量に上限が存在しないことを保証するものではない．また，脂質異常症の重症化予防の目的からは，200 mg/日未満に留めることが望ましい．
＊3　飽和脂肪酸と同じく，冠動脈疾患に関与する栄養素としてトランス脂肪酸がある．日本人の大多数は，トランス脂肪酸に関する世界保健機関（WHO）の目標（1％エネルギー未満）を下回っており，トランス脂肪酸の摂取による健康への影響は，飽和脂肪酸の摂取によるものと比べて小さいと考えられる．ただし，脂質に偏った食事をしている者では，留意する必要がある．トランス脂肪酸は人体にとって不可欠な栄養素ではなく，健康の保持・増進を図る上で積極的な摂取は勧められないことから，その摂取量は1％エネルギー未満に留めることが望ましく，1％エネルギー未満でもできるだけ低く留めることが望ましい．

## ビタミンAの食事摂取基準（μgRAE/日）*1

| 性別 | 男性 | | | | 女性 | | | |
|---|---|---|---|---|---|---|---|---|
| 年齢等 | 推定平均必要量*2 | 推奨量*2 | 目安量*3 | 耐容上限量*3 | 推定平均必要量*2 | 推奨量*2 | 目安量*3 | 耐容上限量*3 |
| 0～ 5（月） | − | − | 300 | 600 | − | − | 300 | 600 |
| 6～11（月） | − | − | 400 | 600 | − | − | 400 | 600 |
| 1～ 2（歳） | 300 | 400 | − | 600 | 250 | 350 | − | 600 |
| 3～ 5（歳） | 350 | 450 | − | 700 | 350 | 500 | − | 850 |
| 6～ 7（歳） | 300 | 400 | − | 950 | 300 | 400 | − | 1,200 |
| 8～ 9（歳） | 350 | 500 | − | 1,200 | 350 | 500 | − | 1,500 |
| 10～11（歳） | 450 | 600 | − | 1,500 | 400 | 600 | − | 1,900 |
| 12～14（歳） | 550 | 800 | − | 2,100 | 500 | 700 | − | 2,500 |
| 15～17（歳） | 650 | 900 | − | 2,500 | 500 | 650 | − | 2,800 |
| 18～29（歳） | 600 | 850 | − | 2,700 | 450 | 650 | − | 2,700 |
| 30～49（歳） | 650 | 900 | − | 2,700 | 500 | 700 | − | 2,700 |
| 50～64（歳） | 650 | 900 | − | 2,700 | 500 | 700 | − | 2,700 |
| 65～74（歳） | 600 | 850 | − | 2,700 | 500 | 700 | − | 2,700 |
| 75以上（歳） | 550 | 800 | − | 2,700 | 450 | 650 | − | 2,700 |
| 妊婦（付加量）初期 | | | | | ＋ 0 | ＋ 0 | − | − |
| 中期 | | | | | ＋ 0 | ＋ 0 | − | − |
| 後期 | | | | | ＋ 60 | ＋ 80 | − | − |
| 授乳婦（付加量） | | | | | ＋300 | ＋450 | − | − |

*1 レチノール活性当量（μgRAE）
　＝レチノール（μg）＋β−カロテン（μg）×1/12＋α−カロテン（μg）×1/24
　＋β−クリプトキサンチン（μg）×1/24＋その他のプロビタミンAカロテノイド（μg）×1/24
*2 プロビタミンAカロテノイドを含む.
*3 プロビタミンAカロテノイドを含まない.

| | ビタミンDの食事摂取基準（μg/日）*1 | | | | ビタミンEの食事摂取基準（mg/日）*2 | | | | ビタミンKの食事摂取基準（μg/日） | |
|---|---|---|---|---|---|---|---|---|---|---|
| 性別 | 男性 | | 女性 | | 男性 | | 女性 | | 男性 | 女性 |
| 年齢等 | 目安量 | 耐容上限量 | 目安量 | 耐容上限量 | 目安量 | 耐容上限量 | 目安量 | 耐容上限量 | 目安量 | 目安量 |
| 0～ 5（月） | 5.0 | 25 | 5.0 | 25 | 3.0 | − | 3.0 | − | 4 | 4 |
| 6～11（月） | 5.0 | 25 | 5.0 | 25 | 4.0 | − | 4.0 | − | 7 | 7 |
| 1～ 2（歳） | 3.0 | 20 | 3.5 | 20 | 3.0 | 150 | 3.0 | 150 | 50 | 60 |
| 3～ 5（歳） | 3.5 | 30 | 4.0 | 30 | 4.0 | 200 | 4.0 | 200 | 60 | 70 |
| 6～ 7（歳） | 4.5 | 30 | 5.0 | 30 | 5.0 | 300 | 5.0 | 300 | 80 | 90 |
| 8～ 9（歳） | 5.0 | 40 | 6.0 | 40 | 5.0 | 350 | 5.0 | 350 | 90 | 110 |
| 10～11（歳） | 6.5 | 60 | 8.0 | 60 | 5.5 | 450 | 5.5 | 450 | 110 | 140 |
| 12～14（歳） | 8.0 | 80 | 9.5 | 80 | 6.5 | 650 | 6.0 | 600 | 140 | 170 |
| 15～17（歳） | 9.0 | 90 | 8.5 | 90 | 7.0 | 750 | 5.5 | 650 | 160 | 150 |
| 18～29（歳） | 8.5 | 100 | 8.5 | 100 | 6.0 | 850 | 5.0 | 650 | 150 | 150 |
| 30～49（歳） | 8.5 | 100 | 8.5 | 100 | 6.0 | 900 | 5.5 | 700 | 150 | 150 |
| 50～64（歳） | 8.5 | 100 | 8.5 | 100 | 7.0 | 850 | 6.0 | 700 | 150 | 150 |
| 65～74（歳） | 8.5 | 100 | 8.5 | 100 | 7.0 | 850 | 6.5 | 650 | 150 | 150 |
| 75以上（歳） | 8.5 | 100 | 8.5 | 100 | 6.5 | 750 | 6.5 | 650 | 150 | 150 |
| 妊　婦 | | | 8.5 | − | | | 6.5 | − | | 150 |
| 授乳婦 | | | 8.5 | − | | | 7.0 | − | | 150 |

*1 日照により皮膚でビタミンDが産生されることを踏まえ，フレイル予防を図る者はもとより，全年齢区分を通じて，日常生活において可能な範囲内での適度な日光浴を心掛けるとともに，ビタミンDの摂取については，日照時間を考慮に入れることが重要である.
*2 α−トコフェロールについて算定した. α−トコフェロール以外のビタミンEは含んでいない.

| | ビタミンB₁の食事摂取基準（mg/日）*1, 2 | | | | | | ビタミンB₂の食事摂取基準（mg/日）*3 | | | | | |
|---|---|---|---|---|---|---|---|---|---|---|---|---|
| 性別 | 男性 | | | 女性 | | | 男性 | | | 女性 | | |
| 年齢等 | 推定平均必要量 | 推奨量 | 目安量 | 推定平均必要量 | 推奨量 | 目安量 | 推定平均必要量 | 推奨量 | 目安量 | 推定平均必要量 | 推奨量 | 目安量 |
| 0～ 5（月） | − | − | 0.1 | − | − | 0.1 | − | − | 0.3 | − | − | 0.3 |
| 6～11（月） | − | − | 0.2 | − | − | 0.2 | − | − | 0.4 | − | − | 0.4 |
| 1～ 2（歳） | 0.4 | 0.5 | − | 0.4 | 0.5 | − | 0.5 | 0.6 | − | 0.5 | 0.5 | − |
| 3～ 5（歳） | 0.6 | 0.7 | − | 0.6 | 0.7 | − | 0.7 | 0.8 | − | 0.6 | 0.8 | − |
| 6～ 7（歳） | 0.7 | 0.8 | − | 0.7 | 0.8 | − | 0.8 | 0.9 | − | 0.7 | 0.9 | − |
| 8～ 9（歳） | 0.8 | 1.0 | − | 0.8 | 0.9 | − | 0.9 | 1.1 | − | 0.9 | 1.0 | − |
| 10～11（歳） | 1.0 | 1.2 | − | 0.9 | 1.1 | − | 1.1 | 1.4 | − | 1.0 | 1.3 | − |
| 12～14（歳） | 1.2 | 1.4 | − | 1.1 | 1.3 | − | 1.3 | 1.6 | − | 1.2 | 1.4 | − |
| 15～17（歳） | 1.3 | 1.5 | − | 1.0 | 1.2 | − | 1.4 | 1.7 | − | 1.2 | 1.4 | − |
| 18～29（歳） | 1.2 | 1.4 | − | 0.9 | 1.1 | − | 1.3 | 1.6 | − | 1.0 | 1.2 | − |
| 30～49（歳） | 1.2 | 1.4 | − | 0.9 | 1.1 | − | 1.3 | 1.6 | − | 1.0 | 1.2 | − |
| 50～64（歳） | 1.1 | 1.3 | − | 0.9 | 1.1 | − | 1.2 | 1.5 | − | 1.0 | 1.2 | − |
| 65～74（歳） | 1.1 | 1.3 | − | 0.9 | 1.1 | − | 1.2 | 1.5 | − | 1.0 | 1.2 | − |
| 75以上（歳） | 1.0 | 1.2 | − | 0.8 | 0.9 | − | 1.1 | 1.3 | − | 0.9 | 1.0 | − |
| 妊　婦（付加量） | | | | ＋0.2 | ＋0.2 | − | | | | ＋0.2 | ＋0.3 | − |
| 授乳婦（付加量） | | | | ＋0.2 | ＋0.2 | − | | | | ＋0.5 | ＋0.6 | − |

*1 チアミン塩化物塩酸塩（分子量＝337.3）の重量として示した.
*2 身体活動レベルⅡの推定エネルギー必要量を用いて算定した.
　　特記事項：推定平均必要量は，ビタミンB₁の欠乏症である脚気を予防するに足る最小必要量からではなく，尿中にビタミンB₁の排泄量が増大し始める摂取量（体内飽和量）から算定.
*3 身体活動レベルⅡの推定エネルギー必要量を用いて算定した.
　　特記事項：推定平均必要量は，ビタミンB₂の欠乏症である口唇炎，口角炎，舌炎などの皮膚炎を予防するに足る最小量からではなく，尿中にビタミンB₂の排泄量が増大し始める摂取量（体内飽和量）から算定.

## ナイアシンの食事摂取基準（mgNE/日）[*1, 2] ／ ビタミンB₆の食事摂取基準（mg/日）[*5]

| 性別 | 男性（ナイアシン） | | | | 女性（ナイアシン） | | | | 男性（ビタミンB₆） | | | | 女性（ビタミンB₆） | | | |
|---|---|---|---|---|---|---|---|---|---|---|---|---|---|---|---|---|
| 年齢等 | 推定平均必要量 | 推奨量 | 目安量 | 耐容上限量[*3] | 推定平均必要量 | 推奨量 | 目安量 | 耐容上限量[*3] | 推定平均必要量 | 推奨量 | 目安量 | 耐容上限量[*6] | 推定平均必要量 | 推奨量 | 目安量 | 耐容上限量[*6] |
| 0～ 5 （月）[*4] | — | — | 2 | — | — | — | 2 | — | — | — | 0.2 | — | — | — | 0.2 | — |
| 6～11 （月） | — | — | 3 | — | — | — | 3 | — | — | — | 0.3 | — | — | — | 0.3 | — |
| 1～ 2 （歳） | 5 | 6 | — | 60(15) | 4 | 5 | — | 60(15) | 0.4 | 0.5 | — | 10 | 0.4 | 0.5 | — | 10 |
| 3～ 5 （歳） | 6 | 8 | — | 80(20) | 6 | 7 | — | 80(20) | 0.5 | 0.6 | — | 15 | 0.5 | 0.6 | — | 15 |
| 6～ 7 （歳） | 7 | 9 | — | 100(30) | 7 | 8 | — | 100(30) | 0.7 | 0.8 | — | 20 | 0.6 | 0.7 | — | 20 |
| 8～ 9 （歳） | 9 | 11 | — | 150(35) | 8 | 10 | — | 150(35) | 0.8 | 0.9 | — | 25 | 0.8 | 0.9 | — | 25 |
| 10～11 （歳） | 11 | 13 | — | 200(45) | 10 | 10 | — | 150(45) | 1.0 | 1.1 | — | 30 | 1.0 | 1.1 | — | 30 |
| 12～14 （歳） | 12 | 15 | — | 250(60) | 12 | 14 | — | 250(60) | 1.2 | 1.4 | — | 40 | 1.0 | 1.3 | — | 40 |
| 15～17 （歳） | 14 | 17 | — | 300(70) | 11 | 13 | — | 250(65) | 1.2 | 1.5 | — | 50 | 1.0 | 1.3 | — | 45 |
| 18～29 （歳） | 13 | 15 | — | 300(80) | 9 | 11 | — | 250(65) | 1.1 | 1.4 | — | 55 | 1.0 | 1.1 | — | 45 |
| 30～49 （歳） | 13 | 15 | — | 350(85) | 10 | 12 | — | 250(65) | 1.1 | 1.4 | — | 60 | 1.0 | 1.1 | — | 45 |
| 50～64 （歳） | 12 | 14 | — | 350(85) | 9 | 11 | — | 250(65) | 1.1 | 1.4 | — | 55 | 1.0 | 1.1 | — | 45 |
| 65～74 （歳） | 12 | 14 | — | 300(80) | 9 | 11 | — | 250(65) | 1.1 | 1.4 | — | 50 | 1.0 | 1.1 | — | 40 |
| 75以上 （歳） | 11 | 13 | — | 300(75) | 10 | 11 | — | 250(60) | 1.1 | 1.4 | — | 50 | 1.0 | 1.1 | — | 40 |
| 妊 婦 （付加量） | | | | | +0 | +0 | — | — | | | | | +0.2 | +0.2 | — | — |
| 授乳婦 （付加量） | | | | | +3 | +3 | — | — | | | | | +0.3 | +0.3 | — | — |

*1 ナイアシン当量（NE）＝ナイアシン＋1/60トリプトファンで示した.
*2 身体活動レベルⅡの推定エネルギー必要量を用いて算定した.
*3 ニコチンアミドの重量（mg/日），（ ）内はニコチン酸の重量（mg/日）.
*4 単位は mg/日.
*5 たんぱく質の推奨量を用いて算定した（妊婦・授乳婦の付加量は除く）.
*6 ピリドキシン（分子量＝169.2）の重量として示した.

## ビタミンB₁₂の食事摂取基準（μg/日）[*1] ／ 葉酸の食事摂取基準（μg/日）[*2]

| 性別 | 男性（ビタミンB₁₂） | | | 女性（ビタミンB₁₂） | | | 男性（葉酸） | | | | 女性（葉酸） | | | |
|---|---|---|---|---|---|---|---|---|---|---|---|---|---|---|
| 年齢等 | 推定平均必要量 | 推奨量 | 目安量 | 推定平均必要量 | 推奨量 | 目安量 | 推定平均必要量 | 推奨量 | 目安量 | 耐容上限量[*3] | 推定平均必要量 | 推奨量 | 目安量 | 耐容上限量[*3] |
| 0～ 5 （月） | — | — | 0.4 | — | — | 0.4 | — | — | 40 | — | — | — | 40 | — |
| 6～11 （月） | — | — | 0.5 | — | — | 0.5 | — | — | 60 | — | — | — | 60 | — |
| 1～ 2 （歳） | 0.8 | 0.9 | — | 0.8 | 0.9 | — | 80 | 90 | — | 200 | 90 | 90 | — | 200 |
| 3～ 5 （歳） | 0.9 | 1.1 | — | 0.9 | 1.1 | — | 90 | 110 | — | 300 | 90 | 110 | — | 300 |
| 6～ 7 （歳） | 1.1 | 1.3 | — | 1.1 | 1.3 | — | 110 | 140 | — | 400 | 110 | 140 | — | 400 |
| 8～ 9 （歳） | 1.3 | 1.6 | — | 1.3 | 1.6 | — | 130 | 160 | — | 500 | 130 | 160 | — | 500 |
| 10～11 （歳） | 1.6 | 1.9 | — | 1.6 | 1.9 | — | 160 | 190 | — | 700 | 160 | 190 | — | 700 |
| 12～14 （歳） | 2.0 | 2.4 | — | 2.0 | 2.4 | — | 200 | 240 | — | 900 | 200 | 240 | — | 900 |
| 15～17 （歳） | 2.0 | 2.4 | — | 2.0 | 2.4 | — | 220 | 240 | — | 900 | 200 | 240 | — | 900 |
| 18～29 （歳） | 2.0 | 2.4 | — | 2.0 | 2.4 | — | 200 | 240 | — | 900 | 200 | 240 | — | 900 |
| 30～49 （歳） | 2.0 | 2.4 | — | 2.0 | 2.4 | — | 200 | 240 | — | 1,000 | 200 | 240 | — | 1,000 |
| 50～64 （歳） | 2.0 | 2.4 | — | 2.0 | 2.4 | — | 200 | 240 | — | 1,000 | 200 | 240 | — | 1,000 |
| 65～74 （歳） | 2.0 | 2.4 | — | 2.0 | 2.4 | — | 200 | 240 | — | 900 | 200 | 240 | — | 900 |
| 75以上 （歳） | 2.0 | 2.4 | — | 2.0 | 2.4 | — | 200 | 240 | — | 900 | 200 | 240 | — | 900 |
| 妊 婦 （付加量）[*4, 5] | | | | +0.3 | +0.4 | — | | | | | +200 | +240 | — | — |
| 授乳婦 （付加量） | | | | +0.7 | +0.8 | — | | | | | + 80 | +100 | — | — |

*1 シアノコバラミン（分子量＝1,355.37）の重量として示した.
*2 プテロイルモノグルタミン酸（分子量＝441.40）の重量として示した.
*3 通常の食品以外の食品に含まれる葉酸（狭義の葉酸）に適用する.
*4 妊娠を計画している女性，妊娠の可能性がある女性及び妊娠初期の妊婦は，胎児の神経管閉鎖障害のリスク低減のために，通常の食品以外の食品に含まれる葉酸（狭義の葉酸）を400 μg/日摂取することが望まれる.
*5 葉酸の付加量は，中期及び後期にのみ設定した.

## パントテン酸の食事摂取基準（mg/日） ／ ビオチンの食事摂取基準（μg/日） ／ ビタミンCの食事摂取基準（mg/日）[*1]

| 性別 | 男性（パントテン酸） | 女性（パントテン酸） | 男性（ビオチン） | 女性（ビオチン） | 男性（ビタミンC） | | | 女性（ビタミンC） | | |
|---|---|---|---|---|---|---|---|---|---|---|
| 年齢等 | 目安量 | 目安量 | 目安量 | 目安量 | 推定平均必要量 | 推奨量 | 目安量 | 推定平均必要量 | 推奨量 | 目安量 |
| 0～ 5 （月） | 4 | 4 | 4 | 4 | — | — | 40 | — | — | 40 |
| 6～11 （月） | 5 | 5 | 5 | 5 | — | — | 40 | — | — | 40 |
| 1～ 2 （歳） | 3 | 4 | 20 | 20 | 35 | 40 | — | 35 | 40 | — |
| 3～ 5 （歳） | 4 | 4 | 20 | 20 | 40 | 50 | — | 40 | 50 | — |
| 6～ 7 （歳） | 5 | 5 | 30 | 30 | 50 | 60 | — | 50 | 60 | — |
| 8～ 9 （歳） | 6 | 5 | 30 | 30 | 60 | 70 | — | 60 | 70 | — |
| 10～11 （歳） | 6 | 6 | 40 | 40 | 70 | 85 | — | 70 | 85 | — |
| 12～14 （歳） | 7 | 6 | 50 | 50 | 85 | 100 | — | 85 | 100 | — |
| 15～17 （歳） | 7 | 6 | 50 | 50 | 85 | 100 | — | 85 | 100 | — |
| 18～29 （歳） | 5 | 5 | 50 | 50 | 85 | 100 | — | 85 | 100 | — |
| 30～49 （歳） | 5 | 5 | 50 | 50 | 85 | 100 | — | 85 | 100 | — |
| 50～64 （歳） | 6 | 5 | 50 | 50 | 85 | 100 | — | 85 | 100 | — |
| 65～74 （歳） | 6 | 5 | 50 | 50 | 80 | 100 | — | 80 | 100 | — |
| 75以上 （歳） | 6 | 5 | 50 | 50 | 80 | 100 | — | 80 | 100 | — |
| 妊 婦[*2] | | 5 | | 50 | | | | +10 | +10 | — |
| 授乳婦[*2] | | 6 | | 50 | | | | +40 | +45 | — |

*1 L-アスコルビン酸（分子量＝176.12）の重量で示した.
　　特記事項：推定平均必要量は，ビタミンCの欠乏症である壊血病を予防するに足る最小量からではなく，心臓血管系の疾病予防効果及び抗酸化作用の観点から算定.
*2 ビタミンCについては付加量.

## ●付表16● 無機質（ミネラル）の食事摂取基準

### ナトリウムの食事摂取基準（mg/日，（）は食塩相当量[g/日]）*1 ／ カリウムの食事摂取基準（mg/日）

| 性別 | 男性 | | | 女性 | | | 男性 | | 女性 | |
|---|---|---|---|---|---|---|---|---|---|---|
| 年齢等 | 推定平均必要量 | 目安量 | 目標量 | 推定平均必要量 | 目安量 | 目標量 | 目安量 | 目標量 | 目安量 | 目標量 |
| 0～5（月） | — | 100（0.3） | — | — | 100（0.3） | — | 400 | — | 400 | — |
| 6～11（月） | — | 600（1.5） | — | — | 600（1.5） | — | 700 | — | 700 | — |
| 1～2（歳） | — | — | （3.0未満） | — | — | （3.0未満） | 900 | — | 900 | — |
| 3～5（歳） | — | — | （3.5未満） | — | — | （3.5未満） | 1,000 | 1,400以上 | 1,000 | 1,400以上 |
| 6～7（歳） | — | — | （4.5未満） | — | — | （4.5未満） | 1,300 | 1,800以上 | 1,200 | 1,800以上 |
| 8～9（歳） | — | — | （5.0未満） | — | — | （5.0未満） | 1,500 | 2,000以上 | 1,500 | 2,000以上 |
| 10～11（歳） | — | — | （6.0未満） | — | — | （6.0未満） | 1,800 | 2,200以上 | 1,800 | 2,000以上 |
| 12～14（歳） | — | — | （7.0未満） | — | — | （6.5未満） | 2,300 | 2,400以上 | 1,900 | 2,400以上 |
| 15～17（歳） | — | — | （7.5未満） | — | — | （6.5未満） | 2,700 | 3,000以上 | 2,000 | 2,600以上 |
| 18～29（歳） | 600（1.5） | — | （7.5未満） | 600（1.5） | — | （6.5未満） | 2,500 | 3,000以上 | 2,000 | 2,600以上 |
| 30～49（歳） | 600（1.5） | — | （7.5未満） | 600（1.5） | — | （6.5未満） | 2,500 | 3,000以上 | 2,000 | 2,600以上 |
| 50～64（歳） | 600（1.5） | — | （7.5未満） | 600（1.5） | — | （6.5未満） | 2,500 | 3,000以上 | 2,000 | 2,600以上 |
| 65～74（歳） | 600（1.5） | — | （7.5未満） | 600（1.5） | — | （6.5未満） | 2,500 | 3,000以上 | 2,000 | 2,600以上 |
| 75以上（歳） | 600（1.5） | — | （7.5未満） | 600（1.5） | — | （6.5未満） | 2,500 | 3,000以上 | 2,000 | 2,600以上 |
| 妊婦 | | | | 600（1.5） | — | （6.5未満） | | | 2,000 | 2,600以上 |
| 授乳婦 | | | | 600（1.5） | — | （6.5未満） | | | 2,200 | 2,600以上 |

*1 高血圧及び慢性腎臓病（CKD）の重症化予防のための食塩相当量の量は，男女とも6.0g/日未満とした.

### カルシウムの食事摂取基準（mg/日）／ マグネシウムの食事摂取基準（mg/日）

| 性別 | 男性 | | | | 女性 | | | | 男性 | | | | 女性 | | | |
|---|---|---|---|---|---|---|---|---|---|---|---|---|---|---|---|---|
| 年齢等 | 推定平均必要量 | 推奨量 | 目安量 | 耐容上限量 | 推定平均必要量 | 推奨量 | 目安量 | 耐容上限量 | 推定平均必要量 | 推奨量 | 目安量 | 耐容上限量*1 | 推定平均必要量 | 推奨量 | 目安量 | 耐容上限量*1 |
| 0～5（月） | — | — | 200 | — | — | — | 200 | — | — | — | 20 | — | — | — | 20 | — |
| 6～11（月） | — | — | 250 | — | — | — | 250 | — | — | — | 60 | — | — | — | 60 | — |
| 1～2（歳） | 350 | 450 | — | — | 350 | 400 | — | — | 60 | 70 | — | — | 60 | 70 | — | — |
| 3～5（歳） | 500 | 600 | — | — | 450 | 550 | — | — | 80 | 100 | — | — | 80 | 100 | — | — |
| 6～7（歳） | 500 | 600 | — | — | 450 | 550 | — | — | 110 | 130 | — | — | 110 | 130 | — | — |
| 8～9（歳） | 550 | 650 | — | — | 600 | 750 | — | — | 140 | 170 | — | — | 140 | 160 | — | — |
| 10～11（歳） | 600 | 700 | — | — | 600 | 750 | — | — | 180 | 210 | — | — | 180 | 220 | — | — |
| 12～14（歳） | 850 | 1,000 | — | — | 700 | 800 | — | — | 250 | 290 | — | — | 240 | 290 | — | — |
| 15～17（歳） | 650 | 800 | — | — | 550 | 650 | — | — | 300 | 360 | — | — | 260 | 310 | — | — |
| 18～29（歳） | 650 | 800 | — | 2,500 | 550 | 650 | — | 2,500 | 280 | 340 | — | — | 230 | 270 | — | — |
| 30～49（歳） | 600 | 750 | — | 2,500 | 550 | 650 | — | 2,500 | 310 | 370 | — | — | 240 | 290 | — | — |
| 50～64（歳） | 600 | 750 | — | 2,500 | 550 | 650 | — | 2,500 | 310 | 370 | — | — | 240 | 290 | — | — |
| 65～74（歳） | 600 | 750 | — | 2,500 | 550 | 650 | — | 2,500 | 290 | 350 | — | — | 230 | 280 | — | — |
| 75以上（歳） | 600 | 700 | — | 2,500 | 500 | 600 | — | 2,500 | 270 | 320 | — | — | 220 | 260 | — | — |
| 妊婦（付加量） | | | | | +0 | +0 | — | — | | | | | +30 | +40 | — | — |
| 授乳婦（付加量） | | | | | +0 | +0 | — | — | | | | | +0 | +0 | — | — |

*1 通常の食品以外からの摂取量の耐容上限量は，成人の場合350mg/日，小児では5mg/kg体重/日とした．それ以外の通常の食品からの摂取の場合，耐容上限量は設定しない.

### リンの食事摂取基準（mg/日）／ 鉄の食事摂取基準（mg/日）

| 性別 | 男性 | | 女性 | | 男性 | | | | 女性 | | | | | |
|---|---|---|---|---|---|---|---|---|---|---|---|---|---|---|
| | | | | | | | | | 月経なし | | 月経あり | | | |
| 年齢等 | 目安量 | 耐容上限量 | 目安量 | 耐容上限量 | 推定平均必要量 | 推奨量 | 目安量 | 耐容上限量 | 推定平均必要量 | 推奨量 | 推定平均必要量 | 推奨量 | 目安量 | 耐容上限量 |
| 0～5（月） | 120 | — | 120 | — | — | — | 0.5 | — | — | — | — | — | 0.5 | — |
| 6～11（月） | 260 | — | 260 | — | 3.5 | 5.0 | — | — | 3.5 | 4.5 | — | — | — | — |
| 1～2（歳） | 500 | — | 500 | — | 3.0 | 4.5 | — | 25 | 3.0 | 4.5 | — | — | — | 20 |
| 3～5（歳） | 700 | — | 700 | — | 4.0 | 5.5 | — | 25 | 4.0 | 5.5 | — | — | — | 25 |
| 6～7（歳） | 900 | — | 800 | — | 5.0 | 5.5 | — | 30 | 4.5 | 5.5 | — | — | — | 30 |
| 8～9（歳） | 1,000 | — | 1,000 | — | 6.0 | 7.0 | — | 35 | 6.0 | 7.5 | — | — | — | 35 |
| 10～11（歳） | 1,100 | — | 1,000 | — | 7.0 | 8.5 | — | 35 | 7.0 | 8.5 | 10.0 | 12.0 | — | 35 |
| 12～14（歳） | 1,200 | — | 1,000 | — | 8.0 | 10.0 | — | 40 | 7.0 | 8.5 | 10.0 | 12.0 | — | 40 |
| 15～17（歳） | 1,200 | — | 900 | — | 8.0 | 10.0 | — | 50 | 5.5 | 7.0 | 8.5 | 10.5 | — | 40 |
| 18～29（歳） | 1,000 | 3,000 | 800 | 3,000 | 6.5 | 7.5 | — | 50 | 5.5 | 6.5 | 8.5 | 10.5 | — | 40 |
| 30～49（歳） | 1,000 | 3,000 | 800 | 3,000 | 6.5 | 7.5 | — | 50 | 5.5 | 6.5 | 9.0 | 10.5 | — | 40 |
| 50～64（歳） | 1,000 | 3,000 | 800 | 3,000 | 6.5 | 7.5 | — | 50 | 5.5 | 6.5 | 9.0 | 11.0 | — | 40 |
| 65～74（歳） | 1,000 | 3,000 | 800 | 3,000 | 6.0 | 7.5 | — | 50 | 5.0 | 6.0 | — | — | — | 40 |
| 75以上（歳） | 1,000 | 3,000 | 800 | 3,000 | 6.0 | 7.0 | — | 50 | 5.0 | 6.0 | — | — | — | 40 |
| 妊婦*1 初期 | 800 | — | | | | | | | +2.0 | +2.5 | — | — | — | — |
| 中期・後期 | | | | | | | | | +8.0 | +9.5 | — | — | — | — |
| 授乳婦*1 | 800 | — | | | | | | | +2.0 | +2.5 | — | — | — | — |

*1 鉄については付加量.

## 亜鉛・銅・マンガンの食事摂取基準

| 性別 | 亜鉛の食事摂取基準（mg/日） | | | | | | | | 銅の食事摂取基準（mg/日） | | | | | | | | マンガンの食事摂取基準（mg/日） | | | |
|---|---|---|---|---|---|---|---|---|---|---|---|---|---|---|---|---|---|---|---|---|
| | 男性 | | | | 女性 | | | | 男性 | | | | 女性 | | | | 男性 | | 女性 | |
| 年齢等 | 推定平均必要量 | 推奨量 | 目安量 | 耐容上限量 | 推定平均必要量 | 推奨量 | 目安量 | 耐容上限量 | 推定平均必要量 | 推奨量 | 目安量 | 耐容上限量 | 推定平均必要量 | 推奨量 | 目安量 | 耐容上限量 | 目安量 | 耐容上限量 | 目安量 | 耐容上限量 |
| 0〜5（月） | − | − | 2 | − | − | − | 2 | − | − | − | 0.3 | − | − | − | 0.3 | − | 0.01 | − | 0.01 | − |
| 6〜11（月） | − | − | 3 | − | − | − | 3 | − | − | − | 0.3 | − | − | − | 0.3 | − | 0.5 | − | 0.5 | − |
| 1〜2（歳） | 3 | 3 | − | − | 2 | 3 | − | − | 0.3 | 0.3 | − | − | 0.2 | 0.3 | − | − | 1.5 | − | 1.5 | − |
| 3〜5（歳） | 3 | 4 | − | − | 3 | 3 | − | − | 0.3 | 0.4 | − | − | 0.3 | 0.3 | − | − | 1.5 | − | 1.5 | − |
| 6〜7（歳） | 4 | 5 | − | − | 3 | 4 | − | − | 0.4 | 0.4 | − | − | 0.4 | 0.4 | − | − | 2.0 | − | 2.0 | − |
| 8〜9（歳） | 5 | 6 | − | − | 4 | 5 | − | − | 0.4 | 0.5 | − | − | 0.4 | 0.5 | − | − | 2.5 | − | 2.5 | − |
| 10〜11（歳） | 6 | 7 | − | − | 5 | 6 | − | − | 0.5 | 0.6 | − | − | 0.5 | 0.6 | − | − | 3.0 | − | 3.0 | − |
| 12〜14（歳） | 9 | 10 | − | − | 7 | 8 | − | − | 0.7 | 0.8 | − | − | 0.6 | 0.8 | − | − | 4.0 | − | 4.0 | − |
| 15〜17（歳） | 10 | 12 | − | − | 7 | 8 | − | − | 0.8 | 0.9 | − | − | 0.6 | 0.7 | − | − | 4.5 | − | 3.5 | − |
| 18〜29（歳） | 9 | 11 | − | 40 | 7 | 8 | − | 35 | 0.7 | 0.9 | − | 7 | 0.6 | 0.7 | − | 7 | 4.0 | 11 | 3.5 | 11 |
| 30〜49（歳） | 9 | 11 | − | 45 | 7 | 8 | − | 35 | 0.7 | 0.9 | − | 7 | 0.6 | 0.7 | − | 7 | 4.0 | 11 | 3.5 | 11 |
| 50〜64（歳） | 9 | 11 | − | 45 | 7 | 8 | − | 35 | 0.7 | 0.9 | − | 7 | 0.6 | 0.7 | − | 7 | 4.0 | 11 | 3.5 | 11 |
| 65〜74（歳） | 9 | 11 | − | 40 | 7 | 8 | − | 35 | 0.7 | 0.9 | − | 7 | 0.6 | 0.7 | − | 7 | 4.0 | 11 | 3.5 | 11 |
| 75以上（歳） | 9 | 10 | − | 40 | 6 | 8 | − | 30 | 0.7 | 0.8 | − | 7 | 0.6 | 0.7 | − | 7 | 4.0 | 11 | 3.5 | 11 |
| 妊　婦*1 | | | | | +1 | +2 | − | − | | | | | +0.1 | +0.1 | − | − | | | 3.5 | − |
| 授乳婦*1 | | | | | +3 | +4 | − | − | | | | | +0.5 | +0.6 | − | − | | | 3.5 | − |

＊1　亜鉛・銅については付加量.

## ヨウ素・セレンの食事摂取基準

| 性別 | ヨウ素の食事摂取基準（μg/日） | | | | | | | | セレンの食事摂取基準（μg/日） | | | | | | | |
|---|---|---|---|---|---|---|---|---|---|---|---|---|---|---|---|---|
| | 男性 | | | | 女性 | | | | 男性 | | | | 女性 | | | |
| 年齢等 | 推定平均必要量 | 推奨量 | 目安量 | 耐容上限量 | 推定平均必要量 | 推奨量 | 目安量 | 耐容上限量 | 推定平均必要量 | 推奨量 | 目安量 | 耐容上限量 | 推定平均必要量 | 推奨量 | 目安量 | 耐容上限量 |
| 0〜5（月） | − | − | 100 | 250 | − | − | 100 | 250 | − | − | 15 | − | − | − | 15 | − |
| 6〜11（月） | − | − | 130 | 250 | − | − | 130 | 250 | − | − | 15 | − | − | − | 15 | − |
| 1〜2（歳） | 35 | 50 | − | 300 | 35 | 50 | − | 300 | 10 | 10 | − | 100 | 10 | 10 | − | 100 |
| 3〜5（歳） | 45 | 60 | − | 400 | 45 | 60 | − | 400 | 10 | 15 | − | 100 | 10 | 10 | − | 100 |
| 6〜7（歳） | 55 | 75 | − | 550 | 55 | 75 | − | 550 | 15 | 15 | − | 150 | 15 | 15 | − | 150 |
| 8〜9（歳） | 65 | 90 | − | 700 | 65 | 90 | − | 700 | 15 | 20 | − | 200 | 15 | 20 | − | 200 |
| 10〜11（歳） | 80 | 110 | − | 900 | 80 | 110 | − | 900 | 20 | 25 | − | 250 | 20 | 25 | − | 250 |
| 12〜14（歳） | 95 | 140 | − | 2,000 | 95 | 140 | − | 2,000 | 25 | 30 | − | 350 | 25 | 30 | − | 300 |
| 15〜17（歳） | 100 | 140 | − | 3,000 | 100 | 140 | − | 3,000 | 30 | 35 | − | 400 | 20 | 25 | − | 350 |
| 18〜29（歳） | 95 | 130 | − | 3,000 | 95 | 130 | − | 3,000 | 25 | 30 | − | 450 | 20 | 25 | − | 350 |
| 30〜49（歳） | 95 | 130 | − | 3,000 | 95 | 130 | − | 3,000 | 25 | 30 | − | 450 | 20 | 25 | − | 350 |
| 50〜64（歳） | 95 | 130 | − | 3,000 | 95 | 130 | − | 3,000 | 25 | 30 | − | 450 | 20 | 25 | − | 350 |
| 65〜74（歳） | 95 | 130 | − | 3,000 | 95 | 130 | − | 3,000 | 25 | 30 | − | 450 | 20 | 25 | − | 350 |
| 75以上（歳） | 95 | 130 | − | 3,000 | 95 | 130 | − | 3,000 | 25 | 30 | − | 400 | 20 | 25 | − | 350 |
| 妊　婦（付加量） | | | | | +75 | +110 | − | −*1 | | | | | +5 | +5 | − | − |
| 授乳婦（付加量） | | | | | +100 | +140 | − | −*1 | | | | | +15 | +20 | − | − |

＊1　妊婦及び授乳婦の耐容上限量は，2,000 μg/日とした.

## クロム・モリブデンの食事摂取基準

| 性別 | クロムの食事摂取基準（μg/日） | | | | モリブデンの食事摂取基準（μg/日） | | | | | | | |
|---|---|---|---|---|---|---|---|---|---|---|---|---|
| | 男性 | | 女性 | | 男性 | | | | 女性 | | | |
| 年齢等 | 目安量 | 耐容上限量 | 目安量 | 耐容上限量 | 推定平均必要量 | 推奨量 | 目安量 | 耐容上限量 | 推定平均必要量 | 推奨量 | 目安量 | 耐容上限量 |
| 0〜5（月） | 0.8 | − | 0.8 | − | − | − | 2 | − | − | − | 2 | − |
| 6〜11（月） | 1.0 | − | 1.0 | − | − | − | 5 | − | − | − | 5 | − |
| 1〜2（歳） | − | − | − | − | 10 | 10 | − | − | 10 | 10 | − | − |
| 3〜5（歳） | − | − | − | − | 10 | 10 | − | − | 10 | 10 | − | − |
| 6〜7（歳） | − | − | − | − | 10 | 15 | − | − | 10 | 15 | − | − |
| 8〜9（歳） | − | − | − | − | 15 | 20 | − | − | 15 | 15 | − | − |
| 10〜11（歳） | − | − | − | − | 15 | 20 | − | − | 15 | 20 | − | − |
| 12〜14（歳） | − | − | − | − | 20 | 25 | − | − | 20 | 25 | − | − |
| 15〜17（歳） | − | − | − | − | 25 | 30 | − | − | 20 | 25 | − | − |
| 18〜29（歳） | 10 | 500 | 10 | 500 | 20 | 30 | − | 600 | 20 | 25 | − | 500 |
| 30〜49（歳） | 10 | 500 | 10 | 500 | 25 | 30 | − | 600 | 20 | 25 | − | 500 |
| 50〜64（歳） | 10 | 500 | 10 | 500 | 25 | 30 | − | 600 | 20 | 25 | − | 500 |
| 65〜74（歳） | 10 | 500 | 10 | 500 | 20 | 30 | − | 600 | 20 | 25 | − | 500 |
| 75以上（歳） | 10 | 500 | 10 | 500 | 20 | 25 | − | 600 | 20 | 25 | − | 500 |
| 妊　婦*1 | | | 10 | − | | | | | +0 | +0 | − | − |
| 授乳婦*1 | | | 10 | − | | | | | +3 | +3 | − | − |

＊1　モリブデンについては付加量.

# 索 引

**編集者略歴**

わたなべさなえ
**渡邉早苗**

1945 年 東京都に生まれる
1971 年 女子栄養大学大学院栄養
　　　　学研究科修士課程修了
現　在 女子栄養大学名誉教授
　　　　医学博士

やまだてつお
**山田哲雄**

1956 年 京都府に生まれる
1981 年 筑波大学大学院修士課程体育
　　　　研究科修了
現　在 関東学院大学栄養学部教授
　　　　博士（農芸化学）

よしのようこ
**吉野陽子**

1964 年 東京都に生まれる
2009 年 早稲田大学大学院人間科
　　　　学研究科博士後期課程単
　　　　位取得退学
現　在 相模女子大学栄養科学部
　　　　教授
　　　　博士（歯学）

あさひくみこ
**旭久美子**

1955 年 群馬県に生まれる
2002 年 日本女子大学大学院家政学研
　　　　究科修了
現　在 広島国際大学健康科学部教授
　　　　修士（家政学）

スタンダード人間栄養学
**応用栄養学 第3版**　　　　　　　　定価はカバーに表示

2010 年 9 月 15 日　初　版第 1 刷
2016 年 2 月 15 日　　　　第 9 刷
2017 年 4 月 5 日　第 2 版第 1 刷
2020 年 1 月 15 日　　　　第 4 刷
2021 年 4 月 5 日　第 3 版第 1 刷

編集者　　　渡　邉　早　苗
　　　　　　山　田　哲　雄
　　　　　　吉　野　陽　子
　　　　　　旭　　久　美　子

発行者　　　朝　倉　誠　造

発行所　　　株式会社　朝　倉　書　店
　　　　　　東京都新宿区新小川町6-29
　　　　　　郵 便 番 号　　162-8707
　　　　　　電　話　03（3260）0141
　　　　　　F A X　03（3260）0180
　　　　　　http://www.asakura.co.jp

〈検印省略〉

シナノ印刷・渡辺製本

©2021 〈無断複写・転載を禁ず〉

ISBN 978-4-254-61064-2　C 3077　　　　　Printed in Japan

前女子栄養大 渡邉早苗・龍谷大 宮崎由子・
相模女大 吉野陽子編

**スタンダード人間栄養学 これからの応用栄養学演習・実習**
—栄養ケアプランと食事計画・供食—

61051-2 C3077　　　A 4 判 128頁 本体2300円

管理栄養士・栄養士の実務能力を養うための実習書・演習書。ライフステージごとに対象者のアセスメントを行いケアプランを作成し食事計画を立案(演習)、調理・供食・試食・考察をする(実習)ことで実践的スキルを養う。豊富な献立例掲載。

---

桑原祥浩・上田成子編著
澤井 淳・高鳥浩介・高橋淳子・大道公秀著

**スタンダード人間栄養学 食品・環境の衛生検査**

61055-0 C3077　　　A 4 判 132頁 本体2500円

食品衛生・環境衛生の実習書。管理栄養士課程の国試ガイドラインおよびモデル・コアカリキュラムに対応。〔内容〕微生物・細菌、食品衛生化学実験(分析、洗浄など)、環境測定(水質試験、生体影響試験など)/付表(各種基準など)/他

---

女子栄養大 五明紀春・前女子栄養大 渡邉早苗・
関東学院大 山田哲雄・龍谷大 宮崎由子編著

**スタンダード人間栄養学 基礎栄養学** (第 2 版)

61061-1 C3077　　　B 5 判 144頁 本体2600円

イラストを多用しわかりやすく解説した教科書。〔内容〕栄養の概念/食物の摂取/身体と栄養/エネルギー代謝/栄養素の代謝と役割(たんぱく質、炭水化物、脂質、ビタミン、ミネラル、水・電解質)/栄養素の発見と推進/他

---

前神奈川工大 石川俊次・前東海大 本間康彦・
東海大病院 藤井穂波編著

**スタンダード人間栄養学 臨 床 栄 養 学**

61060-4 C3077　　　B 5 判 200頁 本体3300円

イラストを用い臨床栄養学の要点を解説した教科書。〔内容〕臨床栄養の概念/栄養アセスメント/栄養ケアの計画と実施/食事療法、栄養補給法/栄養教育/モニタリング、再評価/薬と栄養/疾患・病態別栄養ケア・マネジメント

---

上田成子編　桑原祥浩・鎌田洋一・澤井 淳・
高鳥浩介・高橋淳子・高橋正弘著

**スタンダード人間栄養学 食品の安全性** (第2版)

61063-5 C3077　　　B 5 判 168頁 本体2400円

食品の安全性に関する最新の情報を記載し、図表を多用して解説。管理栄養士国家試験ガイドライン準拠〔内容〕食品衛生と法規/食中毒/食品による感染症・寄生虫症/食品の変質/食品中の汚染物質/食品添加物/食品衛生管理/資料

---

前名古屋文理大 江上いすず・和洋女子大 多賀昌樹

栄養科学ファウンデーションシリーズ 2

**応 用 栄 養 学** 第3版

61659-0 C3377　　　B 5 判 180頁 本体2700円

簡潔かつ要点を押さえた、応用栄養学の「教えやすい」教科書。〔内容〕栄養ケア・マネジメント/食事摂取基準の理解/成長・発達・加齢(老化)/ライフステージ別栄養マネジメント/運動・スポーツと栄養/環境と栄養/他

---

名学大 和泉秀彦・愛知淑徳大 三宅義明・
岐阜女大 舘 和彦編著

栄養科学ファウンデーションシリーズ 5

**食 品 学** (第2版)

61657-6 C3377　　　B 5 判 184頁 本体2700円

食品学の要点を簡潔に押さえた「教えやすい」教科書。〔内容〕人間と食品/食品成分表と食品の分類/食品の主成分/食品の分類/食品の物性(コロイド、レオロジー、テクスチャー)/食品の表示と規格基準/加工・保蔵と食品成分の変化

---

名学大 池田彩子・龍谷大 石原健吾・名大 小田裕昭編著

栄養科学ファウンデーションシリーズ 4

**生化学・基礎栄養学** (第2版)

61658-3 C3377　　　B 5 判 192頁 本体2700円

生化学・基礎栄養学の要点を簡潔に押さえた「教えやすい」教科書。〔内容〕人体の構造/酵素/生体エネルギーと代謝/糖質の代謝/たんぱく質・アミノ酸の代謝/脂質の代謝/ビタミン・ミネラルの栄養/水と電解質の代謝/情報伝達/他

---

前滋賀県大 田中敬子・前武庫川女大 爲房恭子編著

テキスト食物と栄養科学シリーズ 7

**応 用 栄 養 学** (第2版)

61649-1 C3377　　　B 5 判 200頁 本体2800円

〔内容〕栄養ケア・マネジメント/食事摂取基準の基礎的理解/成長、発達、加齢/妊娠期、授乳期/新生児期、乳児期/成長期(乳児期、学童期、思春期)/成人期、更年期/高齢期/運動・スポーツと栄養/環境と栄養/他

---

前滋賀県大 田中敬子・武庫川女大 前田佳予子編著

テキスト食物と栄養科学シリーズ 8

**栄 養 教 育 論** (第2版)

61660-6 C3377　　　B 5 判 184頁 本体2700円

管理栄養士国家試験ガイドラインに対応した栄養教育論の教科書。〔内容〕栄養教育の概念/栄養教育のための理論的基礎/栄養教育マネジメント/ライフステージ・ライフスタイル別栄養教育の展開/栄養教育の国際的動向/他

---

前鈴峯女短大 青木 正・前会津短大 齋藤文也編著

**コンパクト 食 品 学**
—総論・各論—

61057-4 C3077　　　B 5 判 244頁 本体3600円

管理栄養士国試ガイドラインおよび食品標準成分表の内容に準拠。食品学の総論と各論の重点をこれ一冊で解説。〔内容〕人間と食品/食品の分類/食品の成分/食品の物性/食品の官能検査/食品の機能性/食品材料と特性/食品表示基準/他

---

前相模女大 梶本雅俊・前東農大 川野 因・
麻布大 石原淳子編著

**コンパクト 公衆栄養学** (第 3 版)

61059-8 C3077　　　B 5 判 160頁 本体2600円

家政栄養系学生・管理栄養士国家試験受験者を対象に、平易かつ簡潔に解説した教科書。国試出題基準に準拠。〔内容〕公衆栄養の概念/健康・栄養問題の現状と課題/栄養政策/栄養疫学/公衆栄養マネジメント/公衆栄養プログラムの展開

上記価格(税別)は 2021 年 2 月現在